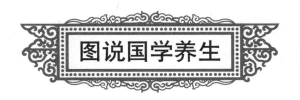

图说国学养生

手到病除

推拿按摩治百病（第二版）

宋书功 主编

U0271756

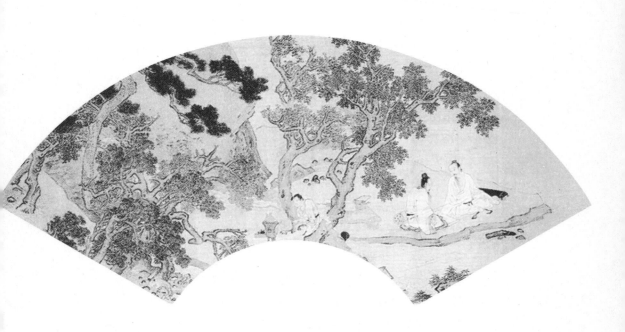

中医古籍出版社

图书在版编目（CIP）数据

手到病除／宋书功主编．—2版—北京：中医
古籍出版社，2017.5
ISBN 978-7-5152-1426-9

Ⅰ.①手… Ⅱ.①宋… Ⅲ.①按摩疗法（中医）Ⅳ.
①R244.1

中国版本图书馆CIP数据核字（2017）第050555号

图说国学养生（第2辑）

手到病除
——推拿按摩治百病（第二版）

宋书功◎主编

责任编辑：	刘　婷	
执行主编：	窦广利	
特约编辑：	乔　健　李太勤	
封面设计：	春晓伟业	
出版发行：	中医古籍出版社	
社　　址：	北京东直门内南小街16号（100700）	
印　　刷：	精美彩色印刷有限公司	
开　　本：	725×1011　　1/16	
印　　张：	20	
字　　数：	250千字	
版　　次：	2017年5月第2版　　2017年5月第2次印刷	
印　　数：	5001－7000册	
书　　号：	ISBN 978-7-5152-1426-9	
定　　价：	39.8元	

身体自有大药

　　按摩又称推拿，在我国古代"导引"、"按跷"的基础上发展起来，是我国医学宝库中一颗璀璨的明珠，古代就经常有人用"妙手回春"、"手到病除"等词汇来赞叹推拿按摩的卓越疗效。按摩以其独有的经济实用、安全有效、简便易学、疗效奇特的魅力受到了广泛的青睐，经常进行自我按摩，能够改善肌肉、皮肤的血液循环，增强机体的新陈代谢能力，调节胃肠道蠕动，提高免疫功能，保障生命总是焕发着健康的光泽。

　　按摩疗法萌芽于人类的童年时代。先民们居住在洞穴或窝棚里与残酷的大自然作斗争，经常会出现一些外伤，人们就自然而然地用手抚摸这些疼痛的地方，这些轻柔的按揉在不知不觉中起到了缓解疼痛的作用。经过漫长的岁月，人们积累了许多宝贵的经验，为按摩疗病奠定了坚实的基础。按摩推拿术在黄帝时代就具备了雏形，已在各类救死扶伤的活动中普遍应用，医学圣典《黄帝内经》中有关记述按摩推拿术的文章就达 14 篇。

　　商代殷墟出土的甲骨文卜辞中就有关于"按摩"的文字记载。中国在公元前 11 世纪，就出现了骨科的雏形，在医疗分工上有专人掌管骨科疾病的治疗。在现存的几本最古老的医学文献中，用大量确切的史实说明了按摩推拿术在这个时期形成。在秦汉时期，医学史上第一部论述按摩推拿术的专著《黄帝歧伯按摩经》诞生了，这部伟大的著作在前人比较成熟的一些按、抚、摩、弹等手法的基础上，详尽地记述了十几种按摩手法，宣告了按摩推拿体系的形成。

　　药王孙思邈的《千金要方》对按摩推拿术有清楚的记载，其中，有以"膏摩"法治疗"夜啼"、"不能乳食"等多种小儿病症，按摩推拿术也在随着大唐帝国活跃的对外交流，漂洋过海传播到了国外。明代的医学大家张景岳在其著作《类经》中，对按摩推拿手法的辨证论治进行了详细的阐述，并将按摩列为医学十三科之一。明清时期的医学专著，所记述的按摩推拿手法已有近百种之多，如推、拿、点、按、揉、摩、搓、摇、滚、拍、打、击、弹、拨、运、擦等手法已经非常普及。

人体气血运行的经络，是由十二条经络、奇经八脉以及任督二脉共同构成的。腧穴是人体脏腑经络之气输注于体表的特殊部位，与体表内部组织器官有着密切的联系。人体密如蛛网的穴位既是疾病在体表部位的反应部位，也是推拿按摩的作用部位。当对身体不同部位的腧穴进行按摩时，会出现压痛、酸楚、麻木、肿胀等反应，能有效地治疗与该经穴相关的部位及邻近组织、器官的局部病症。

顾名思义，按摩推拿就是在按法、摩法、推法、拿法四种治疗的手段上确立起来的，按摩术就是指利用手、足或器械等，通过推、拿、按、摩、揉、捏、戳、点、挤、压、抖、捋、托、提、擦等手法刺激人体体表部位或穴位，起到调整机体的生理、病理状态的作用，具有易学、易掌握、易操作、见效快的优点，并且不受时间、地点、环境、条件的限制，成为大众防病治病、保健养生、美容美体的重要手段。

健康是人类永恒的主题，每一个人都在追求着一生拥有完美的健康。进入全球一体化的 21 世纪，人类的生活发生了天翻地覆的变化，人类已从初始的躲避风霜雪雨、防备猛兽虫蛇，发展到了现在的直面环境污染与电脑综合病，按摩应用范围也进一步扩大，创造了很多新的按摩疗法，学好和掌握按摩的绝技，对防病治病、养生保健都具有非常美好的前景，古老的按摩推拿术在新的时代焕发出了新的光彩。

本书内容详尽、图文并茂、编排合理、通俗易懂，用简洁优美的语言，详尽地介绍了推拿按摩的基础知识、常见病的按摩、亚健康的按摩、保健按摩的方法以及对生活的温馨提示等，不论男女老幼、体质强弱、有无病症均可从中得到美好的启示。通过坚持不懈的自我按摩，进行疾病的预防和身体的保健，可让儿童茁壮成长、女性美丽动人、男性精力充沛、老人延年益寿，让每一个善于运用按摩的人享有健康、愉悦、绚丽与幸福的人生。

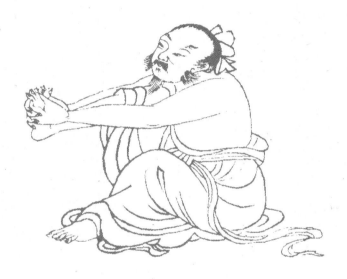

怎样阅读这本书

健康长寿是全人类永恒的探索和追求。自人类诞生以来，从生活环境、居住方位到风、雨、雷、电等自然现象，再到季节、时辰、食物等与人类身体健康的关系，进行了长期的研究，积累了丰富的经验，并用精妙的文字记载下来，形成了内容浩繁的医学宝库。尤其在中国，更是取得了令世人瞩目的成就。

历史对于整个人类，就像记忆对于我们每个人一样，告诉我们现在做的是什么，为什么我们这样做，以及我们过去是怎样做的。因此，谁要想了解古人在健康长寿方面所取得成就，就必须知道古人当时是怎么做。

《图说国学养生》是这样一套丛书，我们希望通过通俗的语言，对中国古代最经典的养生方法和养生典籍进行了详尽的阐述。不过，这套书中只讲述最重要的养生方法，而且选择了一种通俗易懂的简明形式。其原因很简单，鼓励一个人充满兴趣地去阅读一本生动的书，比沉闷枯燥的文字吓跑一个读者对文化的意义更大。这套书可以作为医学专著的补充读物，你可以用非常休闲的方式去阅读它，读读停停，相信你在古人简单易行的养生方法中，可以对照自己的身体轻松地学习简单的养生方法而不感到乏味。当然，本书无意于去取代那些最经典的医学专著。如果你对某一个细节有特殊的兴趣，总还可以参考其他详尽的资料进行深入的研究和学习。

四肢等部位，具有疏通经络，镇静止痛，开窍提神等作用，运用非常广泛。此类手法包括拿法、捏法、弹筋法、归合法等。

滚法类：此法可分为直滚法与侧滚法等。直滚法是指手握空拳，用食、中、无名、小指的第一指间关节凸起的部位，在机体的作用部位做均匀的前后往返摆动，用于四肢及腰背肌肉丰厚的部位；侧滚法就是用手背近小指侧部分附于治疗部位上，通过腕关节屈伸外旋的连续往返活动，使之产生滚动的力，达到疗病的目的，具有舒筋和血、滑利关节、缓解肌肉、韧带痉挛、促进血液循环及消除肌肉疲劳等作用。

摇法类：以关节为轴，用单手或双手拿住肢体远端，使肢体做被动的回旋环转运动。此法常与其他手法配合使用，分颈部摇法、腰部摇法、肩部摇法与肘部摇法等。可用于全身各部位的关节，是治疗筋伤的常用手法之一。

▶ 小儿的按摩手法

小儿按摩学是按摩学的重要组成部分，给宝宝按摩可以随时随地，既不需要复杂的设备，不用打针吃药，易为患儿所接受，不但能治疗许多儿科疾病，而且还有预防保健的作用。由于小儿具有脏腑娇嫩、形气未充、生机蓬勃、发育迅速的生理特点，因此，在

按摩手法、按摩……上等都与成人有行……

小儿按摩的……着实，从而达到……要有节律性，不能……柔和就是指手法……就是要求手法轻……过为孩子均匀，……能达到祛病保健……成长。

为孩子按摩要……揉法的次数较多，……重秒少；要与穴位……法多在最后使用。……使用一些如姜汁，……按摩的穴位有点凉……不分男女，但习惯……作顺序依次是头重……

常用白……

按摩是一门……劣直接影响到治疗……"力"的运用必须……起，使手法既有力……中有柔，刚柔相济……就能使手法技术得……

心应手，从而达到用美妙的手法疗病与保健的作用。

▶ 点法

用拇指或中指指端，或小指外侧尖端加无名指、拇指固定，或屈拇指指关节、食指近端指关节等部位点压作用部位，常与按法、揉法配合运用。这种方法一般用于骨缝处的穴区和要求力度大而区域较小的部位。在点穴位或反应区时，力量由轻到重，以稍感酸、麻、胀、重等感觉为度，每次3秒钟，松开后再点，反复进行。

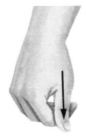

拇指点法

▶ 按法

用拇指指尖或指腹垂直按压体表一定的部位或穴位，逐渐用力，常与点法、揉法配合运用。按法是一种诱导的手法，适用于全身各部位。操作时要间断而缓慢地着力，使

刺激充分到达肌肉组织的深层，患者有酸、麻、胀、重等感觉，不要滑动。间断按压，压而不动，提时要轻缓。按法有通经活络、开塞通闭、祛寒止痛的作用，常用于心绞痛、脘痛、腹痛、筋骨劳损等症。

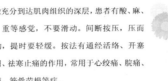

拇指按法

▶ 揉法

用手指或手掌贴在皮肤等有关部位、压痛点或穴位处不移开，顺时针或逆时针方向

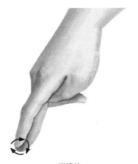

指揉法

57

目录 Contents

Contents 目录

目录 Contents

Contents 目录

目录 Contents

Contents 目录

目录 Contents

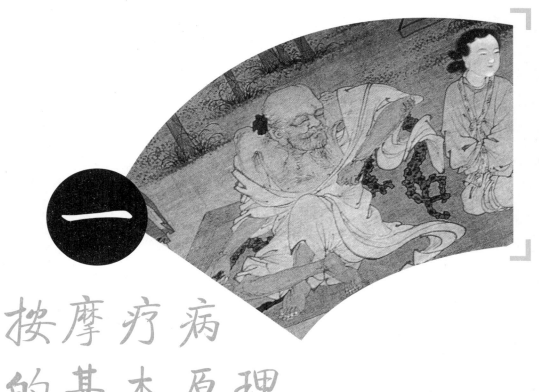

一

按摩疗病的基本原理

按摩又称推拿，是在我国古代"导引"、"按跷"的基础上发展起来的，是研究防治皮肉、筋骨、气血、经络、脏腑损伤疾患的一门科学。在蒙昧的远古时代，先民们在恶劣的生存环境中，经常会出现一些外伤，先民们就自然而然地用手抚摸这些疼痛的地方，这些轻柔的按揉在不知不觉中起到了缓解疼痛的作用。在漫长的岁月中，先人们不断地完善抚摸按揉的手法，积累了许多宝贵的经验，为按摩奠定了坚实的基础。商代殷墟出土的甲骨文卜辞中就有关于"按摩"的文字记载。

　　按摩以其简单实用，不会产生任何副作用的独特疗效被保存延续下来，得到了越来越多人的喜爱。按摩推拿顾名思义就是在按法、摩法、推法、拿法四种治疗的手段上确立起来的，按摩术就是指利用手、足或器械等，通过推、拿、按、摩、揉、捏、戳、点、挤、压、抖、捋、托、提、擦等手法刺激人体体表部位或穴位，起到调整机体的生理、病理状态的作用。因此，学好和掌握按摩的绝技，对养生保健、防病治病都具有无法估量的作用。

按摩疗病的奥秘

健康是人类永恒的主题，不同肤色、不同语言、不同国度、不同文化的人们都在追求着一生拥有完美的健康。从先人们居住在洞穴或窝棚里与残酷的大自然作斗争的原始时代，到全球一体化的21世纪，人类的生活发生了天翻地覆的变化。人类已从初始的躲避风霜雪雨、防备猛兽虫蛇，发展到了现在的直面环境污染与电脑网络病等等，地球工业化为人类的健康和生命带来了严重的威胁，生命健康的问题日益引发关注。

萌芽于人类童年时代的按摩疗法，以其独有的魅力受到了广泛的青睐。按摩的手法运用灵活，便于操作，不论男女老幼、体质强弱、有无病症均可采用不同的施术手法进行，因此，按摩就成为了强身健体的最佳选择。自我保健按摩更为灵活，在发现身体有不适之处时，能随时随地进行治疗，可让儿童茁壮成长、女性美丽动人、男性精力充沛以及老人延年益寿，更为重要的是，会让每一个善于运用按摩的人享有健康、愉悦与幸福的人生。

▶ 如影相随的健康危机

健康是个人幸福、家庭欢乐的基础，也是国家和民族发展与繁荣的一个标志。人们最早认为无病就是健康，随着社会的不断进步，世界卫生组织给健康下的定义是：健康不仅是指没有疾病或身体虚弱，而且要有健全的身心状态和社会适应能力。

人体健康需要有一个量化的标准，世界卫生组织通过大量的调查研究，最终提出了衡量人体健康的十条标准：精力充沛，能从容不迫地应付日常生活和工作；处世积极乐观，乐于承担责任，事无巨细不挑剔；善于休息，保持良好的睡眠；应变能力强，能适应各类环境的变化；对一般感冒和传染病有一定的抵抗能力；体重适当，体形均匀；眼睛明亮，反应敏锐；牙齿清洁没有疾病；头发有光泽；肌肉富有弹性，走路轻松。

随着大气的污染与环境的恶化，影响健康的因素逐渐复杂，概括起来主要有以下几个：各种致病因素的泛滥，如生物因素、物理因素、化学因素、各种食品添加剂等等；机体自身的致病因素，如不注意个人卫生，有不良嗜好，有性格与精神缺陷等；环境的逐年恶化，如空气和水土的污染严重；具有不良的生活方式，很少参加体育锻炼。

保健按摩就是在人体的特定部位和穴道，运用不同手法来达到健康的目的。经络将五脏六腑、肌肉、九窍、骨骼、毛皮等组织互相连接，织成了一个异常复杂的网络，如果人体有了什么变化都会通过经络如实地显现出来，因为身体所需的营养、气血都是由经

手到病除

推拿按摩治百病

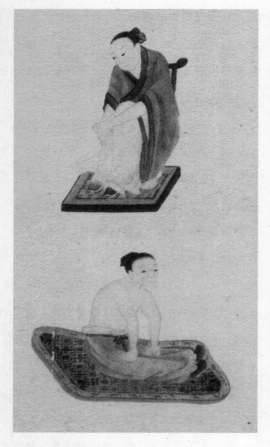

古代自我保健

自古以来，我国就有了医疗保健操，配合以服气、存思、咽津、自我按摩等，充分发挥、调动人体内在因素，达到保健养生的目的。

络来运输的。与其他保健措施相比，按摩几乎没有任何副作用，可以随时随地进行，因此，当时间充足时，可通过保健按摩，为身体带来良好的影响。

▶ 保健按摩的丰富内涵

顾名思义，保健就是保护与保持健康，就是消除疲劳、促进健康、预防发病、预防伤残等一系列活动的总和。神奇的按摩能防治常见病、能防治亚健康，也能在保健的领域内大展神手，让人体总是保持在健康的状态。

保健按摩对身体的作用巨大，归纳起来主要有以下几点：能明显缓解肌肉的痉挛，改善肌肉的血液供应，迅速消除疲劳，使人有更加良好的生活动力；可以有效地预防疾病，把一些疾病消灭在萌芽状态之中，使人总是保持在健康的状态之中；能通过各种手法保持良好的精神状态，使精神愉快、心情舒畅，进而使心理总是趋于健康状态。

保健按摩的作用机理非常复杂，归纳起来主要有以下几种：对内脏功能起调节作用，通过按摩使刺激经过躯体神经传入脊髓，再经椎间孔到交感神经节然后支配内脏，也可通过体表刺激直接影响内脏活动；可清除衰老的上皮细胞，改善皮肤呼吸，增强皮肤的光泽和弹性；可引起周围血管扩张，降低循环阻力，减轻心脏负荷，降低血压；可改善肌肉血液循环，使局部温度升高等。

保健按摩与常见病、亚健康的按摩一样，也有一些需要注意的事项：熟练地掌握各种按摩手法；养成良好的卫生习惯，在按摩时应尽量放松，并且只穿内衣，使手法更直接接触皮肤；掌握好适应症与禁忌症，如果局部皮肤有破损、溃烂，或有骨折、结核、肿

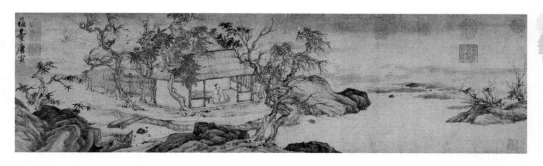

悟阳子养性图

养生重在养心。《黄帝内经》强调"恬淡虚无，真气从之，精神内守，病安从来"说的就是养身养心应注重精神方面的保养和品德修养。

瘤等禁用按摩；为了保护皮肤，必要时应使用润滑剂；一些疾病的急性期，如脑血管病急性发作期，心脏病急性发作期等，应慎用或禁用保健手法。

▶ 影响健康的几个因素

保持良好的精神状态，对人体的健康有着非常重要的作用。当人们精神处于良好状态时，机体对环境的适应能力及抗病能力会增强，从而起到防病的作用；如果精神状态不良，则会有相反的结果。精神保健一般可概括以下几点：保持清静的、淡泊的心境，只有神清气和、乐观愉快，才能有利于健康长寿；树立生活的信念，对生活充满希望和乐趣；保持良好的性格，通过自己美好的行为，为健康奠定美丽的基石；保持心理平衡，学会自我调节，克服自卑心理，消除嫉妒心。

环境对健康有着重要影响，选择适宜的环境对保健具有非常重要的作用。适宜居住的外部生活环境应具有没有污染的水源、新鲜的空气、充沛的阳光、良好的植被等；居室要保持良好的光线、新鲜的空气以及没有噪音，至少应在每日的清晨和睡眠以前通风两次，不要在室内吸烟，厨房与居室要隔离，室温不宜过高或过低，应注意室内保持一定的湿度，防止过分干燥，适当使用一些空气清新剂。

建立有规律的作息时间，对保健有着重要的影响。人的生命活动都沿着一定周期或节律而展开，规律的生活能使大脑皮层在机体内的调节活动，形成有节律的条件反射，这是健康长寿的必要条件。培养有规律生活习惯就是要每日定时睡眠、定时起床、定时用餐、定时锻炼身体等，这样会使人生机勃勃、精神饱满地面对生活与工作，劳逸适度已成了消除疲劳，恢复体力和精力，调节身心必不可少的方法。

养成良好的饮食习惯，在日常生活中注意合理的饮食调配，饮食要定时与定量。进食时的环境应该安静、整洁，进食时应该专心致志、从容和缓、细嚼慢咽，这样有利于食物的消化吸收。在进食后，要以轻柔的动作按摩腹部以促进消化吸收，如能在食后做短时间散步，则有利于消化吸收。食后应注意口腔卫生，要立刻漱口，以祛除口腔及牙齿中的食物残渣，这样做可以有效地预防口腔中的疾病。

▶ 源远流长的按摩

在人类的童年时期，先民们为了生存，就用简单的工具与有限的经验，来抗击猛兽的频繁侵袭与各种自然灾害。先民们在发生外伤时，为了减轻疼痛，就用手在疼痛、肿胀处进行抚摸和按压，日久天长就把这些缓解疼痛的本能经验积累起来，成为一种与疾病抗争的手段。按摩推拿术逐渐具备了雏形，在黄帝时代就已在各类救死扶伤的活动中普遍应用，医学圣典《黄帝内经》中有关记述按摩推拿术的文章就达14篇。

我国在公元前11世纪，就出现了骨科的雏形，有专人在医疗分工上掌管骨科疾病的治疗。《周礼》中记载的"疡医"就是专门负责"肿疡、溃疡、金疡、折疡"的治疗，其中，"金疡"是指由金属器刃损伤肢体所致的创伤，

而"折疡"概括了击、坠、跌、扑所致的骨断筋伤等疾病。在现存最古老的几本医学文献中，用大量确切的史实说明了按摩推拿术在这个时期形成。

在秦汉时期，医学家们在总结前人比较成熟的一些按、抚、摩、弹等手法的基础上，诞生了医学史上第一部论述按摩推拿术的专著——《黄帝歧伯按摩经》，这部伟大的作品与《黄帝内经》、《华伦别传》、《金匮要略》等著作共记述了十几种按摩手法，宣告了按摩推拿体系的形成。

按摩推拿术在隋唐时期得到了长足的发展，手法已有摩、擦、打、捻、抱、按等数十种，这个时期的按摩推拿术已成为一个独立的学科。孙思邈的《千金要方》就记载了按摩推拿术在这一时期的杰出成就，其中，有以"膏摩"法治疗"夜啼"、"不能乳食"等多种小儿病症。按摩推拿术随着大唐帝国活跃的外交，也漂洋过海传播到了国外。

造纸术和印刷术的发明，为医学知识的总结、传播和普及提供了有利的条件，从而使医学专著广泛流传成为可能。医学名著《圣济总录》在独立的篇章里，对按摩推拿手法进行了精辟的阐述，不仅为按摩推拿术提供了充足的理论依据，也对在民间的广泛流传起到了积极的作用；《世医得效方》对按摩推拿手法有不少的创新，提出了如"摇摆"、"撂按"、"屈伸"等一些新颖的按摩手法。

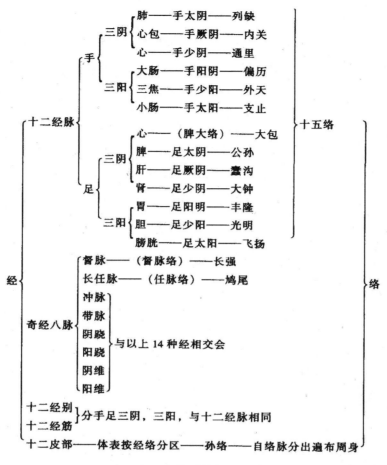

经络系统图

　　明代的医学大家张景岳在著作《类经》中将按摩列为医学十三科之一，对按摩推拿手法的辨证论治进行了详细的阐述。随着按摩推拿术研究的不断深入，专门针对孩子的小儿按摩推拿术也应运而生，推动了整体的按摩推拿术的进步与发展。明清时期的医学专著，所记述的按摩推拿手法已有近百种之多，如推、拿、点、按、揉、摩、搓、摇、滚、拍、打、击、弹、拨、运、擦等已经非常普及。

　　进入 21 世纪，古老的按摩推拿术焕发了新的光彩，按摩医学在医疗与保健领域中已占有重要的地位，越来越多的人自学保健按摩知识，进行自我按摩。由于按摩不受场地、时间限制，且没有任何副作用或危险，越来越成为人们治病保健的最佳选择。

▶ 人体的奇妙结构

　　在学习按摩推拿时，必须对人体奇妙的

结构有一个清晰的了解，才能对星罗棋布的穴位有一个准确的掌握。从结构的外表看，人体可分为头、颈、躯干和四肢等几个部位。头部和躯干部由皮肤、肌肉和骨骼围成颅腔和体腔两个大腔，颅腔内驻扎着人体的司令部（脑），体腔由膈分为胸腔与腹腔上、下两个腔，腹腔的最下部又叫盆腔；四肢又可分为上肢（肩、臂、前臂和手）和下肢（臀、大腿、小腿和足）。

人体从结构的层次来看，体表为皮肤所覆盖，皮肤下面有肌肉和骨骼，肌肉附着在骨骼上。细胞是构成人体形态结构和执行各种功能的基本单位，无论是坚硬的骨，还是柔软的脑，以及其他内脏等都是由细胞构成，细胞就是进行新陈代谢、生长发育和繁殖分化以及衰老死亡的形态基础。细胞的内部由细胞膜、细胞质、细胞核组成，形态和大小千差万别，它们处于不同的位置和担负着不同的功能。

人体组织是由一些功能相似的细胞以及细胞间质构成的，构成人体的组织有多种类型，一般传统地将之归属为上皮组织、结缔组织、肌肉组织和神经组织4种基本组织。这4种组织是构成人体各器官和系统的基础，它们共同执行某一特定功能，并具有一定的形态特点，如脑、心脏、肺、肠、肾等。

器官的结构是与其生理功能相适应的，由多个功能相关的器官联合起来，共同完成某一特定的连续性的生理功能，就形成了人体的系统。人体主要由运动系统、消化系统、呼吸系统、泌尿系统、生殖系统、内分泌系统、循环系统、神经系统8大系统组成，各系统之间并不彼此孤立，而是在功能上相互联系、相互影响、相互制约、相互依存、彼此协调，共同完成生命健康运转的神圣使命。

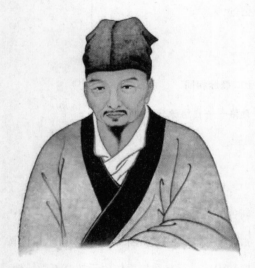

张景岳

1563 — 1640 年，又名张介宾，字会卿，别号通一子，是明代著名医家，代表作之一的《类经》是对《黄帝内经》进行全面分类研究的著作，将《灵枢》、《素问》分作十二大类，共计三十二卷，多从易理，五运六气、脏腑阴阳气血的理论来阐发经文蕴义，颇为后世所推崇。

▶ **遍布全身的经络**

经络是经脉与络脉的总称，是一个内属于脏腑，外络于肢节的系统，具有沟通内外、贯穿上下、遍布全身、平衡阴阳、保卫机体和调节脏腑的功能。经脉作为主干，大多循行于较深的部位，遵守着一定的循环路径；络脉作为分支，多循行于较浅的部位，就像网状样在全身纵横交错。

经络系统是由十二经脉、奇经八脉以及无法计数的孙络与浮络等组成，其中，十二经脉作为主体，又与奇经八脉中的任、督二脉合称为十四经脉。十二经脉是气血运行的主要通道，指手三阴经和手三阳经、足三阴经和足三阳经；奇经八脉有统率、联络和调节手足十二经的作用，指任脉、督脉、冲脉、带脉、阴跷脉、阳跷脉、阴维脉和阳维脉等。

十二经脉遵守着严密的气血循行顺序，顺序如下：手太阴肺经－手阳明大肠经－足阳明胃经－足太阴脾经－手少阴心经－手太阳小肠经－足太阳膀胱经－足少阴肾经－手厥阴心包经－手少阳三焦经－足少阳胆经－足胶阴肝经，在到了足胶阴肝经后，又回转到手太阴肺经，就这样循环不息地保持着生命的运转。

十二经脉和任脉、督脉合称为十四经脉，其分布规律是：阴经属于脏，循行于四肢内侧及胸腹；阳经属于腑，循行于四肢外侧及头面、躯干；手经指行于上肢的经脉；足经指行于下肢的经脉；任脉行于头身前的正中线；督脉行于头身后的正中线。

按摩就是用各种手法刺激经络上的穴位，以行气活血、贯通经络，达到治疗疾病的目的。如捏按心包经的内关，可缓解心绞痛；揉按中脘、胃俞和胃经的足三里、梁丘等穴，可缓解或治疗胃痛。由此可见，脏腑病传变的途径是通过经络进行的，每个器官都与几条经脉紧密相连。经络是脏腑与外窍联系的组织结构，五官就是脏腑的外窍（目为肝窍，鼻为肺窍，耳为肾窍，口为脾窍，舌为心窍）。

▶ 星罗棋布的腧穴

腧穴又称孔穴、穴位等，是人体脏腑经络气血输注出入的特殊部位，分布在一定的经脉循行通路上。《黄帝内经》称之为"节"、"会"、"气穴"、"气府"等；《针灸甲乙经》中则称之为"孔穴"；《铜人腧穴针灸图经》通称为"腧穴"等。"腧"通"输"，"穴"是空隙的意思。腧穴是与机体深部组织器官有着密切联系、互相输通的特殊部位，在内脏发生病变时，相应的穴位会产生压痛或知觉迟钝等反应，在反应点上进行经穴按摩，会调节脏腑经络的功能，提高体内的抗病能力，达到防治疾病的目的。

腧穴的数量众多，可分为十四经穴、经外奇穴与阿是穴三大类：十四经穴简称为经穴，是指分布在十二经脉和任脉、督脉上的穴位，共361穴，其中单穴52个，双穴309个，每个穴位都有特定的名称，特定的位置；经外奇穴又称为奇穴，是在十四经穴定名以后陆续发现的，也有特定的名称与位置，但还没有列入十四经脉系统内；阿是穴又称天应穴，没有具体名称与位置，而只是把压痛点或其他反应点作为腧穴来对待。

腧穴与脏腑、经络有密切的关系，可在病理状态时反映来自内部的病症信息。如足三里、地机等穴常出现压痛过敏，提示患有胃肠疾患；常发现肺俞、中府等穴有压痛、过敏及皮下结节，提示患有肺脏疾患。在诊断疾病时，可通过察看其腧穴的压痛、过敏、肿胀、硬结、凉、热，以及局部肌肉的坚实、虚软程度等来判断。

对腧穴进行适当的刺激，是按摩疗病与保健的关键。腧穴治疗可分为近治作用与远治作用：近治作用是指按摩一些穴位，均能治疗该穴所在部位及邻近组织、器官的病症，如按摩胃部的中脘、建里、梁门等穴，均能治疗胃病；远治作用是按摩疗病与保健的基本规律，如按摩十二经脉在四肢肘、膝关节以下的腧穴，不仅能治局部病症，而且还能治愈远隔部位的组织、脏腑的病症。

▶ 自我按摩的作用

掌握并运用神奇的按摩手法，可以有效地预防疾病，延缓衰老。人体的五脏六腑、四肢躯干、皮肉血脉等组织器官，组成了复

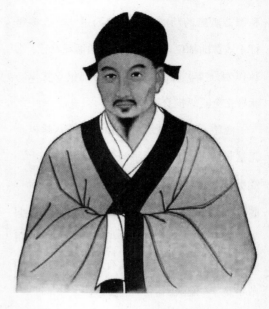

皇甫谧

公元 215—282 年，东汉安定朝那（今甘肃灵台县）人，是中国历史上的著名学者，在文学、史学、医学诸方面都很有建树。他编著的《针灸甲乙经》在总结、吸收《黄帝内经》《素问》《针经》《明堂纪穴针灸治要》等许多古典医著精华的基础上，明确了穴位的归经和部位，统一了穴位名称，奠定了针灸学科理论的基础。

杂的自成体系又互有关联的系统，如呼吸系统、循环系统等，熟练而灵活地进行自我按摩，可以对这些系统产生不同的、奇特的效果，从而达到确保健康，延缓衰老的目的。

按摩可以提高皮肤的质量。皮肤是由大量的血管、淋巴管、神经末梢、皮脂腺、汗腺组成，其中，汗腺和皮脂腺可以通过它们分泌汗液、皮脂的功能来起到散热或者保温

的作用，对皮肤进行有益的调节。按摩就可以增强汗腺和皮脂腺的分泌功能，利于汗液或皮脂的排出，保持皮肤毛孔的通畅。按摩由于是在皮肤表面进行的，在擦、摩、揉、拍打、弹拨等手法的作用下，会引起皮肤的生热效应，对症治疗一些腰、腹部的疾患。

按摩可以促进血液循环，从而提高机体局部的营养供给。在进行按摩时，体内就会生发出胺、乙酰胆碱之类的物质，这些物质会促使血管扩张、血流加快，从而使血液中携带氧气和养料的血红蛋白数增加，从而使机体防御能力提高。在对肌肉萎缩、贫血等病症进行治疗以及预防治疗感冒时，就是采用了这个原理。

按摩可以提高对疼痛的耐受程度。有一些疾病，如急性损伤或肩周炎、落枕等，在一开始稍加按压都会产生剧烈疼痛，对压痛点是相当的敏感，但在按摩过一段时间后，所接触的部位的疼痛明显减轻，这是患者的耐受度增强的结果，这一是由于经络的联系，二是痛点转移的结果。比如：用力掐按手腕处的腰痛穴，可使腰痛减轻；用力掐按手背的合谷穴，可使牙痛减轻。

按摩可以调节神经的兴奋或抑制过程。用不同的按摩手法来对症施治，会引起中枢神经或植物神经（即内脏神经）的兴奋，也可以加强或减弱神经的抑制活动。比如，用轻柔的手法刺激头部、脊背、足底等部位，促

使中枢神经的抑制活动增强，从而达到治疗失眠的作用；通过按摩使内脏神经的副交感神经兴奋，可以达到治疗便秘、食欲不振、胃下垂、心悸等疾病的目的。

按摩可以调节内分泌。内分泌是维持机体健康的一个重要的晴雨表，如果内分泌失调，可能会使各器官系统的功能紊乱而产生甲状腺机能亢进、糖尿病、更年期综合征等疾病。按摩的作用就是通过对穴位的刺激，从而有效地治疗某些疾病，这一原理还适用于美容保健。

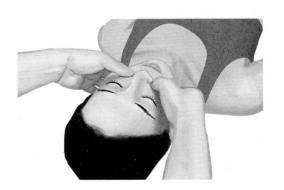

按摩是最环保的美容方法

按摩能提高皮肤质量、促进血液循环、以及调节内分泌，从而达到美容保健的作用。

按摩可以纠正人体器官或组织的错位。人体在进化的过程中，形成了一个美妙绝伦的结构，每一个器官、组织都在其恰当的位置上，发挥着应有的作用。如果正常的位置发生了偏离，不仅会影响到自身功能的发挥，还会影响到其他器官组织发生疾病。许多运

动系统的病症，就是由于某些位置的偏移而引起的，如腰椎间盘突出、颈椎病、落枕、各种关节脱位等。通过扳摇、牵引等按摩手法，使这些骨关节、软组织得以纠正，达到健康的目的。

按摩可以松解关节粘连或解除肌肉痉挛。由于一些疾病的关节长期活动太少，因而造成关节局部的软组织粘连（如肩周炎、半身不遂等），进而影响了关节的正常活动甚至是僵硬的现象，如果用摇、扳、抖、牵引等按摩手法，就能剥离关节的局部粘连，恢复关节的正常活动度。按摩还可以利用一些特殊手法使紧张的肌肉充分拉长，解除肌肉痉挛，消除疼痛。

推拿按摩保健康

按摩简便易行，经过自学或短期的培训就可掌握其间的奥秘，对不少慢性疾病、顽固性疾病具有较好的治疗效果；对现代化的快节奏生活，引起的各种亚健康，有显著的疗效。

按摩具有显著的优点，不受时间、地点的制约，并且不用吃药，不受设备条件的限制。只要对穴位运用正确，采取恰到好处的手法，严格按照操作要领施行，一般不会发生不良后果，对身体也没有任何副作用。

▶ 按摩的治疗原理

在人体体表的特定部位进行对症按摩，可以调整阴阳、补虚泻实、行气活血、舒筋通络、理筋整复，达到防病治病的目的。

中医学中的阴阳平衡理论是按摩学中一个重要的理论依据，人体是由一个阴阳对立的平衡体构成，如：脏为阴，腑为阳；血为阴，气为阳等。人体的健康状态就是一个阴阳协调的和谐体，当阴阳由于外感或内伤而失调时，就可以用按摩来恢复阴阳平衡，达到驱除疾病的目的。

人体正气不足或脏腑、组织、器官有损伤之时，可以采取按摩手法来补虚泻实，使人体气血津液、脏腑、经络等起到有益的变化，以达到健康的目的。

气血是脏腑、经络、组织、器官进行生理活动的基础，是维持人体生命活动的基本物质，人体所有疾病的发生都与气血有着密切的关系。按摩可以通过在体表经穴、部位的直接刺激，从而调和气血、促进气血运行，使局部的毛细血管扩张、肌肉血管的痉挛缓解或消除、经脉通畅、血液循环加快等来消除相关的疾病。

肌肉组织在经过不同的原因损伤后，会有肌肉收缩、紧张直至痉挛的表现。如果对肌肉损伤不及时地进行治疗，会使肌肉的供血量减少，代谢产物大量堆积，引起炎性疼痛，严重的会使损伤组织形成不同程度的结缔组织增生，以致粘连。在相关的部位进行有效的按摩，就会缓解肌肉组织损伤所带来的烦恼，杜绝一系列后遗症的发生。

按摩还能理筋整复。如果肌肉、肌腱、筋膜、韧带、关节囊等软组织损伤，会引起小关节紊乱、肌腰滑脱、关节错缝等症状，就要在相关的部位进行按摩，从而使各种组织痉挛缓解和关节功能的恢复，达到治疗目的。

▶ 按摩的适应症

按摩能够治疗名目繁多的病患，适应症十分广泛，包括骨伤科、内科、外科、妇科、儿科、五官科中的多种疾病。按摩适用于慢性疾病与一些疾病的急性期，也具有很好的预防衰老及保健美容等功效。

呼吸系统疾病：感冒、哮喘、支气管炎、咽喉炎、肺炎、肺气肿、肺结核、呼吸器官障碍等。

消化系统疾病：营养不良、慢性胃炎、胃下垂、胃结石、消化性溃疡、肝炎、肝硬化、脂肪肝、肠炎、肠梗阻、腹泻、便秘、痔疮等。

循环系统疾病：高血压、低血压、贫血、动脉粥样硬化、冠心病、肺原性心脏病、脑栓塞、脑溢血、老年心衰竭。

神经系统疾病：神经衰弱、偏头痛、眩晕、失眠、面瘫、周期性麻痹、三叉神经痛、坐骨神经痛、老年性痴呆、忧郁症等。

内分泌系统疾病：胰腺炎、糖尿病、高血脂、痛风、胆囊炎、风湿热、肥胖症等。

泌尿系统与生殖系统疾病：尿毒症、肾炎、慢性肾炎、下尿道疾病、泌尿系感染、前列腺疾病、睾丸炎、小儿遗尿症、遗精、阳痿、早泄、痛经、乳腺增生、月经不调、闭经、不孕症、慢性盆腔炎等。

运动系统疾病：颈椎病、腰椎间盘突出、腰椎骨质增生、肩周炎、骨质疏松、风湿病、颈背痛、足跟痛、腰痛、跌伤骨折等。

五官疾病：鼻炎、中耳炎、牙痛、屈光不正、白内障、青光眼、牙齿松动等。

儿科疾病：小儿感冒、消化不良、疳积、惊风、百日咳、肌性斜颈、小儿麻痹后遗症、呕吐、腹痛、夜啼、脱肛、佝偻病等。

▶ 按摩的禁忌症

按摩的适应症十分广泛，但按摩与其他医疗手段一样绝不是万能的，也有着一定的禁忌症。因此，在进行按摩时，一定要诊断这种病症是否适合按摩，如果有了禁忌症就一定不要按摩，以免取得相反的结果甚至是发生危险。

内外科危重疾病：如严重心脏病、肝病、肺病、急性十二指肠溃疡、急腹症以及有各

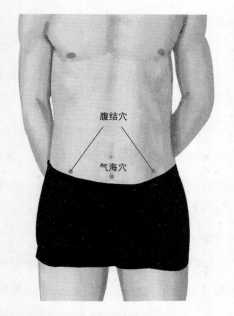

腹结穴

气海穴

点揉腹结穴和气海穴能缓解便秘症状

腹结穴位于脐下1.3寸，距正中线4寸处；气海穴位于脐中下1.5寸处。

种恶性肿瘤等。

感染性疾病：如骨髓炎、骨结核、化脓性关节炎等。

血液病以及有出血倾向：如恶性贫血、紫斑病、体内有金属固定物以及按摩后易引起出血的症状等。

有开放性损伤：如做了血管、神经的吻合术，诊断不明的急性脊柱损伤或伴有脊髓症。

皮肤病及皮肤破损：如湿疹、疱疹、脓肿、蜂窝组织炎、溃疡性皮肤病、烫伤、烧伤等。

体质虚弱：如久病、年老体弱以及妇女妊娠期等。

饭前一小时或饭后半小时以内不宜按摩，过于紧张、饥饿或过饱时也不能按摩。

▶ 按摩的注意事项

熟练地掌握常用穴位的取穴方法和操作手法，按摩时，手掌要保持温暖，室温要适宜，温度控制在25℃以上可以很好地激发经络穴位活跃起来，不宜在过饥过饱时进行推拿治疗。

按摩的用力要恰到好处，过小起不到应有的刺激作用，过大则易产生疲劳且易损伤皮肤。按摩手法的次数要由少到多，按摩的力量由轻逐渐加重。

按摩时要穿舒适的衣服，排空大小便，修剪指甲，注意按摩前后个人的卫生清洁。在按摩前不要吸烟，因为香烟会使交感神经紧张，血管收缩，血液循环不畅，严重影响按摩的效果。正如按摩有禁忌症一样，说明按摩并不是万能的，如果发生急病最好先到医院治疗，在治疗后再配用按摩的治疗，效果会更佳一些。

▶ 常用的按摩介质

按摩时，常用一些按摩乳、冬雪膏等物品辅助按摩，既可避免擦伤皮肤，还可以加强治疗作用。为了保持按摩的力度与疗效，每次不要用得太多。

洁净水：用洁净食用水或蒸馏水，具有清凉肌肤、清洁皮肤及退热等作用，可常用于小儿发热。

薄荷水：有祛暑除热、清凉解表的功效，可适用于夏季按摩及一切热病。制法是将鲜薄荷叶浸泡于适量开水中，加盖放一日后，去渣取汁即可。

生理盐水：具有渗透组织、修复组织的作用。

按摩乳：可用于任何情况，具有润滑皮肤、活血化淤、清热解毒等作用。

滑石粉：起润滑皮肤、干燥除湿的作用，以避免损伤局部皮肤，适用于炎热夏季按摩时，对婴幼儿及皮肤娇嫩者更好。医用滑石粉或市售爽身粉都可放心使用。

天花粉：有吸水及润滑作用，由于夏季皮肤易出汗，用之最佳。

冬青膏：有消肿止痛、祛风散寒等作用，适用于跌打损伤的疼痛、肿胀及陈旧性损伤等症。冬青膏就是以冬青油（水杨酸甲酯）与凡士林按 1∶5 混合调匀即可。

植物油：有和血补虚、祛风清热等功效，适用于婴幼儿、久病虚损或年老体弱等患者。

传导油：主要由玉树脂油、甘油、松节油、蒸馏水、酒精等配制，为一种新研究出来的介质，有消肿止痛、祛风散寒等作用。

鸡蛋清：有消导积滞、清热除烦等作用，适用于嗳气吐酸、烦躁失眠、各种热病与久病后期等。鸭蛋清与鹅蛋清也可用于此法。

葱姜汁：有温中行气、通阳解表等作用，适用于脘腹疼痛及感冒、头痛等。葱姜汁的制法是将葱白及鲜生姜切碎、捣烂，按 1∶3 比例浸入 95％ 酒精中，放置 3—5 日后，取汁应用即可。

白酒：有活血止痛、温通经络的功效，适用于时间长久的损伤疼痛、腰膝酸软无力与手足痉挛等病症。药酒也可用于此法。

药酒：品种繁多的药酒，如木瓜酒、杜仲酒、五加皮酒、红花酒、当归酒、独活寄生酒等，大都具有舒筋活络、行血散瘀、消肿止痛的疗效，一般用于跌打损伤及风寒湿邪所致肌肤关节疼痛、麻木等症。

在使用介质时，要根据性别、年龄与季节等因素灵活运用。女性常用滑石粉、食用油等，男性常用松节油、药酒等，小儿常用爽身粉、洁净水、蛋清、食用油等，老人常用滑石粉、食用油、当归水等；春夏两季常用爽身粉、滑石粉、洁净水、薄荷水、鸡蛋清等，

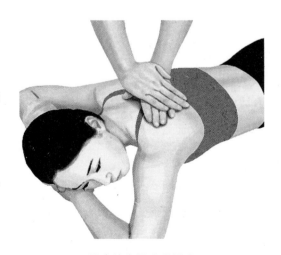

按摩的力道应当适中

秋冬两季常用松节油、姜汁、葱汁、风湿活络类药酒等。除了以上所述外，还可根据不同的病情而灵活运用，不必过于拘泥。

▶ 洋人瞠目的东方魔功

在按摩逐步走向世界之时，许多欧美人士迷上了这一让人不可思议的东方体表特定部位魔功。按摩是根据人类活动规律采取相应方法，运用各种不同的手法作用于人体的，从而达到健身防病、延年益寿的目的。

欧美的按摩爱好者们通过不断地研究，逐渐揭开了东方魔功的神秘面纱。脏腑是内脏的总称，五脏六腑、奇恒之腑构成了奇妙的人体。五脏即心、肺、脾、肝、肾；六腑指胆、胃、小肠、大肠、膀胱、三焦；奇恒之腑指脑、髓、骨、脉、胆、子宫。脏腑之间有着奇特的、微妙的关系，与肢体组织、外部器官等都是有着互相关联的有机整体。

按摩就是通过对穴位、经络的刺激，在调节阴阳平衡、疏通气血经络的同时，还具有活血化瘀、驱寒止痛、滑利关节、强身壮骨的功能，从而达到有病治病，没病健身的目的。

按摩在保健领域，也有着巨大的用武之地。在通过按摩使皮肤局部的表面温度升高后，及时消除皮肤的衰老细胞，改善皮肤的

呼吸状态，从而增强皮肤的抵抗力，在改善皮肤的弹性、增加其韧性及光洁度的同时，还能有效地减轻肌肉酸痛、缓解肌肉痉挛等症状。

按摩既不需要复杂的医疗设备，又不需要高难的专业技术，是一种简单易学，操作简洁，方便实用的维护人体健康与美丽的魔功，难怪西方人会对按摩如此着迷。

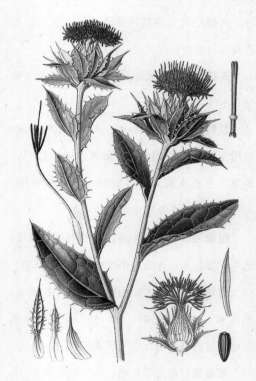

红花

花冠入药，味辛，性温，归心、肝经，能活血通经、祛淤止痛。

八脉	分 布 部 位	交 会 经 脉
督脉	后正中线	足太阳经、任脉
任脉	前正中线	足阳明经、督脉
冲脉	腹第一侧线	足少阴经
带脉	腰侧	足少阳经
阳跷	下肢外侧、肩、头部	手足太阳、手足阳明、足少阳
阴跷	下肢内侧、眼	足少阴、足太阳
阳维	下肢外侧、肩、头项	手足太阳、督脉、手足少阳、足阳明
阴维	下肢内侧、腹第三侧线、颈	足少阴、足太阴、足厥阴、任脉

奇经八脉走向

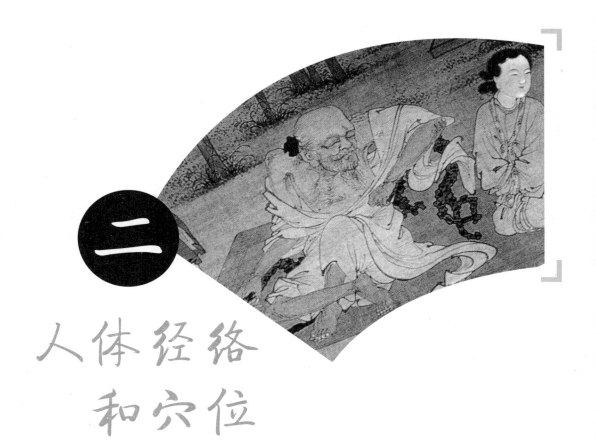

二

人体经络
和穴位

经和络组成复杂的系统，是运行气血的通路。经是人体贯通上下，沟通内外的通道，纵行而分布较深，属主干线；络为络脉，比经脉细小，就像一张严密的网络一样纵横交错，遍布全身，属于分支。经络分十二经脉与奇经八脉。

十二经脉是经络系统的主体，在内隶属于十二脏腑，在外与四肢骨节穴位相联系，按照规律形成了一个严密的专注系统，流注次序为：起于肺经—大肠经—胃经—脾经—心经—小肠经—膀胱经—肾经—心包经—三焦经—胆经—肝经，最后又回到肺经。十二经脉就这样周而复始，环流不息地运送着气血，营养全身，维持着人体的正常运转。

奇经八脉包含着任脉、督脉、冲脉、带脉、阴跷脉、阳跷脉、阴维脉、阳维脉等八条脉络，由于不直接连属脏腑，没有表里相配，因此被称为奇经。任脉与督脉是一组具有特殊作用的经脉，对其余的经脉起着统率联络和调节气血盛衰的作用。由于任、督二脉各有所属的腧穴，而其他的六脉中的均寄附于十二经脉和任、督二脉之中。因此，在中医学上，一般将任、督脉及十二经脉合称"十四经脉"。

经络的功能非常全面：沟通身体内外脏腑器官，将人体组成了一个充满活力的整体；调节气血运行，运输营养物质，保证全身各组织器官的营养供给，为各组织器官的功能活动提供必要的物质基础；经络还能加强皮肤的保卫作用，抗御外邪不能入侵；经络在人体巧妙地分布着，如实反映着身体的机能状态，如内脏疾患可在头面五官等部位显现，肝火旺盛可使耳目肿赤等。

神秘难测的穴位

腧穴是指脏腑、经络之气输注于体表的部位，又叫穴位、穴道，与经络有着非常紧密的关系，是按摩的常用部位。用特定的手法刺激穴位和经络，使这些有效的信息传输到体内，从而激发经气到病灶，调动起人体内在的抗病能力，达到治病的目的。

十四经穴是穴位中的最主要部分，由于分布的部位不同，其主治作用的范围也有差异。如头面、颈部的穴位绝大多数均治局部病症，极个别的能治全身性疾患或四肢疾患；腹部穴位大多可治脏腑及急性疾患，而少数腹部的穴位，除能主治脏腑疾患外还能治全身性疾患；四肢部的穴位除能主治局部和邻近部位的病症外，还能主治远隔部位的头面躯干、脏腑组织器官的病症等。

经外奇穴又称奇穴，是在十四经穴之外具有固定名称、位置和主治作用的腧穴。经外奇穴分布虽然比较分散，但仍与经络有密切联系，对一些病症有一定的特异性治疗作用，如太阳穴治头痛，阑尾穴治阑尾炎等。

阿是穴在古代叫做"以痛为脑"，俗称"压痛点"，因按压痛处，病人会"啊"的一声，取谐音故名为"阿是"。这类穴位既没有具体的名称，也没有固定位置，是直接以压痛点或其他反应点作为腧穴的。实际上，阿是穴

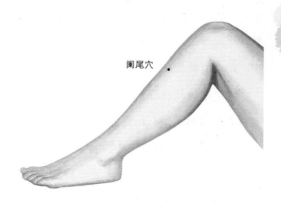

阑尾穴

阑尾穴

位于小腿外侧，当犊鼻（外膝眼）下 5 寸，胫骨前缘旁开一横指。

是经穴产生的基础，是还没有命名的腧穴。

▶ 认识你的穴位

在人体 14 条经络上排列着 365 个"正穴"，这是个相当庞大的数字，如果再加上其他部位以及后来陆续发现的"新穴"，这些穴位的总数远超过 1000 个，光这些数目就让人望而生畏了，更不要说运用自如了。不过，治疗常见病不需要这么多的穴位，只要牢记一些与其相关的穴位，便可为自己治疗了。

记住了常用的穴位，接下来就是寻找穴位了，有一些人因为不会找穴，就放弃了穴位治疗的意愿。其实，如果身体内部有异常，相关的穴位便会出现各种反应，其诀窍是：用手指一压，会有痛感（压痛）；以指触摸，有硬块（硬结）；稍微刺激，皮肤就有刺痒的感

觉；出现黑痔、斑（色素沉淀）；与周围的皮肤产生温度差（温度变化）。这些反应有无出现，是证明有没有病症的重要标志。

为了准确地找出穴位，一定要先了解有关自身的骨骼组织。如果能知道自己的身体中，哪一部位有何种骨骼存在，对于要找出穴位十分有利，尤其是脊椎骨显得很重要。脊椎骨由颈部至臀部贯穿身体整个中央，由上而下的顺序是颈椎（7个）、胸椎（12个）、腰椎（5个）、骶骨、尾骨。脊椎骨能从外部触摸到的凸骨，就是找穴位时的重要依据。

数凸骨就可找到脊椎部的穴位，可利用下列方法找出作为基准的棘突：头低下时，脖子后面所露出的一块骨，就是第七颈椎骨；七颈椎骨下面的一个背骨突出处，即是第一胸椎骨；用线连接两边肩胛骨的下端，正好是第七胸椎骨和第八胸椎骨间的突起处；髂骨在腰的左右两边极为突出，左右侧上端之线就是第四腰椎棘突之突起处。

只有准确地找到穴位，才能对症按摩。一般可将取穴方法归纳为骨度分寸法、体表标志法、手指比量法与简易取穴法四种。

骨度分寸法又称"骨度法"，即以骨节各个部位的大小、长短，并依尺寸按比例折算作为确定穴位的标准。

体表标志法分为固定标志法和活动标志法两种。固定标志法是以器官、毛发、爪甲、乳头、脐窝以及骨节凸起等作为取穴的标志；活动标志法是利用关节、肌肉、凹陷、皱纹等作为取穴标志。

手指比量法又称"指寸法"，可分为中指同身寸、拇指同身寸、横指同身寸三种。中指同身寸是指中指在屈曲时，中节内侧两端纹头之间作为1寸，此法适用于四肢及脊背的测量；拇指同身寸是以拇指指关节的横度作为1寸；横指同身寸是指将食、中、无名、小指四指相并，以中指二节为标准，量四指横度为3寸，多用于下肢、下腹部和背部的测量。手指的大小与宽度，与年龄、体格、性别有着密切的关系，如果用此法探寻穴位位置时，务必以患者自己的指宽度来找。

简便取穴法是指在取穴时活学活用，这种简便易行的方法是自己在长期临床实践中总结而来的。

▶ 穴位疗病的特点

人体的经络与穴位部位的神经和血管比较丰富，对穴位进行刺激，可引起神经兴奋性的改变和血液循环的改善。用不同的手法刺激穴位，可通过调整神经系统的功能，改善病变部位的血液循环和新陈代谢，达到治愈疾病的效果。穴位疗病有近治作用、远治作用与特殊作用三个特点。

近治作用是所有穴位疗病的共同特点，所有的穴位都能治疗所在部位及邻近组织、

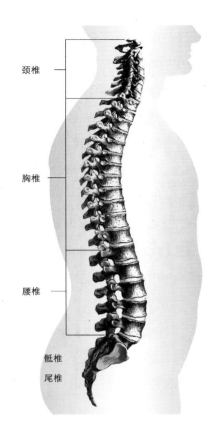

颈椎

胸椎

腰椎

骶椎
尾椎

脊椎骨全息图

器官的局部适应病症。

远治作用是十四经穴主治作用的基本规律。效果最为明显的是四肢肘关节、膝关节以下的穴位，不仅能治疗局部病症，还可治疗远离穴位的组织器官脏腑的病症。如足三里穴不仅能有效地治疗下肢病，而且对调整消化系统功能等方面都具有一定的疗效；合谷穴不仅能治上肢病，还能治颈部及头面部疾患，以及治疗感冒发热病等。

特殊作用是指某些穴位具有的双重性良性调整作用和相对特异性来讲的。如天枢穴

不但能治腹泻还能治便秘；内关穴在心动过缓时可提高心率，在心动过速时又可减慢心率等。

▶ **全息穴位的发现**

张颖清教授在1973年提出的生物全息理论，为穴位疗病增添了更为迷人的魅力。

张颖清教授通过缜密的研究，在手部第二掌骨系统发现了一个新的有序穴区。如果整体上的一个部位或某个器官有病，在某一穴位对应地就有明显的压痛反应或其他异常病理、生理反应。如果针刺或按摩有压痛反应或其他异常病理、生理反应的穴处，可以对应地治疗这一部位或器官的疾病，则称这一部位或器官与此穴相对应。如果以其反应的整体上的部位或器官的名称来命名第二掌骨侧的新穴，则这些穴位在第二掌骨侧的分布形式，恰好与这些穴位所对应的部位或器官在整体上的分布形式相同。

第二掌骨节肢系统的这些穴位又称之为第二掌骨侧全息穴位群，近心端是足穴，远心端是头穴，如果把全部的穴位排列起来看，就会发现这好像整个人体垂于第二掌骨上的一个缩影。头穴与足穴连线的中点为胃穴，胃穴与头穴连线的中点为肺心穴。肺心穴与头穴连线分为三等份，从头穴端算起，中间两点依次为颈穴和上肢穴，肺心穴与胃穴连

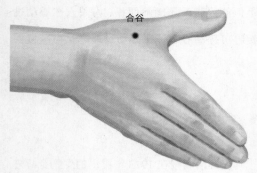

合谷

合谷穴

位于手背部位，将拇指和食指张成 45 度角时，位于骨头延长角的交点处。

线的中点为肝穴。胃穴与足穴的连线分为六等份，从胃穴端算起，五个分点依次是十二指肠、肾穴、腰穴、下腹穴、腿穴。

第二掌骨节肢不仅是穴名所指的部位或器官，还包括着如下与这些部位或器官处于同一横截面及其邻近的其他部位或器官，以及通过按摩穴位治疗的相应疾病。可有效地起到防病治病、强身健身的作用。

头穴：位于第二掌骨小头桡侧，包括头、眼、耳、鼻、口、牙等。主治头痛、牙痛、三叉神经痛、急性结膜炎及头面、眼、耳、鼻、口、牙、脑等部位疾病。

颈肩穴：位于第二掌骨体远端桡侧，头穴与上肢穴之间，包括颈、甲状腺、咽、气管上段、食道上段等。主治颈肩、甲状腺、咽喉、气管上段、食管段等部位的疾患。

上肢穴：位于第二掌骨体远心端桡侧，颈肩穴与心肺穴之间，包括肩、上肢、肘、手、腕、

气管中段、食道中段等。主治肩、上肢、肘、腕、手及食管中段的疾病。

心肺穴：位于第二掌骨体远心端桡侧，头穴与脾胃穴连线的中点，包括肺、心、胸、乳腺、气管下段、支气管、食道下段、背等。主治心、肺、胸、乳房、气管下段、食管下段及背部疾病。

肝胆穴：位于第二掌骨体中段桡侧，脾胃穴与心肺穴连线的中点。主治肝胆疾病。

脾胃穴：位于第二掌骨体中段桡侧，头穴与足穴连线的中点，包括胃、脾、胰等。主治脾、胃及胰脏疾患。

十二指肠穴：位于第二掌骨体中段横侧，脾胃穴与肾穴之间，包括十二指肠、结肠等。主治十二指肠及结肠右曲部疾患。

腰腹穴：位于第二掌骨体近心段桡侧，脾胃穴与肾穴之间。主治腰扭伤、腰腿痛、大肠与小肠疾病。

肾穴：位于第二掌骨体近心段桡侧，脾胃穴与足穴连线的中点，包括肾、大肠、小肠等。主治肾、输尿管、大肠、小肠疾病。

下腹穴：位于第二掌骨体近心段桡侧，肾穴与腿穴之间，包括下腹、子宫、膀胱、直肠、阑尾、卵巢、睾丸、阴道、尿道、肛门、骶等。主治下腹部、骶尾部、子宫、膀胱、结肠、直肠、卵巢、阴道、睾丸、尿道、肛门等部位疾病。

腿穴：位于第二掌骨体近端桡侧，下腹穴与足穴之间，包括腿与膝。主治臀部、股部、

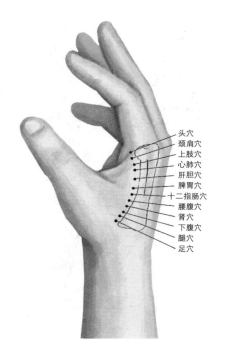

头穴
颈肩穴
上肢穴
心肺穴
肝胆穴
脾胃穴
十二指肠穴
腰腹穴
肾穴
下腹穴
腿穴
足穴

第二掌骨穴位图

膝关节等下肢疾病

　　足穴：位于第二掌基底部桡侧，第一、二掌骨侧近拇指侧的交点处，包括足与踝。主治足、踝部疾病。

十二经脉和常用穴位

　　十二经脉的作用主要是联络脏腑、肢体，把人体上下内外连贯起来构成一个有机的整体，并且依照一定的规律，形成一套周而复始的传输系统，具有表里经脉相合，与相应脏腑属络的主要特征。十二经脉是手太阴肺经、手厥阴心包经、手少阴心经、手阳大

肠经、手少阳三焦经、手太阳小肠经、足阳明胃经、足少阳胆经、足太阳膀胱经、足太阴脾经、足厥阴肝经、足少阴肾经的总称。

　　十二经脉对称地分布于人体左右的头面、躯干和四肢，纵贯全身。六阳经分布于四肢外侧和头面、躯干，而六阴经则分布于四肢内侧和胸腹。

　　十二经脉在四肢的分布：三阴经在上肢的分布依次为手太阴肺经、手厥阴心包经、手少阴心经；三阴经在下肢的分布依次为足太阴脾经、足厥阴肝经、足少阴肾经，其中，足三阴经在足内踝以下的分布依次为厥阴、太阴、少阴。三阳经在上肢的分布依次为手阳明大肠经、手少阳三焦经、手太阳小肠经；三阳经在下肢的分布依次为足阳明胃经、足少阳胆经、足太阳膀胱经。

　　十二经脉在躯干部的分布：足少阴肾经位于胸中线旁开 2 寸，腹中线旁开 0.5 寸之处；足太阴脾经位于胸中线旁开 6 寸，腹中线旁开 4 寸之处；足厥阴经循行的规律性不明显；足阳明胃经位于胸中线旁开 4 寸，腹中线旁开 2 寸；足太阳经位于背部，分别在背正中线旁开 1.5 寸和 3 寸；足少阳胆经位于身体的侧面。

　　十二经脉表里属络关系：十二经脉在体内与脏腑形成了一个复杂的网络，其中一脏配一腑，一阴配一阳，形成了脏腑属络与阴阳表里的关系。在十二经脉中互为表里的关系为手太阴肺经与手阳明大肠经相表里，手厥

阴心包经与手少阳三焦经相表里，手少阴心经与手太阳小肠经相表里，足太阴脾经与足阳明胃经相表里，足厥阴肝经与足少阳胆经相表里，足少阴肾经与足太阳膀胱经相表里。这些互为表里的经脉在病理上相互影响，在治疗时相互利用，为按摩疗病提供了扎实的理论依据。

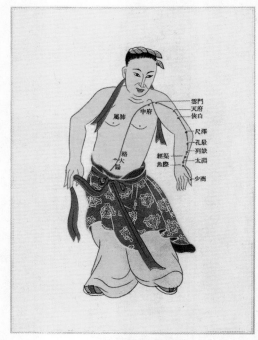

手太阴肺经

▶ 手太阴肺经

手三阴经系手太阴肺经、手少阴心经和手厥阴心包经的总称。这三条经分布在手臂的内侧，由胸走手，故称手三阴经。

手太阴肺经从中焦胃部开始，向下联络大肠回绕胃口穿过膈肌，属于肺脏。从肺与喉咙相联系的部位横行穿出腋下，沿前臂内侧面桡骨缘，行于手少阴经和手厥阴经的前面，经肘窝入寸口，沿鱼际边缘，出大指内侧端（少商）。

手腕后方支脉：从手腕后走向食指内侧，从指尖末端出，与手阳明大肠经相接。

主治：咳嗽，气喘气短，咳血咽痛，外感伤风，循环部位痛麻或活动受限等。

云门：位于胸前壁的外上方，肩胛骨上方，锁骨下窝凹陷处，距前正中线6寸；主治气管炎，胸痛，哮喘，肩周炎等。

中府：位于胸前壁的外上方，云门下1寸，平第一肋间隙，距胸骨正中线；主治支气管炎，

肺炎，哮喘，肺结核，支气管扩张等。此穴出现压痛，常提示肺结核、肺与支气管疾患。

尺泽：微屈肘关节，在肘横纹上，肱二头肌腱桡侧；主治发热，咳嗽，咳血，气喘，胸痛，心痛，呕吐，咯血，肘关节疼痛，小儿惊风，乳痛。

列缺：位于前臂桡侧缘，桡骨茎突上方，腕横纹上1.5寸处，即一手食指按在另一手的桡骨茎突上；主治感冒，哮喘，头痛，面神经痉挛，面神经麻痹，颈椎病，脑血管后遗症，腕关节周围软组织疾患。

太渊：位于腕横纹的桡侧凹陷处；主治支气管炎、百日咳、流感、哮喘、肺结核、多

种原因所致的胸痛。

鱼际：位于第一掌骨中点，赤白内际处；主治咳嗽，咳血，咽喉肿痛，失音，发热。

少商：位于拇指桡侧指甲角旁约0.1寸。主治咽喉肿痛，咳嗽，鼻出血，发热，昏迷，癫狂。

▶ 手阳明大肠经

手阳明大肠经起于食指末端，沿食指桡侧缘，通过一、二掌骨之间（合谷）向上进入两筋（拇长伸肌健与拇短伸肌腱）之间的凹陷处，循行于前臂桡侧，经过肘外侧，再沿上臂外侧前缘，上走肩端，向上交会于颈部大椎穴，下入于缺盆，络于肺，通过膈肌，属于大肠。

支脉：从锁骨上窝上行于颈部，通过面颊，进入下齿龈，回绕至上唇，交会于人中，与足阳明胃经相接。

主治：腹痛，肠鸣，泄泻，便秘，咽喉肿痛，齿痛，以及本经循行部位疼痛，热肿或寒冷麻木等。

商阳：位于食指桡侧指甲角旁约0.1寸；主治耳聋，齿痛，咽喉肿痛，颌痛，青盲，手指麻木，热病无汗，昏迷等。

二间：位于握拳时，食指桡侧掌指关节前凹陷中；主治头痛，牙痛，鼻衄，目昏，咽喉肿痛，颌肿，热痛，肩背痛，面瘫，三叉神经痛等。

三间：位于握拳时，第二掌骨小头桡侧后陷中；主治齿龋肿痛，目痛，咽喉肿痛，身热，腹痛，肠鸣，手指痉挛等。

合谷：位于手虎口，拇、食指甲伸张时，当第一、二掌骨之中间，稍偏食指处；主治头痛，牙痛，鼻出血，晕厥，面神经麻痹，半身不遂，神经衰弱，高血压，小儿惊风，感冒等。

阳溪：位于腕关节桡侧两筋间，拇指上翘时，在伸拇长、短肌腱之间凹陷中；主治腕关节及周围软组织疾病，腰背扭伤，瘾疹，小儿消化不良，目赤肿痛等。

温溜：位于前臂背面的桡侧，在阳溪与曲

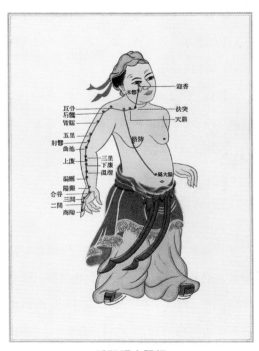

手阳明大肠经

池的连线上，腕横纹上 5 寸；主治口腔炎，舌炎，腮腺炎，扁桃体炎，面神经麻痹，下腹壁肌肉痉挛，前臂疼痛等。

手三里：在前臂背面桡侧，阳溪与曲池的连线上，肘横纹下 2 寸；主治腰痛，肩臂痛，上肢麻痹，半身不遂，溃疡病，肠炎，消化不良，牙痛，口腔炎，面神经麻痹等。

曲池：位于屈曲肘关节，当肘横纹外端与胛骨外上段连线的中点；主治一切发烧的病症，高血压头痛，头晕，面红目赤，咽喉肿痛，牙痛，手臂痛等。

肩髃：位于三角肌上部中点，锁骨肩峰端与肱骨大结节之间；主治急性脑血管病后遗症，肩周炎，高血压，乳腺炎，荨麻疹等。

禾髎：位于水沟旁 0.5 寸，当鼻孔外缘直下；主治鼻塞，流鼻涕，流鼻血，急性或慢性鼻炎，鼻窦炎等。

迎香：位于鼻翼外缘中点，旁开 0.5 寸，当鼻唇沟中；主治流鼻涕，鼻塞，流鼻血，鼻窦炎，鼻子嗅觉减退等。

▶ **足阳明胃经**

足阳明胃经从鼻旁开始，上行到鼻根部与足太阳经交会，向下循行于鼻外侧，回出环绕口唇，向下交会于唇下凹陷处，退回来沿下颌出于面动脉部，上行耳前，经上关，沿发际，到达前额（前庭）。

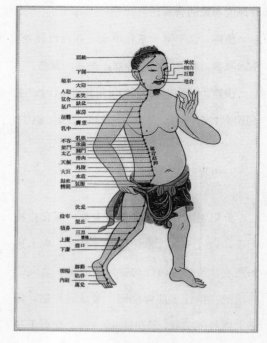

足阳明胃经

面部支脉：从下颌角面动脉前，沿着喉咙进入缺盆部，向下过膈，属于胃，联络脾脏。

缺盆部直行的脉：从锁骨上窝下行于乳中，进入少腹两侧气冲。

胃下口部支脉：从胃的下口沿着腹里向下到气冲会合，再由此下行至髀关，到达股四头肌隆起处，下至膝盖，沿胫骨外侧前缘，经足背，出次趾末端。

胫部支脉：从膝下 3 寸（足三里）处分出，进入足中趾外侧。

足趾部支脉：从足背部分出，进入足大趾内侧端（隐白）与足太阴脾经相接。

主治：腹胀，水肿，胃痛，呕吐，口渴，

咽喉肿痛，鼻衄，胸部及膝髌等本经循行部位疼痛、热病、发狂等。

承泣：位于面部，瞳孔直下，当眼球与眶下缘之间；主治近视，夜盲，眼颤动，眼睛痉挛，角膜炎，视神经萎缩，眼睛疲劳，迎风流泪，老花眼，白内障等常见的眼部疾病。

四白：位于面部，眼睛平视时，瞳孔正下方眶下孔有凹陷处；主治脸颊附近疼痛，三叉神经痛，由面神经麻痹导致的眼睛无法闭合，眼睛疲劳，眼花等症。该穴也是面部美容的常用穴位。

巨髎：位于四白穴直下方，眼睛正中直下和鼻翼下缘的交点处，鼻孔旁 8 分；主治鼻塞，流鼻涕，流鼻血，以及慢性鼻炎、鼻窦炎，眼睛疾病，牙痛，牙根肿痛，三叉神经痛，面肌痉挛等。

地仓：位于面部口角外侧 0.4 寸处；主治高血压，说话障碍（中风后遗症），脸部神经麻痹引起的嘴脸歪斜、三叉神经痛、面肌痉挛、口角流涎、口角炎等。

头维：位于两侧额角发际向上约 1 指宽处，也就是额角发际直上 0.5 寸；主治三叉神经痛或偏头痛，以及眼部疾病如用眼疲劳、结膜充血、视力下降等。

人迎：在喉结两侧 1.5 寸，颈总动脉后方；主治气喘咳嗽、慢性风湿性关节炎、高血压、痛风、皮肤黄染、支气管炎等；此外，还可以治疗神经性心慌、心绞痛、胃痉挛、胆结石

等引起的疼痛。

下关：位于面部耳前方，当颧弓与下颌切迹所形成的凹陷中；主治牙痛，下颌关节脱位，下颌关节炎，咬肌痉挛，耳聋，耳鸣，面神经麻痹，三叉神经痛，眩晕，足跟痛等。

颊车：位于面颊部，在下颌角前上方 1 横指凹陷处；主治所有的癫狂症，牙髓炎，冠周炎，腮腺炎，下颌关节炎，咬肌痉挛等。

大迎：位于下颌角前方 1.3 寸，咬肌附着部的前缘，当面动脉搏动处；主治龋齿痛，智齿冠周炎，面部蜂窝质炎，颈淋巴结核，面神经麻痹，面肌痉挛，三叉神经痛等。

缺盆：位于锁骨上窝中央，距前正中线 4 寸；主治扁桃体炎，气管炎，支气管哮喘，胸膜炎，颈淋巴结核，甲状腺肿大，肩部软组织病变等。

气舍：位于锁骨内侧端的上缘，胸锁乳突肌的胸骨头与锁骨头之间；主治咽炎，扁桃体炎，喉炎，支气管炎，哮喘，百日咳，食管炎，腹肌痉挛，消化不良等。

乳中：位于胸部，当第四肋间隙，乳头正中；主治乳腺炎，乳房胀痛，乳腺增生，乳汁分泌过少等。

梁门：位于肚脐上 4 寸，旁开 2 寸；主治胃痛，食欲不振，呕吐，消化不良等。

天枢：位于肚脐两侧约 2 寸；主治消化系统的胃肠道疾病，肝脏、胆囊、脾脏等疾病，尤其是治疗伴有恶心、呕吐的慢性胃炎、慢

性腹泻等。

水道：位于下腹部，当脐中下 3 寸，正中线旁开 2 寸；主治肾炎，膀胱炎，尿道炎，睾丸炎，小儿睾丸鞘膜积液，盆腔炎，子宫病，卵巢病，疝气，脱肛，便秘等。

归来：位于下腹部，中极穴旁 2 寸；主治女性性冷淡，不孕，闭经，气冲月经不调，痛经，阴挺，阑尾炎，盆腔炎等。

气冲：位于人体的腹股沟稍上方，当脐中下 5 寸，距前正中线 2 寸；主治肠鸣腹痛，疝气，月经不调，不孕，阳痿，阴肿等。

梁丘：位于大腿前面，髌骨外侧端上 2 寸处；主治胃痉挛，胃炎，腹泻，乳腺炎，痛经，风湿性关节炎，髌上滑囊炎，髌骨软化症，膝关节病变等。

犊鼻：位于膝盖骨下方，髌韧带外侧凹陷中；主治膝关节肿胀疼痛，腿痛，下肢麻痹，屈伸不利，脚气病等。

足三里：位于膝盖骨下方，犊鼻穴下 3 寸，胫骨前缘1横指处；主治腹泻、腹痛、食欲不振、便秘、呕吐等，是一切胃肠、腹部不适之主穴。

上巨虚：位于足三里穴下 3 寸；主治阑尾炎，胃肠炎，泄泻，痢疾，疝气，便秘，消化不良，脑血管病后遗症，下肢麻痹或痉挛，膝关节肿痛等。

丰隆：位于小腿前外侧，外踝上 8 寸，胫骨前缘外侧 1.5 寸处；主治精神病，失眠，头痛，高血压，脑溢血，脑血管病后遗症，急慢性

支气管炎，哮喘，胸膜炎，肝炎，阑尾炎等。

条口：位于小腿外侧上，犊鼻下 8 寸，距胫骨前缘 1 横指；主治肩周炎，肩膀疼痛，小腿发凉，疼痛，或小腿肿痛，膝关节炎，下肢瘫痪，胃痉挛，肠炎，扁桃体炎等。

下巨虚：位于小腿前外侧，当犊鼻下 9 寸，距胫骨前缘 1 横指；主治急慢性肠炎，急慢性肝炎，胰腺炎，癫痫，精神病，肋间神经痛，下肢瘫痪，下肢麻痹痉挛等。

解溪：位于肌腱之间，伸直下肢，于小腿与足背交界处的横纹中央凹陷处；主治头痛，眩晕，眼疾，头面浮肿，腹胀，便秘等。

内庭：位于足背，在第二趾关节前方，二、三趾缝间的纹头处；主治足背肿痛，牙痛，齿龈炎，扁桃体炎，三叉神经痛等。

厉兑：位于第 2 脚趾甲根部稍靠外侧约 0.1 寸处；主治腹胀，恶心，食欲不振，脸部浮肿，脚痛，喉咙痛，牙痛等。

▶ 足太阴脾经

足太阴脾经从足大趾末端开始，沿着大趾内侧赤白肉际，经第一跖趾关节向上行至内踝前，上行腿肚，沿排肠肌循行于股骨后缘，与肝经交叉后，循行于下肢内侧前缘，经膝股部内侧前缘，进入腹部，属于脾，络于胃，过膈肌，夹食管而行，散于舌下。

胃部支脉：从胃部分出，经过膈肌，流注

于心中，与心经相接。

主治：胃脘痛，呕吐，嗳气，腹胀，黄疸，身重无力，舌根强痛，下肢内侧肿胀等。

隐白：位于足大趾末节内侧，距趾甲角0.1寸处；主治功能性子宫出血，子宫痉挛，牙龈出血，鼻出血，消化道出血，腹膜炎，急性胃肠炎，尿血等。

大都：位于足内侧缘，第一跖趾关节前下方赤白肉际凹陷处；主治胃炎，胃痉挛，腹胀腹痛，急慢性肠炎，脑血管病后遗症，小儿抽搐，足趾痛等。

太白：位于足内侧缘，当第一跖骨小头后下方的凹陷处；主治胃痉挛，胃炎，消化不良，腹胀，便秘，肠炎，痔疮等。

公孙：位于足内侧缘，当第一跖骨基底的前下方赤白肉际处，距太白1寸；主治胃痉挛，急慢性胃肠炎，胃溃疡，肠痉挛，子宫内膜炎，月经不调，消化不良，肝炎，腹心肌炎，胸膜炎，癫痫，足跟痛等。

商丘：位于足内侧缘，第一跖骨底前缘赤白肉际内跟前下方凹陷处；主治腹痛，腹胀，腹泻及脚跟扭伤等。

三阴交：位于小腿前内侧面的下部，当内踝尖上3寸，胫骨内侧缘后方凹陷处；主治高血压头痛，头晕，脾气急躁，月经不调，痛经失眠等。

漏谷：位于腿内侧缘后方，距内踝尖6寸；主治急慢性肠胃炎，消化不良，肩胛部疼痛，

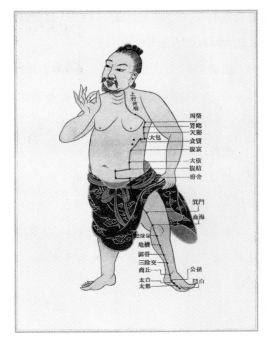

足太阴脾经

下肢麻痹，尿路感染，精神病等。

地机：位于小腿内侧，当内踝尖与阴陵泉的连线上，阴陵泉下3寸；主治腹痛，腹胀，泄泻，水肿，小便不利，遗精，月经不调，痛经等。

阴陵泉：位于小腿内侧，胫骨内侧踝后下方凹陷处；主治遗尿，尿潴留，尿失禁，尿路感染，肾炎，遗精，阳痿，腹膜炎，消化不良，腹水，肠炎，痢疾等。

血海：位于屈膝时，髌骨内上缘上2寸，当股四头肌内侧头的隆起处；主治膝关节疼痛，月经不调，贫血，荨麻疹，湿疹，皮肤粗糙等。

大横：位于肚脐中间向两边旁开4寸处，

左右各 1 穴；主治便秘，腹胀，腹泻，腹痛等，也是腹部减肥的常用穴位。

腹结：位于下腹部，在府舍上 3 寸，距任脉 4 寸，当府舍与大横的连线上；主治蛔虫症，肠炎，腹膜炎，痢疾，支气管炎，脚气等。

府舍：位于下腹部，当脐中下 4 寸，冲门外上方 0.7 寸，距前正中线 4 寸；主治肠炎，阑尾炎，脾肿大，便秘，腹股沟淋巴结炎等。

大包：位于胸部侧面，在腋下 6 寸、腋中线上，第六肋间隙处；主治上肢麻木疼痛，心绞痛，腋臭等。

▶ **手少阴心经**

手少阴心经起于心中，出属与心相连的各组织，下通过膈肌，络小肠。

"心系"向上支脉：从心脏系带部挟咽喉上行，至眼球后与脑相连。

"心系"直行的脉：从心脏周围组织开始，上行于肺部再向下出于腋窝部（极泉），沿上臂内侧后缘，至掌后豆骨部入掌内，沿小指内侧，出小指末端，与手太阳小肠经相连。

主治：心痛，咽干，口渴，目黄，胁痛，上臂内缘痛，手心发热等。

极泉：位于腋窝顶点，腋动脉搏动处；主治上肢麻木疼痛，心绞痛，腋臭等。

少海：位于微屈肘关节时，肘横纹内端与肱骨内上髁连线的中点；主治心痛，头颈部疼

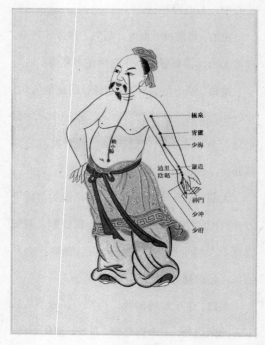

手少阴心经

痛，手臂麻木，颤抖等。

阴郄：位于前臂掌侧，尺侧腕屈肌腱桡侧缘，腕横纹上 0.5 寸处；主治神经衰弱，癫痫，鼻出血，胃出血，心绞痛，肺结核，子宫内膜炎等。

神门：位于仰掌，腕横纹尺侧端凹陷处。主治神经衰弱引起的心悸、失眠、健忘、多梦、易惊、精神疲惫等。

少府：位于第四、第五掌骨之间，握拳，当小指端与无名指端之间；主治心悸，胸痛，小便不利，遗尿，阴痒痛，小指挛痛。

少冲：位于小指桡侧指甲角旁约 0.1 寸；主治心悸，心痛，胸胁痛，癫狂，热病，昏迷。

▶ 手太阳小肠经

手太阳小肠经起于手小指外侧端（少泽），沿手掌尺侧上行腕部，出尺骨小头，直接向上循行于尺骨后缘，经尺骨鹰嘴与肱骨内上髁之间，向上沿上臂外侧后缘，从肩关节出来，绕肩胛部，交会于肩上，进入锁骨上窝，络于心，沿食管过膈抵达胃，属于小肠。

缺盆部支脉：沿颈部上至面颊，到达眼外侧，弯向后边，进入耳中。

颊部支脉：从面颊分出，抵于鼻旁，靠鼻旁到内眼角，交于足太阳膀胱经。

主治：小腹痛，腰脊痛，耳聋，目黄，颊肿，咽喉肿痛，肩臂外侧后缘痛等。

少泽：位于小指尺侧指甲角旁约0.1寸；主治头痛，目翳，咽喉肿痛，乳痛，乳汁不足，昏迷热病等。

后溪：位于轻握拳，在手掌尺侧缘，第五指掌关节后，掌横纹尽头；主治头、项、肩背、肘臂疼痛，落枕，癔病，肩关节周围炎，小儿高热惊厥，疟疾，癫痫，腰痛等。

养老：位于屈肘，掌心对胸，转向外侧当尺骨小头上出现缝隙处；主治上肢关节痛，肩背痛，偏瘫，落枕，腰扭伤，疝痛，目不明等。

肩贞：位于肩关节后下方，手臂内收时，腋后纹头上一大拇指宽处；主治肩周炎，肩膀疼痛、不能伸举，后背及肩部肌肉萎缩等。

臑俞：位于腋后纹缝向上，直到肩胛冈下

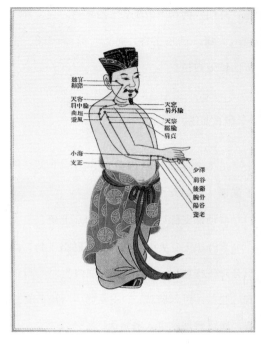

手太阳小肠经

缘凹陷中；主治肩臂疼痛，瘰疬等。

天宗：位于肩胛骨下窝的中央凹陷处；主治颈椎病，颈部僵痛，肩胛部疼痛，腋下胸壁胀痛，乳房胀痛等。

天窗：位于胸锁乳突肌后缘，在扶突的后方，喉结旁开3.5寸；主治喉痛，失音，颈项痛，咽喉部肿痛，荨麻疹等。

颧髎：位于面部，眼外角直下，颧骨下缘凹陷中；主治牙痛，脸颊浮肿，眼睛发黄，眼睛疲劳，三叉神经痛，面肌痉挛抽搐等。除治疗疾病外，还可用于面部美容，预防面部皱纹和黄斑等。

听宫：位于耳屏前部，下颌骨髁状突的后

缘，耳门穴的稍下方处；主治耳鸣，三叉神经痛，头痛，目眩头昏，是治疗耳朵鸣响、重听的特效穴位。

▶ 足太阳膀胱经

足太阳膀胱经从内眼角开始，上额交会于巅顶（百会）。

巅顶部支脉：从头顶循行到耳上角。

直行主干：从头顶进入头颅联络于脑，回出分开下行项后，一支沿肩胛部内侧，挟脊柱，到达腰部，进入膀胱；一支从腰中分出，夹脊旁，通过臀部，进入腘窝内。

后项部支脉：从肩胛内侧分别下行，经过臀部下行，沿大腿后外侧与腰部下来的支脉会合于腘窝中，从外踝后边出来，循第五跖骨粗隆，接足少阴肾经。

主治：小便不通，遗尿、癫狂，疟疾，目痛，见风流泪，鼻塞多涕，头痛，项、背、臀部及下肢循行部位痛麻等。

睛明：位于左右眉毛内侧，眉头凹陷处；主治眼睛疲劳，恢复视力，眼睛充血、红肿、浮肿，青光眼，白内障等。

攒竹：位于面部，眉头凹陷中；主治眩晕，眼睛疲劳，眼睛浮肿，结膜炎头痛，高血压等。面部美容也常用该穴位。

眉冲：位于攒竹穴直上入发际 0.5 寸处，当神庭与曲差之间；主治头痛，眩晕，鼻塞等。

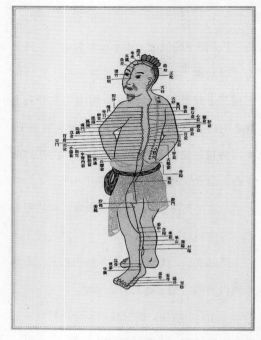

足太阳膀胱经

曲差：位于前发际正中神庭旁 1.5 寸，入发际 0.5 寸；主治神经系统疾病，如头痛，眩晕，癫痫，三叉神经痛以及鼻窦炎，眼睑痉挛，结膜炎等。

五处：位于前发际正中直上 1 寸，旁开 1.5 寸；主治头痛，面神经麻痹，三叉神经痛，视力减退，鼻炎，鼻息肉，感冒等。

天柱：位于项部，斜方肌外缘之后发际凹陷中，约当后发际正中 1.3 寸；主治后头痛，痘病，神经衰弱，失眠，慢性鼻炎，鼻出血，咽喉炎，颈椎病，腰扭伤等。

大杼：位于第一胸椎棘突下，督脉旁开 1.5 寸处；主治支气管炎，支气管哮喘，肺炎，头痛，癫痫，颈椎病，腰背肌痉挛，膝关节骨质增生等。

风门：位于第二胸椎棘突下，督脉旁开1.5寸处；主治支气管炎，肺炎，哮喘，百日咳，破伤风，背部痈疽，胸膜炎，感冒等。

肺俞：位于第三胸椎棘突下旁开1.5寸；主治呼吸系统疾病，尤其对支气管炎、感冒的所有症状，及咳血，发热，呼吸困难等有很好疗效。

厥阴俞：位于第四胸椎棘突下，旁开1.5寸处；主治心绞痛，心肌炎，风湿性心脏病，心外膜炎，神经衰弱，肋间神经痛，胃炎，齿神经痛等。

心俞：第五胸椎棘突下，旁开1.5寸处；主治心慌，心悸气短，心痛，咳嗽，吐血，胸背痛，失眠，健忘，盗汗等。

膈俞：位于第七胸椎棘突点旁开各1.5寸，左右肩胛下角连线的中心；主治背部疼痛，背部肌肉劳损，慢性出血性疾病，产后恶露不尽，低血压，皮肤病等。

肝俞：位于第九胸椎棘突下，旁开1.5寸；主治月经来潮前两胁下胀痛，乳房胀痛不适，腰背痛，烦躁易怒，厌食油腻，神经衰弱，肝炎，黄疸，失眠等。

胆俞：位于第十胸椎棘突下，旁开1.5寸；主治胆囊炎，肝炎，胃炎，溃疡病，呕吐，食道狭窄，肋间神经痛，失眠，胸膜炎，高血压等。

脾俞：位于第十一胸椎棘突下，左右二指宽处；主治胃痛，腹胀，腹泻，呕吐，痢疾，便血，黄疸等。

胃俞：位于第十二胸椎棘突下，左右二指宽处；主治急性胃炎、慢性胃炎、胃下垂、胃松弛，腹胀，腹痛，食欲不振，恶心呕吐等。

三焦俞：位于第一腰椎棘突下，悬枢旁开1.5寸；主治胃炎，胃痉挛，消化不良，肠炎，肾炎，尿潴留，神经衰弱，腰肌劳损等。

肾俞：位于第二腰椎棘突下，旁开1.5寸；主治腰背部酸痛，腰酸腿疼，下肢肿胀，阳痿，遗精，早泄，月经不调等。

气海俞：位于第三腰椎棘突下，督脉旁开1.5寸处；主治腰骶神经根炎，坐骨神经痛，痛经，下肢瘫痪，末梢神经炎，月经不调，功能性子宫出血，痛经，遗精、阳痿等。

大肠俞：位于第四腰椎棘突下，旁开1.5寸处；主治腰痛，关节炎，坐骨神经痛，肠炎，痢疾，便秘等。

关元俞：位于第五腰椎棘突下，旁开1.5寸处；主治慢性肠炎，痢疾，阳痿，尿潴留，慢性盆腔炎，痛经等。

小肠俞：位于骶部，当骶正中嵴旁1.5寸；主治肠炎，痢疾，便秘，遗尿，遗精，盆腔炎，子宫内膜炎等。

膀胱俞：位于骶部，当骶正中嵴旁1.5寸，平第二骶后孔；主治肠炎，便秘，痢疾，糖尿病，脚气，子宫内膜炎等。

次髎：位于骶部，当髂后上棘内下方，在第二骶后孔处；主治月经不调，子宫脱垂，子宫内膜炎，盆腔炎，卵巢炎，腰痛，腰骶关节炎，膝关节炎等。

中髎：位于次髎下方，适对第三骶后孔处；作为泌尿生殖系统疾病的常用穴，主治月经不调，子宫脱垂，子宫内膜炎，盆腔炎，卵巢炎，腰痛，腰骶关节炎，膝关节炎，坐骨神经痛，下肢瘫痪，小儿麻痹后遗症等。

膏肓：位于第四胸椎棘突下，旁开3寸；主治肺结核，支气管炎，哮喘，阳痿，遗精，慢性胃炎，胃出血，神经衰弱，胸膜炎等。

志室：位于第二腰椎棘突下，在肾俞穴往外2指宽处即是；主治遗精、阳痿，小便不利，水肿，腰背酸痛，腰肌劳损，坐骨神经痛，排尿困难，疼痛，阴部疼痛，消化不良等。

承扶：位于大腿后面，臀下横纹的中点；主治腰骶臀股部疼痛，坐骨神经痛，臀部下垂，痔疮等。

殷门：位于承扶与委中连线上，承扶下6寸；主治腰背疼痛，下肢瘫痪、麻木不仁等。还可用于消肿瘦臀、瘦腿等。

委中：位于腘横纹中央，当股二头肌肌腱与半腱肌腱的中间；主治腰背部和下肢疼痛，肌肉痉挛，腰酸腿疼，下肢肿胀，缓解全身疲劳，膝关节周围疼痛等。

委阳：位于腘、股二头肌肌腱内缘；主治腰背肌痉挛，腰背痛，膝肿痛，腓肠肌痉挛，肾炎，膀胱炎，下腹部痉挛，癫痫，热病等。

合阳：位于小腿后面，委中直下2寸，当委中与承山的连线上；主治腰腿痛，膝关节疼痛，下肢麻木等。

承筋：位于合阳与承山之间中点，小腿后部肌肉的最高点；主治小腿的各种症状，小腿抽筋，坐骨神经痛，腰痛，便秘，剧烈呕吐、腹泻，全身疲劳等，此穴还是小腿减肥的主要按摩穴位之一。

承山：位于小腿后面正中，伸直小腿或足跟上提时，腓肠肌肌腹下出现尖角凹陷处；主治腰背疼痛，坐骨神经痛，腓肠肌痉挛，下肢瘫痪，便秘等。

跗阳：位于小腿后面，在足外踝后方，昆仑直上3寸处；主治头痛，腰痛，下肢疼痛麻木等。

昆仑：位于外踝后方，当外踝尖与跟腱之间的凹陷处；主治踝关节扭伤，高血压，失眠健忘，月经不调，遗精，阳痿，小便频数等。

申脉：位于足外侧部，在外踝正下方凹陷处；主治头痛，内耳性眩晕，失眠，癫痫，精神分裂症，脑血管病后遗症，腰肌劳损，下肢瘫痪，关节炎等。

足通谷：位于足外侧，在第五跖趾关节前下方凹陷处赤白肉际处；主治头痛，哮喘，精神病，癫痫，颈椎病，慢性胃炎，功能性子宫出血等。

至阴：位于足小趾末节外侧，距趾甲角0.1寸；主治胎位不正，难产，胎盘滞留，脑溢血，神经性头痛，脑血管病后遗症等。

▶ 足少阴肾经

足少阴肾经起于足小趾之下，斜着走向脚心，从舟骨粗隆下出来，沿内踝后向上行于腿肚内侧，上行到大腿内侧后缘，通过脊柱，属于肾，联络膀胱。

肾脏部直行脉：从肾向上穿过肝脏、膈肌，进入肺中，沿着喉咙，挟于舌根部。

肺部支脉：从肺部出来，络心，流注于胸中，接手厥阴心包经。

主治：咳血，气喘，舌干，咽喉肿痛，水肿，大便秘结，泄泻，腰痛，脊股内后侧痛，足心热等。

涌泉：位于足底部，第二、三趾趾缝纹头端与足跟连线的前1/3处；主治足底疼痛，肿胀，发热，鼻子不适，过敏，腹泻，五心烦热，头昏，失眠，便秘，小便不利等。

然谷：位于足内侧缘，足舟骨粗隆下缘凹陷处；主治咽喉炎，膀胱炎，尿道炎，睾丸炎，少精，遗尿，月经不调，糖尿病，破伤风等。

太溪：位于足内侧，内脚跟正后方凹陷中；主治肾炎，膀胱炎，阳痿，月经不调，遗精，遗尿，滑精，牙龈炎等。

大钟：位于足内侧，内踝下方，跟腱内缘处；主治咳血，气喘，腰脊强痛，二便不利，足跟痛，痴呆，咽痛，神经衰弱等。

水泉：位于足内侧，踝关节内下方，足跟内缘凹陷处；主治闭经，月经不调，痛经，阴挺，小便不利，子宫脱垂，附件炎，膀胱炎，前列腺炎，头晕眼花等。

照海：位于足内侧，内脚跟尖之下方的凹陷中；主治月经不调，带下，子宫脱垂，小便频数，便秘，咽喉干痛，失眠等。

复溜：位于小腿内侧，太溪穴直上2寸，跟腱上端内侧凹陷中；主治肾炎，神经衰弱，精力衰退，记忆力减退，手脚冰冷等。

交信：位于小腿内侧，当太溪穴直上2寸，复溜穴前0.5寸；主治女子月经不调，白带异常，便秘等。

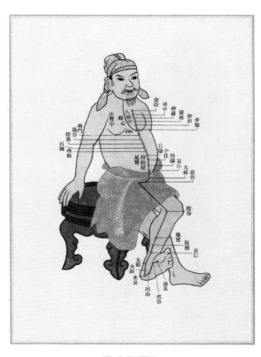

足少阴肾经

筑宾：位于小腿内侧，当太溪穴与阴谷穴的连线上，太溪穴上 5 寸；主治癫狂，痫证，呕吐涎沫，小腿内侧痛等。

横骨：位于下腹部，当脐中下 5 寸，前正中线旁开 0.5 寸；主治尿道炎，尿潴留，遗尿，遗精，阳痿，睾丸炎，盆腔炎，附件炎，闭经，月经不调等。

大赫：位于下腹部，肚脐直下 4 寸，旁开 1 小指宽处；主治膀胱炎，尿道炎，肾脏疾病所引起的尿血，浮肿，阳痿，夜尿增多等。

气穴：位于下腹部，当脐中下 3 寸，前正中线旁开 0.5 寸；主治月经不调，白带异常，小便不通，泄泻，痢疾，腰脊痛等。

肓俞：位于腹中部，距离肚脐左右两侧约 1 个横指宽处；主治因心脏病引起的胸部疼痛，黄疸，细菌性腹泻腹痛，胸部灼热感，打嗝，胃或十二指肠溃疡等。

阴都：位于上腹部，当脐中上 4 寸，中脘（任脉）旁开 0.5 寸处；主治支气管炎，哮喘，肺气肿，结膜炎，角膜白斑，胸膜炎等。

腹通谷：位于脐上 5 寸，肚脐和剑突连线中点；主治腹痛，腹胀，呕吐，心痛，心悸，胸痛等。

幽门：位于上腹部，当脐中上 6 寸，前正中线左右旁开 0.5 寸；主治腹痛，呕吐，流口水，消化不良，腹泻，痢疾等。

俞府：锁骨下缘，前正中线旁开 2 寸；主治咳嗽，气喘，胸部闷痛。

▶ 手厥阴心包经

手厥阴心包经起于胸中，出来属于心包周围组织，向下通膈，从胸至腹依次联络上、中、下三焦。

胸部支脉：沿胸内从胁部出来，从腋下 3 寸处，上行至腋窝中，沿上臂内侧行于手太阴和手少阴经之间，进入手掌，沿着中指，出中指末端（中冲）。

掌中支脉：从掌中（劳宫）分出，沿无名指循行，出无名指末端（关冲），与手少阳三焦经相接。

主治：心痛，胸闷，心惊，心烦，癫狂，腋肿，掌心发热等。

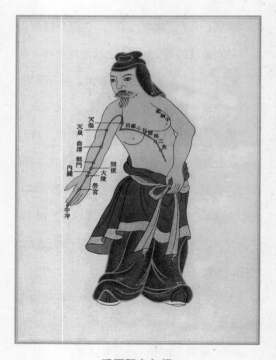

手厥阴心包经

天池：位于胸部，当第四肋间隙，乳头外侧1大拇指横宽处；主治胸闷，心烦，咳嗽，痰多，气喘，胸痛，腋下肿痛，瘰疬、疟疾，乳腺炎等。

曲泽：位于肘横纹上，大筋内侧凹陷处；主治心痛，心悸，热病，烦躁，胃痛呕吐，肘臂痛，手臂震颤，风湿性心脏病等。

郄门：位于腕横纹上5寸，前臂中央两旁筋之间；主治心慌，心悸，心胸疼痛，心烦，咳血，惊恐不安，失眠等。

间使：位于前臂掌侧，当曲泽穴与大陵穴的连线上，腕横纹上3寸，前臂正中两筋之间；主治心痛，心悸，胃痛，呕吐，热病，烦躁，疟疾，癫狂等。

内关：位于手臂的内侧中间，腕横纹上2寸，前臂正中两筋之间；主治感冒后的胸闷、胸胁痛，心烦，心悸，心绞痛，冠心病，风湿性心脏病，低血压，失眠等。

大陵：位于腕横纹的中点处，屈曲腕关节时，掌长肌腱与桡侧腕屈肌腱之间；主治心痛，嬉笑不止，癫狂，口臭，呕涎水，咳嗽，咳血等。

劳宫：位于手掌心，握拳屈指时中指尖处；主治中风昏迷，中暑，心痛，癫狂，痫证，口疮，口臭等。

中冲：位于中指端，距指甲角0.1寸处；主治中风急救，各种原因所致的休克，中暑，高热，小儿夜啼，心绞痛。

▶ 手少阳三焦经

手少阳三焦经起于无名指末端（关冲），上行于第四、五掌骨间，向上通过肘外，沿上臂外侧上肩部，与足少阳胆经交叉后，再向前进入缺盆部，分布于胸中，散络心包，通过膈肌，从胸至腹，属于上、中、下三焦。

胸中支脉：从胸向上出于缺盆部，向上通过后项连系于耳后，直上至额角，再下行经面颊部至眼下方。

耳部支脉：从耳后走入耳中，出来走向耳前，与前脉交叉于面颊部，到达外眼角与足少阳胆经相接。

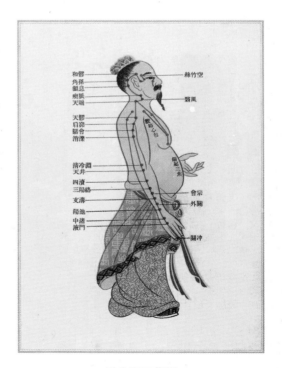

手少阳三焦经

主治：腹胀，遗尿，小便不利，耳聋，咽喉肿痛，目赤肿痛，肩臂肘部外侧痛等。

关冲：位于无名指外侧，距指甲角0.1寸处；主治各种原因所致的休克，咽喉炎，结膜炎，外感热痛，多种原因引起的头痛等。

液门：位于握拳时，第四、第五指之间，指掌关节前凹陷中；主治头痛，目赤，目昌，咽喉肿痛，疟疾等。

中渚：位于握拳时，第四、第五掌骨小头后缘之间凹陷中，液门穴后1寸；主治头痛，目赤，耳鸣，耳聋，咽喉肿痛，热病，手指不能屈伸。

外关：位于腕背横纹上2寸，手臂的外侧正中；主治手臂痛，腕关节损伤，腕关节下垂，失眠心慌，耳鸣耳聋，眼睛疼痛、疲劳等。

支沟：位于腕背横纹上3寸，桡骨与尺骨之间；主治习惯性便秘，呕吐泄泻，胁痛，经闭，产后血晕，产后乳汁分泌不足等。

三阳络：位于腕背横纹上4寸，尺骨与桡骨之间；主治耳聋，不能说话，牙齿或牙龈肿痛，手臂疼痛等。

角孙：位于耳尖直上与发际交点处；主治眼痛，牙痛，耳朵各种病症如耳朵鸣响、耳痛、中耳炎等，偏头痛，眩晕等。

翳风：位于耳垂后，乳突与下颌角之间凹陷处；主治耳聋，耳鸣，头痛，牙痛，腮腺炎，下颌关节炎，眼痛，面神经麻痹。

耳门：位于耳屏前方，张口时呈现凹陷处；主治耳鸣、耳聋、重听、中耳炎、外耳炎等所有耳朵疾病，是治疗耳朵疾病的最重要穴位之一。

耳和髎：位于耳根前1寸，平耳廓根的前方；主治耳鸣，开口困难，流涕，口渴，头痛颊肿，面瘫，耳炎，鼻炎等。

丝竹空：位于眉毛外侧的凹陷中；主治耀眼引起的头痛、眼睛充血、视力疲劳，睫毛倒立，偏头痛等。此穴还是眼睛美容的重要穴位之一。

▶ 足少阳胆经

足少阳胆经起始于外眼角，向上到额角返回下行至耳后，沿颈旁循行在手少阳前，交会于大椎穴再向前入缺盆部入胸过膈，联络肝脏，属于胆，沿胁肋部，出于腹股沟，经外阴毛际，横着进入髋关节部。

耳部支脉：从耳朵后边进入耳内，又从耳前出来，到外眼角后边，到眼睛下边后向下经颊部会合前脉于缺盆部。下行腋部和侧胸部，经季肋和前脉会于髋关节后，再向下沿大腿外侧，循行于足阳明和足太阴经之间，经腓骨前直下到外踝前，进入足第四趾外侧端。

足背部支脉：从足背部分出，进入大趾趾缝，沿第一、二跖骨之间，至大趾端与足厥阴肝经相接。

主治：口苦，目眩，疟疾，头痛，颌痛，缺盆部、腋下、胸胁、股及下肢外侧、足外侧痛等。

瞳子髎：位于外眼角外侧 0.5 寸处；主治头痛，头晕眼花，眼睛疲劳，眼睛痒，结膜充血等。此穴也是眼睛美容必不可少的穴位。

听会：位于耳屏切迹的前方，张口有凹陷处；主治耳聋，耳鸣，牙痛，口眼歪斜等。

率谷：位于耳廓尖上方，角孙穴之上，入发际 1.5 寸处；主治神经性头痛，神经性耳鸣，耳鸣，耳聋，结膜炎等。

阳白：位于眉毛中点上 1 寸；主治前额疼痛，脸部三叉神经痛；另外还可用于治疗耀眼，角膜浑浊，沙眼，夜盲症等。

头临泣：位于头部，当瞳孔直上入前发际 0.5 寸，于神庭穴与头维穴连线的中点处；主治头痛，角膜白斑，急慢性结膜炎，屈光不正，急性脑血管病等。

目窗：位于头部，前发际上 1.5 寸，临泣穴与风池穴的连线上；主治神经性头痛，眩晕，结膜炎，视力减退，牙痛，感冒等。

正营：位于前发际上 2.5 寸，临泣穴与风池穴的连线上；主治头痛，头晕，牙痛，视神经萎缩，恶心，呕吐等。

风池：位于项后，胸锁乳突肌与斜方肌上端之间的凹陷处；主治感冒，头晕，头痛，项强痛，眼病，鼻炎，耳聋，耳鸣，高血压，失眠，落枕，肩周炎，足跟痛，感冒等。

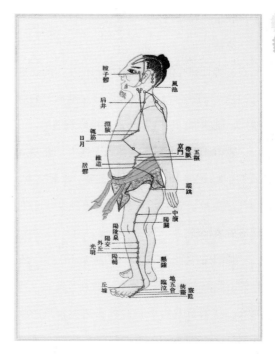

足少阳胆经

肩井：位于肩上，大椎穴与肩峰连线的中点上；主治颈椎病，头项强痛，肩周炎，肩膀疼痛、不能伸举，肩背部酸痛，难产，发烧，头痛等。

日月：位于乳头直下，第七、八肋间隙；主治胸部或者腹部灼热疼痛，胆囊炎，胆石症或黄疸等。

京门：位于第十二肋端；主治腹胀，肠鸣，泄泻，腰胁痛等。

带脉：位于侧腹部，第十一肋骨游离端下方的垂线与肚脐水平线的交点处；主治月经不调，白带异常，疝气，腰腹无力，胁疼痛等。

维道：位于侧腹部，当髂前上棘的前下方，五枢前下 0.5 寸；主治子宫内膜炎，附件炎，子宫脱垂，肠疝痛，习惯性便秘等。

环跳：位于侧卧屈股位，在股骨大转子最高点与骶骨裂孔的连线上 1/3 与中 1/3 的交点处；主治坐骨神经痛，下肢麻痹，脑血管病后遗症，腰腿痛，脚气，感冒，神经衰弱等。

风市：位于大腿外侧部的中线上，腘横纹上 7 寸处；主治下肢瘫痪，腰腿痛，膝关节炎，脚气，头痛，眩晕，股外侧皮神经炎，小儿麻痹后遗症等。

膝阳关：位于膝外侧，阳陵泉上 3 寸，股骨外上髁上方的凹陷处；主治膝关节炎，下肢瘫痪，膝关节及周围软组织疾患，脚气，股外侧皮神经麻痹，坐骨神经痛等。

阳陵泉：位于小腿外侧，腓骨小头前下方凹陷处；主治膝关节炎及周围软组织疾病，下肢瘫痪，肩周炎，落枕，腰扭伤，肝炎，胆结石，胆绞痛，胆道蛔虫症，习惯性便秘，高血压病，肋间神经痛等。

阳交：位于小腿外侧，当外踝尖上 7 寸，腓骨后缘；主治神经疼痛或麻痹，坐骨神经痛，癫痫，精神病等。

光明：位于小腿外侧，外踝尖上 5 寸，小腿外侧骨前缘；主治各种眼疾，如眼睛疲劳、红肿，沙眼，眼睛充血，视力下降，弱视等。

悬钟：位于小腿外侧，当外踝尖上 3 寸；主治坐骨神经痛，颈椎病，落枕，脑血管病，高血压，眩晕，耳鸣等。

丘墟：位于足外踝的前下方，当趾长伸肌腱的外侧凹陷处；主治踝关节及周围软组织疾病，腓肠肌痉挛，坐骨神经痛，肋间神经痛，胆囊炎，胆绞痛，腋下淋巴结炎等。

足临泣：位于足背外侧，第四、五趾骨结合部的前方凹陷中，当小趾伸肌腱的外侧；主治头痛，眩晕，月经不调，足跟痛，间歇热，呼吸困难等。

侠溪：位于足背外侧，第四、五趾缝间，当趾蹼缘的上方纹头处；主治下肢麻痹，坐骨神经痛，肋间神经痛，偏头痛，脑卒中，高血压，耳鸣，耳聋等。

足窍阴：位于第四趾外侧，0.1 寸；主治神经性头痛，神经衰弱，肋间神经痛，高血压，脑血管病后遗症，足踝肿痛等。

▶ 足厥阴肝经

足厥阴肝经起于足大趾上毫毛部（大敦），上沿足背内侧，离内踝 1 寸，上行离内踝 8 寸时，交出于足太阴脾经之后，上行沿股内侧，沿大腿绕阴部，到小腹部，循行于胃旁边，属于肝脏，络于胆，向上通过膈肌，分布于胁肋，沿喉咙后面，向上入鼻咽部，连接于眼球连系于脑的部位，向上从额部出来，与督脉交会于巅顶。

"目系"支脉：从眼部脉络向下通过面颊内侧，环绕唇内。

肝部支脉：从肝分出向上通过膈肌，向上

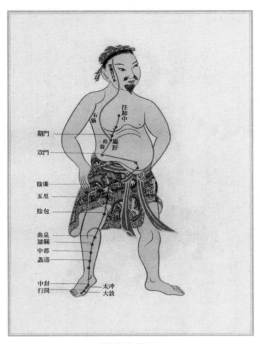

足厥阴肝经

流注于肺，与手太阴肺经相接。

主治：腰痛，胸满，呃逆，遗尿，小便不利，疝气，少腹肿等。

大敦：位于足大趾末节外侧，从拇趾甲外侧缘与基底部各作一线于交点处；主治疝气，少腹痛，睾丸炎，阴茎痛，功能性子宫出血，月经不调，脑血管病后遗症，胃脘痛，便秘等。

行间：位于第一、二趾间，趾蹼缘的后方赤白肉际处；主治中风，癫痫，头痛，目眩，目赤肿痛，视力下降，口歪，月经不调，痛经，胸胁肿痛等。

太冲：位于足背侧，足背第一、二跖骨之间，跖骨底结合部前方凹陷处；主治头痛，眩晕，高血压，失眠，肝炎，减少症，四肢关节酸痛等。

阴包：位于大腿内侧，股骨内上踝上4寸，即曲泉穴上4寸，股内肌与缝匠肌之间处；主治月经不调，盆腔炎，遗尿，小便不利，腰腿痛等。

曲泉：位于屈膝时，膝关节内侧横纹上方；主治小便不利，遗精，阴痒，膝痛等。

中都：位于内踝尖上7寸，小腿内侧胫骨内侧面的中央；主治胁痛，腹胀，月经不调，小腹隐隐作痛，崩漏，恶露不尽等。

蠡沟：位于内踝尖上5寸，小腿内侧中下1/3交界处，胫骨内侧面的中央；主治男子阳强不能松软，男子睾丸肿痛，性冷淡，小便不利，疝气，小腿酸痛等。

章门：位于第十一肋端，垂直接触腹部；主治消化不良，呕吐，胃下垂，胃痛，腹痛，肋间神经痛，背部僵硬，上下肢疲劳等。

期门：位于乳头正下方，第六肋间隙；主治女性月经不调，子宫内膜炎，腹痛，腹泻，恶心，呕吐，肝区疼痛，胆绞痛，脂肪肝等。

阴廉：位于大腿内侧，当气冲穴直下2寸，大腿根部，耻骨联合下方，长收肌的外缘；主治月经不调，赤白带下，下肢痉挛，阴肿，疝痛，少腹疼痛，腰腿痛等。

急脉：位于耻骨联合下缘，旁开2.5寸处；主治子宫脱垂，疝气，睾丸鞘膜积液，阴部肿痛。

手到病除

推拿按摩治百病

奇经八脉与常用穴位

奇经八脉与十二正经有着显著的不同，既不直属脏腑，又无表里配合关系，故称"奇经"，包括督脉、任脉、冲脉、带脉、阴维脉、阳维脉、阴跷脉、阳跷脉等。

督脉行于腰背正中，上至头面，与任脉、冲脉都起于胞中，同出会阴，称为"一源三岐"；任脉行于胸腹正中，上至颏部；冲脉与足少阴肾经相并上行，在口唇环绕；带脉起于胁下，在腰间环行一周；阴维脉起于小腿内侧，上行到咽喉处时与任脉会合；阳维脉起于足跗外侧，上行到项后与督脉会合；阴跷脉起于足跟内侧，随着足少阴等经上行，至内侧眼角时与阳跷脉会合；阳跷脉起于足跟外侧，随着足太阳等经上行，与阴跷脉会合于内侧眼角后，又沿着足太阳经上额，到达项后与足少阳经会合。

奇经八脉沟通了十二经脉之间的联系，对十二经气血有蓄积和渗灌的调节作用。在按摩学中有重大意义的冲、带、跷、维六脉腧穴，都寄附于十二经与任、督之中。由于督脉与任脉都有自己独立的腧穴，故与十二经合称为"十四经"。这十四条经脉具有自己独立的循行路线，是经络系统主要的组成部分，下面一些重要的腧穴是按摩者要熟记的。

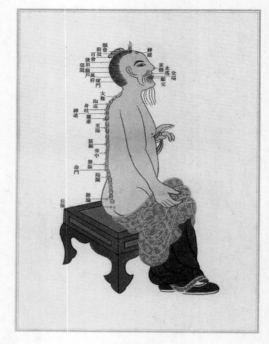

督脉

▶ 督脉

督脉的主干起于小腹部（相当于骨盆中央），分布于外阴部，在会阴部会合后，向后行于脊柱的内部，上达项后风府，进入脑内，再上至额顶，沿额下行到鼻柱。

主治：神志病，热病，腰骶、背、头项局部病变及相应的内脏疾病。

长强：位于尾骨尖下 0.5 寸，尾骨下端与肛门之间的中点凹陷处；主治痔疮，脱肛，腹泻，便秘，闭经等。

腰俞：位于骶部，当后正中线上，骶管裂孔中；主治腰脊疼痛，脱肛，便秘，尿血，月经不调，腰骶神经痛，过敏性结肠炎等。

腰阳关：位于腰部，第四腰椎棘突下（即两侧骼脊连线的中点）；主治腰部怕冷症，还可与督脉腧穴配合主治神志病症、热病及腰骶、背、头、颈局部疾病等。

命门：位于腰部，当后正中线上，第二腰椎棘突下凹陷中，与神阙前对应位；主治虚损腰痛，遗尿，泄泻，遗精，阳痿，早泄，月经不调，胃下垂，前列腺炎等。

至阳：位于背部，当后正中线上，第七胸椎棘突下缘凹陷处；主治银屑病、疔疮等皮肤病，打嗝，饱胀，消化不良症等。

灵台：位于背部，当后正中线上，第六胸椎棘突下凹陷处；主治气喘，咳嗽，背痛，项强，疔疮，肺炎，支气管炎，疟疾等。

身柱：在背部，当后正中线上，第三胸椎棘突下凹陷处；主治腰脊强痛，喘息，身热，癫狂，小儿风痫，支气管哮喘，神经衰弱，癔病等。

大椎：位于颈椎根部，第七颈椎棘突下缘凹陷处；主治风湿发热，感冒发热，怕冷，鼻塞，咳嗽，颈痛，痤疮，预防疟疾、痢疾等。

哑门：位于项部，头稍前倾，当后发际正中直上 0.5 寸，第一颈椎下；主治舌强不语，暴瘖，颈项强急，脊强反折，脑性瘫痪，舌骨肌麻痹，脑膜炎，脊髓炎等。

风府：位于头枕部后发际正中直上 1 寸；主治因感冒引起的头痛，头重，全身疲劳，打喷嚏，流鼻水，鼻塞，发烧怕冷等。

强间：位于头部，在后发际中点上 4 寸；主治头痛，目眩，颈项强直，心烦，失眠，癫狂，脑膜炎等。

百会：位于耳尖直上连线的中点处，头项后发际正中直上 5 寸；主治很多病症，如高血压引起的头痛头晕，起立性眩晕，晕车，醉酒，眼睛疲劳，鼻塞，耳朵鸣响，预防脱发等。

上星：位于前发际正中直上 1 寸；主治头痛，眩晕，目赤肿痛，迎风流泪，面赤肿，鼻渊，鼻出血，鼻痔，小儿惊风，疟疾，热病等。

神庭：位于前发际正中直上 1 小指宽处；主治慢性鼻炎，鼻肿流脓，头痛，眩晕等。

素髎：位于鼻尖的正中央；主治鼻塞，鼻出血，鼻流清涕，鼻中肉，酒鼻，惊厥，昏迷，新生儿窒息等。

水沟：位于人中沟的上 1/3 与中 1/3 交界处；主治突然晕倒，心绞痛，剧烈腰背痛，呼吸困难等。

兑端：位于上唇的尖端，人中沟下端的红唇与皮肤移行处；主治口歪唇紧，齿龈痛，口臭，鼻塞，消渴，昏烦，面神经麻痹，糖尿病等。

▶ 任脉

任脉起始于中极下会阴部，向上行于阴毛部，下出会阴部，沿腹里上达关元穴，向上经前正中线到达咽喉部，再向上到下颌、口旁，沿面部入目。

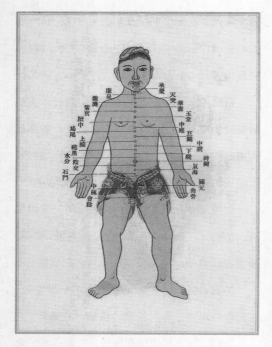

任脉

主治：腹、胸、颈、头面的局部病症及相应的内脏器官疾病，少数穴位有强壮作用或可治神志病。

会阴：位于会阴部，男性在阴囊根部与肛门连线的中点，女性当大阴唇后联合与肛门连线的中点；主治阴痒，阴痛，阴部汗湿，阴门肿痛，小便难，大便秘结，闭经，溺水窒息，产后昏迷不醒，癫狂，阴道炎，睾丸炎，阴囊炎等。

曲骨：位于腹部中线，耻骨联合上缘的中点处；主治赤白带下，小便淋沥，遗尿，遗精，阳痿，阴囊湿疹，五脏虚弱，产后子宫收缩不全，子宫内膜炎等。

中极：位于下腹部（仰卧位），前正中线

上，当脐下 4 寸；主治尿血，小便不通，带下病，闭经，月经来潮前小腹冷痛，滑精，阳痿，膀胱炎，尿道炎等。

关元：位于脐下 3 寸；主治范围广泛，包括胃肠道障碍，精力减退，过胖或过瘦，高血压，失眠，尿次数增多，下腹部胀满，下肢虚冷，女性痛经，闭经，月经不调等。

石门：位于下腹部，前正中线上，当脐中下 2 寸，仰卧取穴；主治小便不利，小腹绞痛，阴囊入小腹，气淋，血淋，产后恶露不止，肠炎，子宫内膜炎等。

气海：位于肚脐直下约 1.5 寸；主治腹痛，腹胀，消化不良，烦躁症、抑郁，阳痿，早泄，月经不调，痛经，闭经，不育不孕等病症。

阴交：位于下腹部，前正中线上，当脐中下 1 寸；主治腹痛，小便不利，泄泻，疝气，血崩，恶露不止，鼻出血，肠炎，子宫内膜炎等。

神阙：位于肚脐中央；主治全身水肿，肠鸣响，腹痛，腹泻，脱肛等。

水分：位于肚脐直上 1 寸；主治肠鸣腹痛，腹胀，排尿困难，水样腹泻，浮肿，胃下垂，排尿困难等。

下脘：位于肚脐往上 2 寸；主治腹部硬胀，呕逆，腹泻，虚肿，渐消瘦，胃炎，胃溃疡，胃痉挛，胃扩张，肠炎等。

建里：位于上腹部，前正中线上，当脐中上 3 寸；主治胃痛，腹痛，腹胀，呕逆，身肿，胃下垂，胃溃疡等。

中脘：位于上腹部，胸骨下端和肚脐连接线中点处；主治消化系统所有的疾病，如胃痛，胃痉挛，胃溃疡，胃炎，胃酸过多，胃松弛，胃下垂等。

上脘：位于上腹部，前正中线上，当脐中上5寸；主治反胃，呕吐，胃痛，腹胀，腹痛，黄疸，胃炎，胃扩张，膈肌痉挛，肠炎等。

巨阙：位于脐上6寸；主治心悸心慌，心痛，胸部闷痛，胃肠道不适，胃酸分泌过多，恶心，呕吐等。

鸠尾：位于脐上7寸；主治头痛，偏头痛，咽喉痛，神经衰弱，癫痫，食欲减退，胃肠不适，打嗝，失眠等病症。

膻中：位于两乳头之间，胸骨中线上，平第四肋间隙；主治气短，咳喘，肋间神经痛，心胸痛，心绞痛，心悸，支气管炎等。

华盖：位于胸部，膻中穴上4.8寸，胸骨中线上；主治咳嗽，气喘，胸痛，支气管哮喘，支气管炎，胸膜炎，扁桃体炎等。

璇玑：位于胸骨中线上，胸骨上窝中央下1寸；主治咳嗽，气喘，气管炎，胸膜炎，胃痉挛，扁桃体炎，喉炎，气管炎，胸膜炎等。

天突：位于颈部，胸骨上窝正中；主治喉咙疼痛，喉咙干涩、麻痹、沙哑、吞咽食物困难，呼吸困难等。

廉泉：位于颈部，当前正中线上，喉结上方，舌骨上缘凹陷处；主治舌下肿痛，舌根缩急，舌纵涎出，口舌生疮，舌炎，舌根部肌肉萎缩。

承浆：位于下嘴唇和下巴尖的正中凹陷处；主治中风后的嘴歪，三叉神经痛，牙痛，面神经麻痹，说话困难等。

常用经外奇穴

经外奇穴是在十四经穴之外具有固定名称、位置和主治作用的腧穴，又称奇穴。经外奇穴分布虽然比较分散，但仍与经络有密切联系。

四神聪：位于头顶部百会前后左右各1寸处，共4个穴位；主治头痛，眩晕，失眠，健忘，癫痫，精神病，脑血管病后遗症，脑发育不全等。

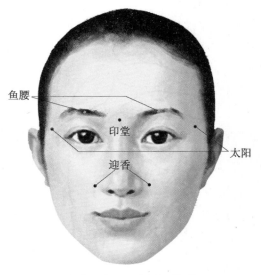

印堂、太阳、鱼腰、迎香

印堂：位于前额部，当两眉头间连线与前正中线之交点处；主治头痛，头晕，鼻炎，目赤肿痛，三叉神经痛等。

鱼腰：位于瞳孔直上，眉毛中；主治目赤肿痛，眼睑下垂，近视，急性结膜炎，面神经麻痹，三叉神经痛等。

太阳：位于颞部，当眉梢与眼睛外眶之间，向后约一横指的凹陷处；主治头痛，神经血管性头痛，三叉神经痛，目赤肿痛，视神经萎缩等。

上迎香（鼻通）：位于面部，当鼻翼软骨与鼻甲的交界处，近处鼻唇沟上端处；主治鼻炎，鼻窦炎，过敏性鼻炎，头痛等。

定喘：位于背部，第七颈椎棘突下大椎穴，旁开 0.5 寸；主治支气管炎，支气管哮喘，百日咳，肩关节软组织损伤，落枕等。

十宣：位于手十指尖端，距指甲 0.1 寸，左右手各 5 穴；主治昏迷，癫痫，高热，咽喉

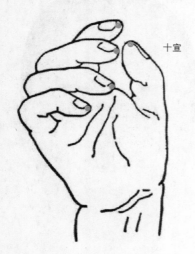

十宣

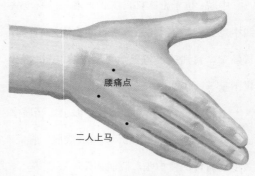

二人上马、腰痛点

肿痛等。

十王：位于手十指背侧，距爪甲后中点 0.1 寸处；主治猝死，中暑，霍乱等。

端正：位于中指掌侧，第一、二节指骨横纹之中点，左右手各 1 穴；主治小儿消化不良等。

二人上马：位于手背，第五掌骨小头后方，或对远侧掌横纹，直对小指，左右手各 1 穴；主治泌尿系统感染等。

四缝：位于手掌部，第二、三、四、五近侧指节横纹中点，左右手各 4 穴；主治小儿疳积，腹胀，腹泻，小儿百日咳，遗尿等。

腰痛点：位于手背，第二、三掌骨及第四、五掌骨之间，腕横纹与掌指关节中点处一侧，两个穴位；主治急性腰扭伤等。

腰眼：位于腰部，第四腰椎棘突下，与腰阳关穴相平左右各旁开 3.5 寸处；主治腰痛，腹痛，尿频，遗尿，消渴等。

高血压点：位于脚的大拇指趾根上，最粗横纹的中间处；主治高血压。

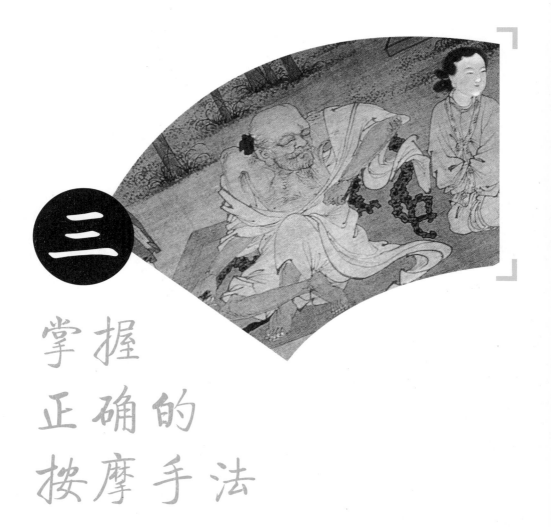

三

掌握
正确的
按摩手法

在按摩前，要娴熟地掌握人体的结构，才能让神奇的按摩手法发挥其作用，起到事半功倍的效果。人体以直立、上肢下垂、手掌向前的姿势为标准，不同的部位有不同的标准，有前后、上下、左右等方位之分；有背侧、腹侧、颅侧以及尾侧等角度之分；四肢部则有近侧、远侧、掌侧、背侧、尺侧、桡侧等区别。在区分左右两个结构时，要以躯干为正中线，分内侧和外侧；对于四肢，则以该肢体本身的中轴为标准。

娴熟地掌握了人体的结构及常用穴位的分布后，就要用特定的手法来作用于某些部位，达到防病、治病、保健的目的。"手法"名称的来源为：由于在按摩时主要以手着力，故统称为"手"；"法"是一种技巧，来源于日常生活，而又迥异于日常生活，特指用特定的技巧来治病、防病、保健的医疗手段。

奇妙的按摩手法

按摩手法错综复杂，不同的部位、不同的疾病相应有不同的按摩手法，为了达到深透和渗透的目的，按摩手法都要求做到持久、有力、均匀、柔和的原则。

"持久"就是指按手法的要求作用一段时间；"有力"就是要达到一定的力度，根据患者的体质、病情选择力量的大小，力量大时可达肌肉、骨骼，力量小时仅达到皮肤和皮下；"均匀"就是指手法的力量、速度及操作幅度要均匀，用力不可时轻时重，速度不能时快时慢，幅度不要时大时小，在操作时，要逐渐地、均匀地改变力量、速度及幅度；"柔和"就是指手法要轻柔缓和，做到轻而不浮，重而不滞，松而不懈，紧而不僵。

"深透"就是指每个手法应用完后，会使相应的组织得到充分的放松；"渗透"是指一些手法产生的效果，会从浅层组织渗透到深层组织。

熟练地掌握每个手法的操作、动作要领、作用及作用层次、手法的特点等，是防病、治病、保健的关键。因此，在学习按摩时，要深刻体会，细心揣摩练习，逐渐由生到熟，由熟到巧，最终达到得心应手地运用的目的。

▶ 手法的影响因素

按摩在实际操作中会受到多种因素的影响，能直接导致出现不同的治疗效果。

手法的性质是至关重要的，如果肢体的功能受限，要采用具有活血祛淤、消除肿胀作用的手法；如果肌肉痉挛，要采用舒筋通络作用的手法；如果解剖关系出现紊乱，要采用具有理筋整复作用的手法。

手法的刺激量在按摩治疗疾病时，也是一个重要的影响因素，涉及到手法的力量、施用的时间、两次治疗的间隔时间及需要几个疗程等。

治疗部位的特异性能直接决定疾病的疗效，一个穴位或部位能治疗哪种病，就说这个穴位或部位对这个病具有特异性。

手法的性质、手法的刺激量与治疗部位的特异性在疗病时，是相互关联相互促进的，只有三点都施用正确，才能最快地达到良好的疗效。运用正确的手法按摩可以达到缓解肌肉痉挛、放松止痛、活血祛淤、消除肿胀、温通经络、疏通狭窄、分解粘连、滑利关节、整复错位等。

▶ 指压穴位的作用

准确地找到了穴位，就要巧用自己的一双手，达到自我治病的目的。只有掌握好正确的用力技巧，均匀、有力、柔和而协调地按压一个穴位时，才能够发挥它的治疗作用。指压的力量感觉到酸、麻、胀、痛为最好，具有提高机体的免疫能力，疏通经络，改善血液循环，调整人体各个器官的功能等作用。常用的手法主要有：拇指由于用力大，适用于按压肌肉较厚部位的穴位；食指、中指按压肉较薄的部位；手的指面或手掌面，一般适合于推擦肌肉较薄弱的部位。

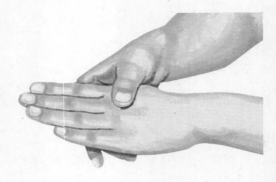

找到穴位后，要均匀、有力、柔和而协调地施力按压

人体在正常的生理情况下，神经的兴奋与抑制是相对平衡的，外界环境对人体的影响可以说是无时不有，无孔不入。如果机体在正常的情况下，因外界环境的刺激而产生的精神活动，不会产生疾病。如果神经系统功能发生紊乱，就会导致疾病的发生。指压法就是通过反射的形式来调节神经系统，使机体的功能处于平衡状态，用力大、动作频率快的手法能够使神经兴奋，用力小、动作慢的手法则会使神经受到抑制。比如：当按压百会、风池、太阳、神门、涌泉等穴出现酸、胀、痛的感觉时，就会使大脑皮层的功能得到调节，而有利于睡眠。

循环系统的主要功能是保证全身各组织和器官的正常机能和新陈代谢的进行，就像江河一样奔流不息循环往复，维持着人的生命。当机体的某个部位出现不适或疼痛时，用手法去按压局部的压痛点及附近的部位，随着时间的推移就会迅速减轻疼痛，以至痊愈，这是通过疏通经络而改善了局部的血液循环的结果，说明了"通则不痛，痛则不通"的道理。比如：按压关节周围的穴位，就可以改善局部的血液循环，促进组织间的新陈代谢，加速软组织和关节功能的恢复。

纵横交错、网布全身的经络，是人体气血运行的通路，如果经络阻塞不通就会发生疾病。指压法就是通过对特定穴位的按压，作用于经络，既疏散了邪气，又调整了脏腑功能，使闭塞的经络重新得到自我调整。经气的运行就是经络传导作用的结果，如果特定的穴位出现了酸、麻、胀、痛等感觉，就说明经络的功能得到了疏通，从而达到治疗疾病的目的。

指压法还可以正气压邪气，达到增强身体的抗病能力的目的。在指压时，白细胞与红细胞会明显地增加，白细胞中淋巴细胞的比例升高，吞噬能力也有所增强，从而达到增强健康的目的。

指压法简便而富于实效，可以随时随地

进行，适用于个人的疗病与保健。需要注意的是，指压法并不是万能的，有些病会适得其反，如各种恶性肿瘤、骨折、脱位、烧伤、烫伤的局部组织，各种传染病，溃疡病穿孔，严重的心脏病以及肝脏病等。因此，在患病后，要详细地分清适应症与禁忌症，按病情需要进行正确的治疗。

▶ 运用手法的原则

按摩能否取得良好的效果，关键的要素是手法的运用。手法就是用手或肢体的某些部位，按一定的动作技巧作用于特定部位的方法。手法的性质是至关重要的，如果肢体的功能受限，要根据不同的情况进行按摩，因此，手法的性质、手法的刺激量与按摩的部位，是相互关联相互促进的，只有三点都施用正确，才能最快地达到保健的目的。

保健按摩的手法与常见病、亚健康的按摩要求是一致的，要求保有持久、有力、均匀、柔和的原则，才能达到深透和渗透的目的。"持久"就是指手法要按要求作用一段时间；"有力"就是要达到一定的力度，在用力时应根据体质选择适当的力量；"均匀"就是指手法的力量、速度及操作幅度要均匀，力量不可时轻时重，速度不可时快时慢，幅度不可大时小，在操作时，要逐渐地、均匀地改变力量、速度及幅度；"柔和"就是指手法要轻

柔缓和，不使用蛮力、暴力，做到轻而不浮，重而不滞，松而不懈，紧而不僵。

"深透"就是指每个手法应用完后，均能使该部位的浅层组织和深层组织得到充分放松；"渗透"是指一些手法产生的效果会从浅层组织渗透到深层组织，如使用摩法产生的热逐渐渗透到深层组织，称之为"透热"。

手法是保健按摩达到理想效果的关键，因此，要熟练地掌握每个手法的操作、动作要领、作用及作用层次、手法的特点等，就

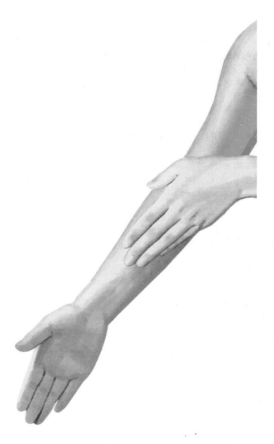

使用掌摩法产生的热渗透到深层组织

显得非常重要。因此，在学习按摩时，要深刻体会，细心揣摩练习，达到由生到熟、熟能生巧、得心应手地运用。

在按摩前 2 分钟，要全身放松，想一些轻松愉快的事情。按压时用力要适当，以酸、麻、胀、痛为宜，用力过大会容易产生疲劳，过小则达不到治疗目的。在对症治疗时，可配合相应的治疗方法灵活地进行，如失眠，除按压规定的穴位外，还可进行脚部的按压。

在穴位按压时，要注意对顺时针和逆时针方向的把握。男人顺时针方向按压为泻，逆时针方向按压为补；女人顺时针方向为补，逆时针方向为泻。准确地把握好泻与补的关系，才能达到阴阳平衡协调。

按摩还要把握以近带远、刚柔相济与整体用力的原则。具体做法是：在用力时，要以近端带动远端；手法要刚中有柔、柔中有刚，达到刚柔相济的目的，应以刚为主时则刚，应以柔为主时则柔；在施用手法时，身体各部位协同运动与发力，方法是起于根（足或丹田），顺于中（下肢、腰、上肢），发于梢（掌、指）。

▶ 按摩手法的补泻

《黄帝内经》载："盛则泄之，虚则补之，热则疾之，寒则留之，陷下则灸之，不盛不虚以经取之"，明确地阐明了补与泻的原理。

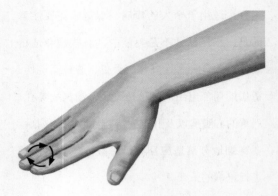

补、泻法的方向依性别而正好相反

按摩可以补泻虚实，疏通人体的气血，达到愈病、保健、强身的目的，常用的补泻手法有轻重补泻法、左右旋转补泻法、迎随补泻法与平补平泻法等。

轻重补泻法：补法应柔和、轻快、时间短促，是一种较轻刺激的按摩手法，可疏通气血，扶正补虚；泻法重而强，用力由轻入重，作用时间长，是一种较重刺激的按摩手法，可疏散凝滞结聚，开导闭塞肿胀，减轻疼痛。

左右旋转补泻法：在按摩某一被按摩的部位或穴位时，以中指、食指、拇指或用大鱼际按住顺时针旋转（向右旋转）为补，如用拇指、中指并按两穴，或用食指、中指和无名指并按三穴，顺时针旋转（向右旋转）也为补法；在按摩某一被按摩的部位或穴位时，以中指或食指按住并逆时针旋转（向左旋转）为泻，如用拇指、中指并按两穴，或以食指、中指和无名指并按三穴，逆时针旋转（向左旋转）也为泻法。

迎随补泻法：在需要通而补的时候，应顺着经脉的走向施以推法、揉法，以便使气血通畅，让虚弱的组织器官恢复正常的机能活动，这是一种补虚的手法；如果需要行而泻的时候，应按经脉的反方向进行按摩，如在与疾病有关的经脉上段，逆着经脉的方向，在经穴上进行长时间的重手法按摩，从而使病势在经脉上恢复平衡，达到痊愈的目的。

平补平泻法（调法）：平补平泻手法就是指在按摩时，以一中指或拇指按住某一被按摩部位或穴位，逆时针旋转半圈，顺时针旋转半圈，往返旋转；或用拇指、中指并按两穴，或以食、中、无名指并按三穴，逆时针旋转半圈，顺时针旋转半圈，往返旋转；或用手指平放在穴位上左右旋转捻动，或五个手指并拢用指腹左右旋转捻动，以便起到活血调气的作用。躯干、四肢需要通行经络时，应先顺经推或顺经按摩，再逆经推或逆经按摩，往返推送按摩即可。

▶ 按摩手法的分类

按摩在手法运用中至关重要，经过历代医家的不断发展与完善，积累了丰富的经验。尽管手法五花八门，但其原理和目的是一致的。各种手法在疗病的过程中相辅相成，互相联合运用，对提高疗效有很大的作用。如摩揉法就是先以摩法为主，然后再逐渐结合

进揉动，直到后期以揉法为主。按揉法则是用手指先垂直施点或按法，等达到了一个深度，再进行揉动。

在运用手法时，要严格掌握手法的适应症及禁忌症，根据疾病的类型、部位，以及患者身体的强弱来选择，如果手法运用得不恰当，有时会取得相反的效果，不但达不到治疗目的，还可能加重病情。如果手法运用得恰当了，会很快促进血液循环、消肿止痛、调和气血、减轻或解除肌肉痉挛、增强新陈代谢等，使机体经常处于一种健康的状态之中。

按法类：用手指或掌面等按压在相应的部位上，逐渐用力下压，使其达到疗病与保健的目的。这种手法较为简单，便于掌握，应用的范围也非常广泛，有很好的疗效。此类手法可细分为掌按法、指按法、拳顶法和戳按法等。

摩法类：用手掌或手指对需要作用的部位进行抚摩，这是一种比较轻柔的手法，对于放松肌肉，消除疲劳有较好的疗效。此类手法包括揉捻法、搓法、散法等。

推法类：用手指或手掌着力于人体一定的部位，手掌紧贴肢体的皮肤，由肢体近端向手掌紧贴皮肤，稍用力做单方向的直线运动。此类手法包括持法、顺法和指推法等，主要用于四肢躯干。

拿法类：用拇指与其他各指相对拿捏机体的某一部位，常配合其他手法应用于颈项、

四肢等部位，具有疏通经络，镇静止痛，开窍提神等作用，运用非常广泛。此类手法包括拿法、捏法、弹筋法、归合法等。

滚法类：此法可分为直滚法与侧滚法等。直滚法是指手握空拳，用食、中、无名、小指的第一指间关节凸起的部位，在机体的作用部位做均匀的前后往返摆动，用于四肢及腰背肌肉丰厚的部位；侧滚法就是用手背近小指侧部分附于治疗部位上，通过腕关节屈伸外旋的连续往返活动，使之产生滚动的力，达到疗病的目的，具有舒筋和血、滑利关节、缓解肌肉、韧带痉挛、促进血液循环及消除肌肉疲劳等作用。

摇法类：以关节为轴，用单手或双手拿住肢体远端，使肢体做被动的回旋环转运动。此法常与其他手法配合使用，分颈部摇法、腰部摇法、肩部摇法与肘部摇法等。可用于全身各部位的关节，是治疗筋伤的常用手法之一。

▶ 小儿的按摩手法

小儿按摩学是按摩学的重要组成部分，给宝宝按摩可以随时随地，既不需要复杂的设备，不用打针吃药，易为患儿所接受，不但能治疗许多儿科疾病，而且还有预防保健的作用。由于小儿具有脏腑娇嫩、形气未充、生机蓬勃、发育迅速的生理特点，因此，在按摩手法、按摩用穴、按摩宜忌、适应病症上等都与成人有很大的差别。

小儿按摩的手法要求轻快、柔和、平稳着实，从而达到深透的目的。均匀就是动作要有节律性，不能时快时慢，用力要轻重得当；柔和就是指手法用力要灵活，缓和；平稳着实就是要求手法轻而不浮，重而不滞。只有通过为孩子均匀、柔和、平稳着实的按摩，才能达到祛病保健的效果，才能让孩子健康地成长。

为孩子按摩要注意以下几个特点：推法、揉法的次数较多，摩法的时间较长，掐法则要重快少；要与穴位结合在一起，掐拿捏等重手法多在最后使用；为提高按摩的疗效，要经常使用一些如姜汁、滑石粉等介质来滑润皮肤；按摩的穴位有点状、线状、面状等，穴位一般不分男女，但习惯上推拿左手；孩子按摩的操作顺序依次是头面、上肢、胸腹腰背与下肢。

常用的按摩手法

按摩是一门讲究技巧的技术，技巧的优劣直接影响到治疗效果。按摩必须要用"力"，"力"的运用必须与手法技巧完美地结合在一起，使手法既有力又柔和，即柔中有刚，刚中有柔，刚柔相济。掌握了按摩的力量与技巧，就能使手法技术得到充分发挥，运用起来得心应手，从而达到用美妙的手法疗病与保健的作用。

▶ 点法

用拇指或中指指端，或小指外侧尖端加无名指、拇指固定，或屈拇指指关节、食指近端指关节等部位点压作用部位，常与按法、揉法配合运用。这种方法一般用于骨缝处的穴区和要求力度大而区域较小的部位。在点穴位或反应区时，力量由轻到重，以稍感酸、麻、胀、重等感觉为度，每次 3 秒钟，松开后再点，反复进行。

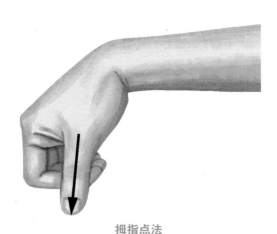

拇指点法

▶ 按法

用拇指指尖或指腹垂直按压体表一定的部位或穴位，逐渐用力，常与点法、揉法配合运用。按法是一种诱导的手法，适用于全身各部位。操作时要间断而缓慢地着力，使刺激充分到达肌肉组织的深层，患者有酸、麻、胀、重等感觉，不要滑动。间断按压，压而不动，提时要轻缓。按法有通经活络、开塞通闭、祛寒止痛的作用，常用于心绞痛、脘痛、腹痛、筋骨劳损等症。

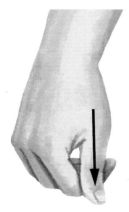

拇指按法

▶ 揉法

用手指或手掌贴在皮肤等有关部位、压痛点或穴位处不移开，顺时针或逆时针方向

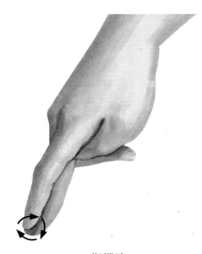

指揉法

绕着圈儿揉，常与点法、按法配合使用。一般用于头面部及四肢穴位，操作时用力轻揉动作连续而有规律，着力时由小渐大，再由大渐小，均匀持续地回旋，持续的时间要长一些。揉法有宽胸理气、祛风除湿、活血祛淤、消肿止痛等作用。

▶ 推法

用指掌、掌根、单指、多指及大小鱼际侧，紧贴于一定部位，向上或向两边推挤肌肉。用力须均匀适中，做直线或沿肌肉结构走向推之，可在人体各部使用。在操作时，要求指掌紧贴体表，用力稳健，速度缓慢均匀。推法有疏经活络、消积导滞、消除散结、消肿活血等作用，常用于头面部及肢体其他部位。

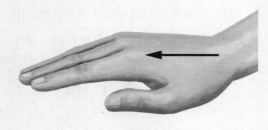

推法

▶ 掐法

用拇指顶端甲端重按穴位，或以拇指与其余四指顶端甲缘相对一上一下重按穴位，或两手指同时用力抠掐，又不刺破皮肤的手法。在操作时，要用力在穴位或反射区上重按而掐之，时间要短，防止掐破皮肤，以免

造成不必要的误伤，为增进疗效，缓解疼痛掐后再轻揉一会。

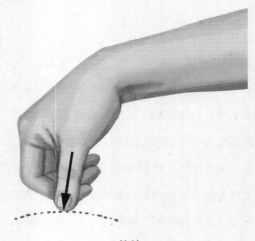

掐法

▶ 捻法

用拇指、食指或中指末端捏住施治的部位，左右或上下或前后的旋转捻动。操作时要强调频率与速度，要做到轻而不浮，重而

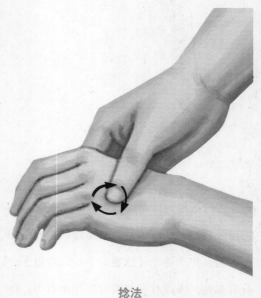

捻法

不滞。此法常配合其他手法使用，具有滑利关节、畅通气血、消肿止痛的作用，一般适用于四肢小关节。

▶ 摩法

摩法是最早应用于按摩治疗的手法之一，用食、中、无名指或手掌面附在体表一定部位做环形而有节律的抚摸。操作时，要求动作轻柔，并保持持续状态，环绕范围可自中心向周围逐渐放大，然后再回收。此法有健脾和胃、理气和中、调运气血等作用，常用于脘腹冷痛、食积、胀痛、原心痛、肺气肿等症。

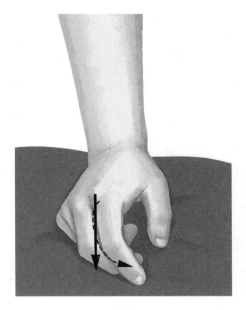

滚法

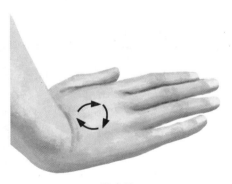

掌摩法

▶ 滚法

滚法分为侧掌滚法和握拳滚法。侧掌滚法指通过腕关节的屈伸、外旋的连续活动，使产生的力持续作用于治疗部位上；握拳滚法是指用手背小指侧部分或小指、无名指、中指的掌指关节着力，附着于一定部位或穴位上进行滚动。滚法压力与刺激量较大，多适用于颈项肩背部、腰臀部、四肢关节和肌肉丰满的部位。此法有舒筋活络、滑利关节、改善气血运行、缓解肌肉与韧带痉挛、促进血液循环以及消除肌肉疲劳等作用，常用于风湿疼痛、肢体瘫痪、运动功能障碍等症。

▶ 拿法

大拇指与食指、中指指端对拿于作用部位上，做对称用力、一松一紧的拿按。此法有疏通经络、调和阴阳、祛风散寒、泻热止痛等作用，常用于四肢内、外侧有穴位相对的部位上（如拿阴陵泉、阳陵泉等）。

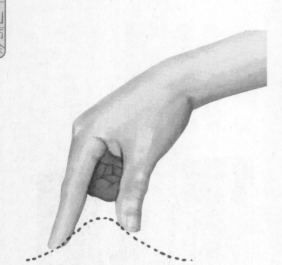

指拿法

▶ 搓擦法

　　将两手的手掌与手掌、手掌与手背、手背与手背上下左右快速搓动，达到温热感觉，然后两手相合，着力于一定部位上，沿直线做上下或来回搓擦。操作时，要做到着力不滞，迅速往复，并出现温热感为佳，一般速度每分钟 100—120 次，不能硬用压力，以免损伤皮肤。此法有益气养血、活血通络、祛风除湿、温经散寒等作用，适用于胸腹、腰背、四肢等部位。

▶ 摇转法

　　使手部指关节、手腕关节做被动匀称的环形动作。适用部位一般是手部指节、手腕部关节。操作时，需双手同时操作，一手固定，一手操作；切忌突然单向用力，防止损伤关节。

▶ 拔伸法

　　在手指关节的上、下端，沿肢体纵轴方向，用力做相反方向的牵拉、牵引动作，从而使关节间隙增大。适用部位一般用一手指指关节、掌节关节及腕关节、手部关节。操作时，两手要用力适度，动作灵活轻松，并要求沿关节连接沿纵轴方向操作，以免损伤关节或拉伤韧带。

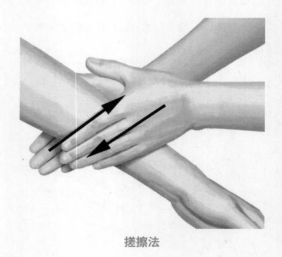

搓擦法

▶ 拍击法

　　用虚掌拍打身体表面的方法称为拍法，用虚拳、掌根、掌侧、小鱼际扣击患者身体表面称为击法，两者合而为一称拍击法。此法适用于肌肉丰厚的部位，如臀部、大腿和腰骶部。

自我按摩——做自己的身体按摩师

自我保健按摩就是指在掌握一定的按摩知识后，可以不分时间与地点，在自己机体的适当部位进行操作，刺激的信息通过脉络对人体的神经体液调整功能施以影响，有平衡阴阳、调节气血的功能，并可通过经络穴位效应达到保健作用，从而达到消除疲劳、增强体质、健美防衰、延年益寿的目的。

自学保健按摩知识，进行自我保健按摩是提高自己生命质量的最好选择。保健按摩的手法很多，运用灵活，动作轻柔，便于操作，适用范围非常广泛，不论是男女老幼、体质强弱、有无病症，均可采用不同的施术手法来进行保健按摩。随着人们精神与生活水平的不断提高，保健按摩会得到越来越多人的青睐，成为人们日常生活的重要组成部分，成为保护与美化身心健康的一道最为美好的屏障。

▶ 头面部自我按摩

头面部位于人体的最上部，是人体最为重要的组成部分。在头部分布的腧位、经外奇穴、特定穴和反射区有近200个，这些密如蛛网的穴位反映着头部与身体健康的密切联系，头部按摩就是在长期实践中通过反复摸索、验证、总结所创立的一门独特的治疗方法。头部自我保健按摩就是通过各种特定的手法调整人体气血，达到阴阳平衡而起到预防治疗与保健作用，具有通俗易懂、简便易学、见效迅速、疗效持久及没有任何副作用的特点。以下是头面部常用的保健手法，有开窍醒脑、镇静安神、止痛明目、养颜护肤等作用。

按揉诸穴：在4分钟内，用食指与中指指端分别点揉攒竹、睛明、迎香、太阳、四白、下关、颊车30次，力度可稍重，以局部有酸胀感为宜。

抹开天门：位于印堂至神庭之间，呈一直线，亦称天门。在1分钟内，用食指与中指伸直并拢，从印堂一直抹到神庭，两手交替进行60—80次，力度轻柔，以酸胀为宜。

分推前额：在1分钟内，用两手食指、中指、小指与无名指从前额中线向两旁至太阳反复推动30—50次，力度可稍重，以酸胀为宜。

通利鼻窍：在1分钟内，以两手的食指与中指两指置于鼻的两侧，快速推动60—80次，以鼻部发热为宜。

掌摩熨目：两掌互相搓热后，将两手掌心放置于两眼之上，使眼部有温热舒适感为宜，可反复3—5次，如果在手法结束后，能用手指轻轻按压眼球片刻，效果会更好。

浴面养颜：在2分钟内，用两手轻轻地依口角、鼻旁、前额、太阳、面颊、口角的顺序，做洗脸的动作，可反复操作 10 次左右。

揉捻双耳：在 1 分钟内，用两手的拇指和食指从上而下揉捻耳廓 20—30 次，以耳部发红、发热、有微痛感为宜。

双鸣天鼓：将两掌心按于耳部，两手手指置于后枕部，两掌心用力按压耳部，再用四指轻叩后枕部或食指轻叩两侧风池穴 5 秒钟左右，然后两手放松片刻，再重复上面动作，可反复操作 5—10 次。

梳头栉发：在 5 分钟内，双手十指微屈，以指端或指腹从前发际向后发际做梳理头发的动作，可反复操作多次。

叩齿固肾：在 2 分钟内，口微闭，上下牙齿轻叩 30—50 次，以达到健齿固肾的作用。

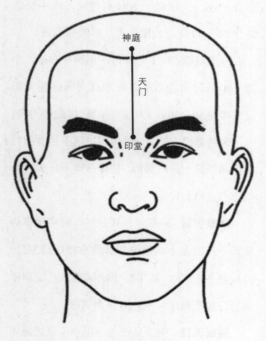

天门

搅海吞津：在 1 分钟内，用舌在内外牙龈处搅动 30—50 次，并将产生的唾液分咽下。

运目养神：在 1 分钟内，两眼微闭，眼球顺时针或逆时针转动 20—30 次，然后闭目休息片刻，再睁眼向远处眺望。

▶ **颈项腰腹部自我按摩**

颈项腰腹部的保健按摩虽没有头部、手部、足部重要，但也不能忽视。人们每天不论做什么，都离不开颈项腰腹的频繁活动，时间长了，这些部位就会形成累积性损伤，以及一些如外伤、扭伤、贪凉受寒等不确定的因素的存在。用按摩的手法作用于这些特定的部位，可起到放松肌肉、消除疲劳、调节脏腑功能、强心益肺、温肾补肾、强壮腰膝等作用，达到完美的保健效果。

点揉风池：在 5 分钟内，用两手的食指与中指分别点揉两侧风池穴 30—50 次，然后慢慢地环旋摇动头颈，以舒适为宜。需要特别注意的是，摇动的速度过快或幅度过大会出现头晕，摇动的幅度过大可使颈椎后关节松弛，对颈部的保健有害无益。

点揉诸穴：在 1 分钟内，用食指与中指点揉天突穴 60—80 次，可防止咽喉部疾病；在 1 分钟内，用指腹摩按膻中 60—80 次，力度轻柔，以酸胀为宜，可调气理气；在 3 分钟内，用拇指或食中二指依次点揉中脘、梁门、天枢、

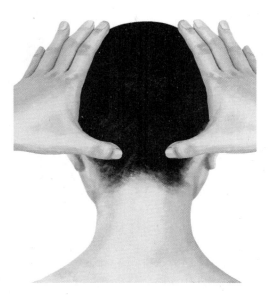

点按风池穴

大横、关元穴 30—50 次，可调理胃肠功能，温肾补肾；在 2 分钟内，用掌摩法分别按压神阙、关元穴 60—80 次，以深层有较强的温热感为宜。

捏拿肩井：在 3 分钟内，用两手拇指与其余四指配合，分别捏拿肩井穴或斜方肌，捏拿时可先轻轻捏拿然后略向上提，再略微放松，如此反复操作 30—50 次，以局部有酸胀、温热、舒适的感觉为宜。

轻推桥弓：在 2 分钟内，用两手食指、中指与无名指的指面交替地、自上而下地分别推桥弓穴（位于翳风与缺盆之间）30—50 次。在操作时，应左手推右侧桥弓穴，右手推左侧桥弓穴，两边交替进行，并且轻推即可，避免在局部用力按压。

揉摩前颈：在 3 分钟内，用指面轻轻揉摩前颈皮肤，使前颈皮肤富有弹性，可消除或预防局部的皱纹，力度要轻柔，不宜带动深层组织。

推摩腹部：在 5 分钟内，用掌摩法推摩腹部，顺序为右上腹、左上腹、脐、小腹、右下腹、右上腹、左上腹、左下腹，此法可调节胃肠功能，促进胃肠蠕动和肠道吸收与排泄，中老年人或久病体虚者可常用。

推搓尾闾：在 5 分钟内，将两掌擦热后置于腰骶部，上下快速地推搓腰骶部，要使推搓产生的热透达到深层组织，推搓的速度要快，往返的距离尽量拉长。

轻叩命门：在 2 分钟内，用两手半握拳，以拳眼处交替轻叩两侧肾俞穴及命门穴 60—80 次，力度要轻，以酸胀为宜。

横擦腰骶：在 3 分钟内，用两掌重叠左右

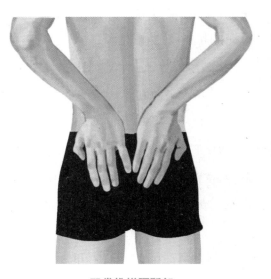

双掌推搓腰骶部

往返横擦腰骶部，用力应深沉，使产生的热透达至深层组织。

▶ 四肢自我按摩

人体四肢的十二条经络均内联脏腑，经络之间又相生相克，互相依托，循环往复，每个经络不通畅都会造成脏腑功能受损，因此，保健按摩就是通过经络的疏通，提高脏腑功能与免疫力，帮助消除四肢的疲劳，改善心肌供血，调节内脏功能。

点揉上肢诸穴：在8分钟内，用拇指、食指或中指指端点揉肩井、极泉、曲池、手三里、内外关、鱼际、合谷、劳宫、后溪穴60—80次，以酸胀为宜。

点揉下肢诸穴：在8分钟内，用拇指、食指或中指指端分别点揉血海、梁丘、内外膝眼、阳陵泉、足三里、三阴交、太溪、昆仑穴60—80次，以酸胀为宜。

揉拿上肢：在5分钟内，用拇指与其余四指分别揉拿上肢的内侧、前侧和外侧20—30次，方向应从上向下，力度应柔和。

揉拿下肢：在5分钟内，用拇指与其余四指按揉大腿的前侧20—30次，用拿法拿小腿的后侧20—30次，以消除下肢的疲劳，力度应深沉。

推擦涌泉：在10分钟内，用两掌或两手拇指分别推擦两足底的涌泉穴20—30次，以

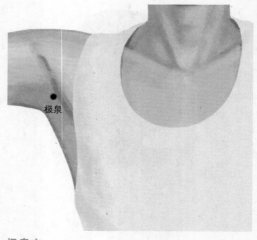

极泉穴

该穴在腋窝顶点，腋动脉搏动处。

足底有温热感为宜。

摇肩关节：在5分钟内，先立正站好，右手叉腰，右腿向前跨出一步，摇动左侧肩关节；然后再立正，再左腿向前跨出一步，摇动右侧肩关节。每侧摇动20—30圈，摇动的幅度要大，速度要适中。

握拳加力：在5分钟内，要两手握拳，力量由小到大，握紧后稍停片刻，然后环旋摇动10—20圈，然后两手伸直，轻轻抖动5—10次。

▶ 自我保健按摩操

自我保健按摩操简单易行、省事省力，不用在日常生活中专门安排时间，只需在早晨醒后下床前或晚上入睡前，在床上做一遍即可，如能早晚各做一遍更好，如能坚持做

几个月，就能体验到明显的保健效果。

早晨醒来，不要急着起床，先在被窝里两腿内侧互搓50次，用左右脚掌分别搓另一脚后跟50次，双手掌心互搓50次。用右手掌心对胸部按顺时针方向反复按摩30—50次，再换左手同样方向环行按摩30—50次。

两手掌相互搓热后，右臂伸直，用左手掌从右肩擦摩到手背，再从手背擦摩到肩，往返为一次，做30—50次，然后再用同样的方法擦左臂。对手臂的按摩，有助于经络通畅，使关节灵活与十指灵敏。

在3分钟内，用食指或中指分别按揉肩井、中脘、神阙穴60—80次，以酸胀、发热为宜。这三个部位属腹部按摩，对消化不良、胁肋疼痛等有一定的效果。

腰部分布着肾俞、命门、志室、大肠俞等重要的穴位，在早上起床后，用双手反叉腰，中指靠近腰椎处，尽量由上至下往返30—50次，能补肾益气，增强肾功能。

腿担负着全身的重量，也是足三阴经和足三阳经的经络要道，因此，搓腿可起到疏通经络、增强腿部力量等作用。早上醒来后，自然地坐在床上，两腿稍分开并自然伸直，取坐姿，两手紧抱在一腿根部上方用力向前推搓，至踝关节处止，同时上体配合前屈，一腿按摩后，再以同样的方法按摩另一腿，每腿可往返做30—50次。

在5分钟内，用两掌分别揉搓足部两侧足三里30—50次，以酸痛为宜，再将右腿伸直，左腿搭在右大腿上，以右手掌摩搓左足涌泉穴，左手掌摩搓右足涌泉穴，分别摩搓30—50次，力量要深沉，以酸痛为宜。

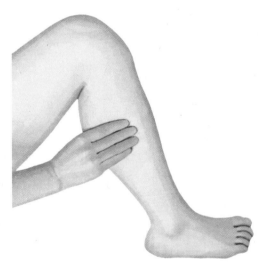

用拿法拿小腿后侧

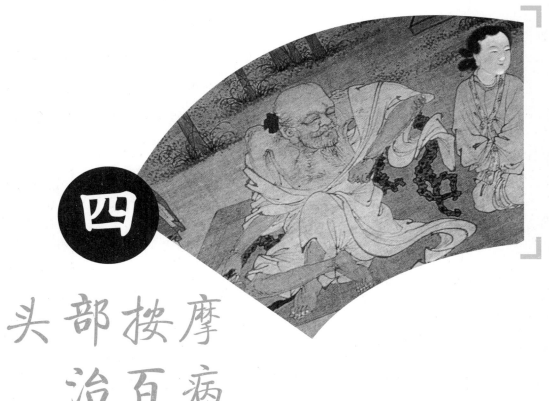

四

头部按摩
治百病

头部指人体的头部和面部两个部位，是中枢神经系统所在地，分布着丰富的经络和穴位。头部按摩是我国传统医学宝库中一颗灿烂的明珠，是在长期实践中通过反复摸索、验证、总结所创立的一门独特的治疗方法，《黄帝内经》中就有关于通过按摩一定的部位或穴位可以防治体内疾病的记载。

头部按摩通过各种特定的手法作用于头面部，调整人体气血，达到阴阳平衡而起到预防治疗与保健作用，具有通俗易懂、简便易学、见效迅速、疗效持久及没有任何副作用的特点。现代医学研究认为头部按摩可以调整人体的生理、病理状况，达到防病治病及保健的目的。

中枢神经系统——身体的司令部

头位于人体的最上部，前为面，后为颅（大脑所在地），是机体异常重要的组成部分。面部由眼、耳、鼻、舌等感觉器官和消化系统的起始部位嘴构成，而人体的司令部（脑）就驻扎在颅内。人体头部的构成基本相同，但面部表现的形态却不尽相同，表现出了千差万别的面部特征。

我国传统医学认为头为精明之府，详细地观察头部，就可以察知肾、脑的病变和脏腑精气的盛衰。在头部分布的腧位、经外奇穴、特定穴和反射区有近200个，这些密如蛛网的穴位完成了头部与周身的脏腑器官的联系，充分反映了头部与身体健康的密切联系。比如：面部润泽丰满，毛发稠密光泽，提示有着良好的健康状态；面部粗糙灰暗，头发稀疏灰暗，提示人体内部已潜伏着危机。

头部按摩由于有巨大的疗效，已引起了国内外学者的极大关注。实践证明：头部按摩可以促进人体的血液循环，在改善局部血液循环的同时，还可促进全身的血液循环；可以增加皮肤对氧气及其他营养物质的供给，改善面部皮肤的自然条件；可以达到调节大脑功能，益智强身、健脑的目的；可以调整体内各腺体的分泌功能，从而使面部充满青春的活力，更具迷人的魅力。

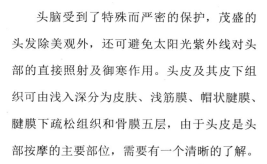

▶ 司令部的特殊保护

头脑受到了特殊而严密的保护，茂盛的头发除美观外，还可避免太阳光紫外线对头部的直接照射及御寒作用。头皮及其皮下组织可由浅入深分为皮肤、浅筋膜、帽状腱膜、腱膜下疏松组织和骨膜五层，由于头皮是头部按摩的主要部位，需要有一个清晰的了解。

皮肤：颅顶部的皮肤厚而致密，具有丰富的血管，在遭受外伤时易出血，由于含有大量毛囊、汗腺和皮脂腺，因而成为疖肿和皮脂腺囊肿的好发部位。

皮下组织：又名浅筋膜层，由结缔组织和脂肪组织构成厚而致密的保护网，许多结缔组织小梁巧妙地使皮肤和帽状腱膜紧密相连，将脂肪分成无数内有神经和血管的小格。皮下组织在发生炎症时，渗出物不易扩散，红肿多限于局部，由于神经末梢受压常在早期就能感到疼痛。

帽状腱膜：坚韧致密的腱膜前连额肌，后连枕肌，两侧则逐渐变薄续于颞筋膜浅层。腱膜与皮肤、皮下组织构成了所谓的头皮，当头皮裂伤时，如果没有伤及腱膜，创口裂开不明显，如果伤及腱膜，则创口较大，割切伤的表现最为厉害。

腱膜下疏松组织：由疏松结缔组织构成，

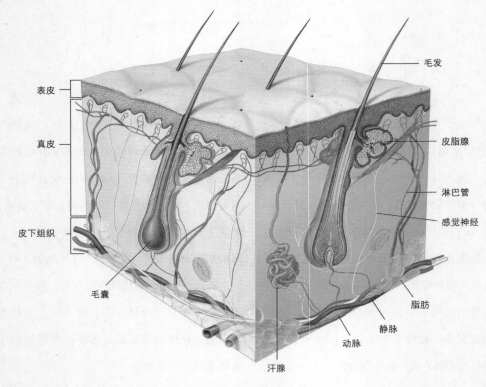

表皮

真皮

皮下组织

毛囊

汗腺

毛发

皮脂腺

淋巴管

感觉神经

脂肪

静脉

动脉

皮肤组织

与上面的帽状腱膜层和下面的骨膜层只有很不牢固的连接。这层组织有若干导血管与颅内静脉相通，发生感染时，可经导血管向颅内扩散，对司令部造成极大的危险。

骨膜：覆盖于颅顶部的表面，薄而致密。骨膜较为敏感，当按摩或针刺触及该层时，会发生剧烈的疼痛。

在头皮下面的就是脑的主要保护结构——脑颅骨。脑并不与颅骨直接相连，在脑颅骨的里面着有一层坚韧的纤维膜，叫硬脑膜。硬脑膜的下面为一层透明的蛛网膜，紧贴脑的表面还有一层软膜，叫软脑膜。脑

就在这样的层层保护之中，发挥着至关重要的作用。

▶ 头部的经络奥秘

经络内属于脏腑，外布于全身，是人体气血运行的通路，将组织与器官联结成为一个有机整体。头部按摩就是通过经络将来自体表的刺激，传导至有关的脏腑，疏通气血和调整脏腑功能，以达到保健与治疗疾病的目的。

头为精明之府，是精神所居之处，督脉及三阳经都上行于头面，阳明经行于颈，太

阳经行于项，少阳经行于两侧。医学名篇《黄帝内经》这样叙述头部的经络："十二经脉，三百六十五络，其血气皆上于面而走空窍。"对头面部的按摩可以有效地疏通经络、调节神经的兴奋与抑制过程，增强人体的代谢，改善和促进面部的血液循环。如：推前额、捏眉心、拿风池、按揉百会等，可以防治头痛、高血压、失眠等病症。

在头部复杂的穴位体系中，焦氏头穴是根据神经系统的功能原理，把刺激区称为运动区、感觉区、运用区、言语区等，可有针对性地进行治疗。如运动区对应于侧肢体的运动中枢，可以治疗肢体运动障碍由大脑中动脉出血或缺血所致者；感觉区对应于对侧肢体的感觉中枢，可用以治疗肢体感觉异常等。

在通过头部按摩来治疗时，可以根据不同的病症进行区别对待。有时在按摩运动区、感觉区等，还必须配合非功能定位对应的头皮区。在按摩的同时，可以进行相应的肢体活动和言语训练等，从而提高大脑皮质的敏感性。

▶ 全息医学的原理

生物全息理论也可以称为全息胚理论，是中医学的一个新分支，其基本原理的内涵主要表现为对全息元概念的确立。头部的眼、耳、鼻、舌等器官的形成，都带着至关重要

的遗传密码信息。生物全息律提示人体的某一部分发生病变，就会导致整个机体的阴阳平衡失调。

头部具有整体赋予的思维、视觉、听觉等特性，密如蛛网的穴位还可反映人体各器官部位空间和时间的变化参与差别的整体信息。比如：颜面居于人体的最上部，是中医诊病望诊的重要部分；鼻子居于面部的最高处，与全身的全息密切相关；眼睛作为心灵的窗户，在传神传情及传递心灵信息的同时，也是诊治全身疾病的全息元。

头部作为包含整体信息最为集中的部位，是全息医学乃至所有医学研究的重点，这种全息信息关系为头部按摩防病治病及保健提

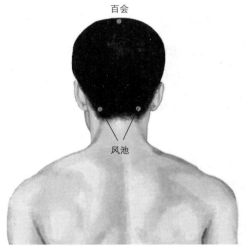

百会、风池穴

百会穴位于头顶正中线与两耳尖联线的交点处；风池穴位于后头骨下，两条大筋外缘陷窝中，相当于耳垂齐平。

供了重要的理论基础。

神奇的头部按摩

头部按摩作为一种自然疗法，主要是通过对人体功能的调节而达到防病治病的目的，有其广泛的应用价值和美好的前景，具有作用部位准确、安全无副作用、经济简便直观与易于推广的卓越特点。

作用部位准确：头部与全身关系极为密切，经络、穴位分布密集，有8条经脉循行于头面部，分布的经穴有60多个。由于按摩刺激头部的穴位，会直接影响大脑的功能活动，对多种脑源性疾病和全身性疾病具有良好的防治效果，同时也可以直接治疗多种头面五官的常见病症。

安全无副作用：头部按摩的最大优点是安全有效，没有任何副作用，有病治病，无病可以强身。实践证明，头部按摩可以预防和治疗头痛、牙痛、急性腰扭伤等上百种疾病，许多疾病往往只需按摩一次，就可手到病除。如糖尿病、高血压、失眠等许多慢性疑难杂症，只要坚持不懈地按摩，也会收到奇特的效果。

经济简便直观：头部按摩既不需任何药物和医疗器械，也不讲究诊治场所，只要一双手就可以防病治病了。因此，学会头部按摩，每日利用空余时间，自我按摩30分钟，就可

以达到防病治病的目的，不仅会极大地节约医疗开支，节省许多宝贵时间，更是一种经济实用的、简洁、易行与直观的自然疗法。

易于推广普及：头部按摩是一种标本兼治的全身治疗方法，尤其是对一些脑源性疾病，会显示出其独特的疗效。头部按摩具有易学、易掌握、易操作、方便灵活、见效快的优点，不受时间、地点、环境、条件的限制，因此，头部按摩非常容易推广和普及。

▶ 头部按摩的技巧

头部按摩注重技巧，手法要求持久、有力、均匀、柔和、深透。持久指要求持续运用一定时间，保持动作和力量的连贯性；有力是指手法要具备一定的力度，这种力量应根据受术者体质、病症、部位等不同情况而增减；均匀是手法动作要有节奏性与平稳性，用力不可时轻时重；柔和是指手法动作要轻而不浮，重而不滞，变换动作要自然。

头部按摩是名副其实的顶上功夫，在按摩时所取穴位、手法轻重、作用时间长短、次数多少等，就要根据自己不同的情况加以选择，以感觉舒适为度。

在头部按摩时还要注重呼吸的节奏，在呼吸通畅、气血顺利地运行的情况下，按摩的效果，才能得以更好地实现。一些良性、功能性病症会有立竿见影的效果，而慢性、

器质性疾病的治疗则需要持之以恒的治疗，才能有良好的效果。

▶ 头部按摩的时机

在进行头部按摩时，应选择避风、避强光和噪音少处，室内保持清静、整洁、空气清新。头部按摩要根据病种、病情和病人的体质等来具体确定，在一般情况下，在每个穴位、感应点或病理反射区按摩 2—3 分钟即可。如自身有严重的心脏病，在按摩心脏反射区时不宜超过 1 分钟，加上其他穴位或反射区，总共不宜超过 10 分钟；在自身肾脏功能良好的前提下，可以按摩肝脏反射区的时间相对长一些，如果肾脏功能不是很好，按摩的时间长了不利于体内有毒物质的排泄。

头部按摩可每天进行 1—2 次，如果能坚持每天按摩 1 次，效果就会更好；每天坚持按摩 1 次，时间可择机选择，但以每天坚持同一时间为好；由于病情需要每天按摩 2 次的，就上午、晚上睡觉前各 1 次为宜，刚吃过饭或空腹时不宜按摩。

一般的病例可按摩 10 次为 1 个疗程，在疾病基本痊愈后，如果能再坚持按摩一段时间，效果会更佳；病例特别的可灵活地选择时间，如治疗失眠可在晚上睡觉前 1 小时左右进行指压按摩，每次以按摩半个小时左右为宜。

在进行头部按摩时，要有毅力和恒心，注意循序渐进，并严格遵守操作要求。严重的病症应以药物和其他疗法为主，头部按摩为辅。

▶ 指压按摩的选穴

在进行头部按摩时，要根据不同的病情，先按摩主要穴位和部位，再按摩配穴及次要穴位。选取穴位要根据病情、病变部位和取穴体系分清主次，灵活地选取。在一般情况下，可反复按压选用的经穴和经外奇穴中的 3—4 个，也可多按揉相应的病理反射区。

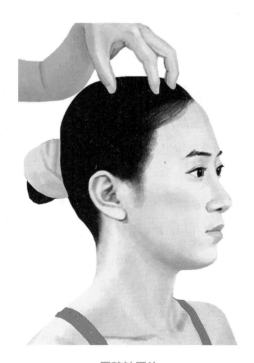

原稿缺图注

选用穴位包括基本穴位、对症穴位和相关穴位。基本用穴是指常用的主要穴位；对症穴位是指针对疾病起主要作用的穴位；相关穴位指对疾病起辅助治疗作用的穴位。如几个重要的穴位在选择反射区或反应点时，是按摩的重点部位，一般在按摩的开始和结束时，都要按揉这几个穴位。

▶ 头部按摩的适应症

头部按摩作为一种神奇的疗法，在为病人带来健康的同时，也有一定的适用范围，主要适应下列几个方面的病症：

头部按摩疗法对中枢神经系统兴奋与抑制平衡有调节作用，对痛觉有明显的阻断作用。因而对神经官能症（包括下丘脑自主神经功能紊乱及各脏器功能紊乱）和各种神经痛有明显的疗效。

头部按摩对消化系统的消化吸收功能有很好的促进作用，对慢性胃肠道疾病有一定疗效。

头部按摩对神经内分泌系统的平衡有很好的调整作用，能明显提高肾上腺皮质功能，产生了类似应用皮质激素的作用。可针对性地对各种变态反应性疾病有一定的疗效，如过敏性哮喘、过敏性鼻炎、过敏性皮炎等。

头部按摩可增强机体免疫系统的功能，对各种炎症，如乳腺炎、淋巴结及淋巴管炎、

上呼吸道感染、喘息性气管炎等有明显的疗效。

头部按摩对血液循环有很好的促进作用，对动脉硬化、高血压等有明显的疗效。

概括起来讲，头部按摩对生理功能的调节具有重要意义，对各种功能性疾病有明显疗效。对于器质性疾病也有一定的治疗作用，需要注意的是不能单独使用，可作为主要的辅助方法。

▶ 头部按摩的禁忌症

头部按摩具有治疗范围广泛、疗效好、无副作用的优势，但也不能包治百病，对有些病症是不宜使用的。在出现以下几种禁忌病症时，需要谨慎对待，以免适得其反。

某些（如急性腹膜炎、肠穿孔、急性阑尾炎、关节脱位等）外科疾病；各种（如伤寒、霍乱、流脑、乙脑、肝炎、结核等）急性传染病；急性中毒（如食物中毒、煤气中毒、药物中毒、酒精中毒、毒蛇咬伤等）；急性高热病症（如败血症等）；各种严重出血性疾病（如脑出血、胃出血、子宫出血等）；严重肾衰竭、急性心肌梗死、心衰竭等；妇女月经期及妊娠期不宜按摩；精神病患者发作时也不能进行按摩。

上面所叙述的病症，大多提示病势急迫，病情严重，不能贻误病机。如出现上述禁忌的情况，要及时采用药物、手术等治疗措施，

等病情趋于稳定或缓解后，为加强疗效，缩短病程，才能把头部按摩作为辅助手段进行调理性治疗。

▶ 穴位的不适与疲劳

头部按摩在做功量上的把握非常关键，只有恰如其分地传递治疗信息，才能收到事半功倍的治疗效果。如果做功量不大，会使信息传达得不够充分，达不到应有的治疗效果；如果做功量太大，信息传达得太多，又会造成穴位疲劳，导致穴位接受刺激信息的能力减弱，使治疗效果达不到最佳。因此，在按摩穴位时，要有规律、有节奏地准确进行，不要盲目地反复按摩。

机体有疾患时，按摩相应的穴位会有一定的痛感。如果病情好转，穴位的压痛就会相应地减轻；如果压痛明显迟钝，而病情又没有相应地好转，这就说明穴位已经疲劳。如果相应的穴位都疲劳了，病却没有治好，可临时停止按摩2—3天，等穴位的疲劳有所消除后，再做按摩治疗。

头部穴位的疼痛是一种非常敏感的反应痛，不同于其他原因所产生的疼痛，需要在按摩时加以体会，这种带有良性信息的疼痛，会使人在疼痛过后，感到身体格外舒服，精神状态也随之改善。这种带有良性信息的疼痛还能激发人体的潜能，增强人体免疫功能及抗病能力，以最快的速度治好相应的疾病。

头部穴位的疼痛是病变在相应穴位和骨膜特定部位的反应，是来自身体深部的疼痛。疼痛会随着病变的情况而变化，在一般情况下，疾病越严重出现的疼痛也就越大，疾病越轻出现的疼痛也就越轻。

头部保健方法多

保健按摩是养生学中的一个很重要的方法，以自己进行为佳，既可借助于一些器械，也可由人代劳。保健按摩要思想集中，心神安定，不仅要在人体的相应部位上进行，还要结合有关经络穴位。只有持之以恒，才能达到显著的疗效。

面部的皮肤反映衰老的程度，随着年龄的增大，皮肤衰老现象会逐年明显。头部按摩就是一个防止皮肤过早衰老、面部皱纹过早出现的一个简便实用的方法。实践证明，对头面皮肤或一些特定的穴位进行有规律的、长期的按摩，能够调和气血、焕发精神、延缓衰老、增强皮肤的弹性与润泽。对头部进行长期的按摩，还可有效地改善头部的血液循环，增加头皮的厚度，恢复发根的生长功能，促进头发的再生。

头部按摩的方法多种多样，要根据个人的具体情况选择使用。比如：面部皮肤按摩的

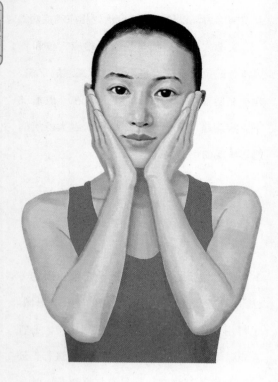

原则是从上到下，从内往外，用轻柔的手法，适当的力量，沿着皮肤与肌肉纹理的走向进行；按摩头皮时，可用手指从前额发际、项后发际、耳边发际直至头顶进行梳理或推揉按摩，也可双手按在头皮两侧，将头皮逐渐向头顶推送。

▶ 头面保健按摩法

在按摩时，取坐位或站立位均可。双手置于头顶，用手指插入发间擦摩头皮。

具体操作步骤如下：

分推前额：以印堂到前发际正中的连线

为中线，两手食指（用桡侧面着力）屈成弓状，由下而上，自中线向前额两侧分推至太阳、头维穴处，并轻揉各穴 30—50 次，以有了胀感为宜。

抹额：用两手拇指的螺纹面紧按两侧太阳穴，由前向后推抹至耳上方，约 30 次，以有了胀感为宜。

按揉风池：用两手拇指的螺纹面或指端紧按风池穴，一直对侧眼睛方向延伸，适当用力揉动 30 次左右，以有了胀感为宜。

拍击头顶：以十指尖或指腹从头顶部开始，由前向后有节奏地拍打约 1 分钟，以头部有轻松感为宜。

按揉百会：以拇指或中指按揉百会 40 次左右，以有了胀感为宜。

头面保健按摩法有健脑养颜、镇静安神等作用，对头晕耳鸣、头痛失眠以及神经衰弱等病症均可应用。

▶ 眼部保健按摩法

眼睛是心灵和疾病的窗口，在心情不好时，眼睛就会表现得暗淡无光。眼的屈光系统由角膜、房水、晶体和玻璃体组成，是通过折射与反射作用，从而完成一个屈光的反应过程。屈光系统通过对平行光线的屈折，在视网膜上聚焦的过程，称为眼的屈光。当眼睛处于静止状态时，平行光线入眼后，如果不能在视网膜上聚焦而产生模糊物像，则称为屈光不正。屈光不正分为近视、远视、散光三类。可通过按摩给眼睛适时的保护，让眼睛总是处在一个健康的状态之中。

具体按摩方法如下：

揉攒竹：以两手拇指的螺纹面分按两攒竹穴，由轻到重反复按揉约30次，以有了胀感为宜。

按睛明：以一手的拇指与食指分别按在内眼角上方0.1寸凹陷处，先向下挤按，再向上提捏，反复操作30次左右，以有了胀感为宜。

按揉四白：以两手的食指面分别按在目下1寸处，按揉40次左右，以有了胀感为宜。

揉太阳：以两手的拇指面紧按太阳穴，由轻到重按揉约30次，以有了胀感为宜。

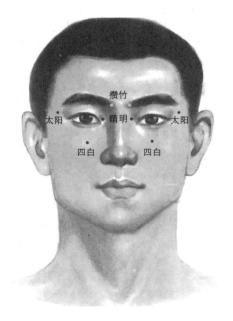

眼部保健穴位

轮刮眼眶：把两手的食指屈曲如弓状，用第二节挠侧面自内向外刮动，先上后下，反复30次左右，以有了胀感为宜。

眼部保健按摩法有消除眼睛疲劳、防治眼病、保护和提高视力等作用，可在视物过久、眼睛疲劳时使用。

▶ 耳部保健按摩法

耳分外耳、中耳和内耳三部分，构造非常复杂。外耳道是一个"S"形管道，分布着丰富的神经。中耳由鼓膜、鼓室、咽鼓管和乳突等组成，在人的听觉中居于最重要的地位，它负责调节声音并把声音传入内耳，与里面的感音器部分发生共鸣，从而使人能够接收到外部的声音信息。中耳的鼓膜像一层很薄的纸把中耳与外耳完全隔开；咽鼓管是通向鼻咽部以及外界的唯一通道，一端开口于中耳鼓室前部，另一端开口于鼻咽部侧壁。中耳炎就是当咽鼓管在遭到阻塞与发炎时，就会导致中耳内的黏膜肿胀、渗液，引起耳部疼痛的症状。

中耳炎如不及时治疗，会逐渐导致听觉损伤，使听力的自我保护功能削弱，从而导致听力受损。对耳部的保健性按摩，可有效地预防中耳炎的发生。

具体按摩方法如下：

推耳廓法：用两手掌面横放在两个耳廓

上，用力均匀向后推，回手时耳背带倒再向前推擦，交替往返 30 次左右，以两耳出现热感后为止。

掩耳弹脑：用两掌的掌心紧按住两耳孔，手指自然地放在颈后。两手食指的指面架在中指的指背上，轻轻地敲击后头枕部约 40 次左右。接着，手指紧贴住后头枕骨部不动，掌心骤然离开耳孔做开闭动作，如此连续开闭 10 次左右。

指擦耳后：两手的食指与中指分开，用食指的内侧面分别贴附在两侧耳后，做上下推擦，直到耳后出现热感后为止。

揉按脑后：以两手拇指的指腹揉按风池穴（位于枕后、枕骨粗隆直下凹陷中）40 次左右。

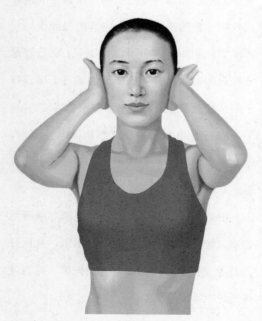

推耳廓

接着，用两掌反复按摩枕后、耳背后乳突部 1 分钟左右。

这些手法可早、晚各进行 1 次，能促进耳局部的血液循环作用，增强耳神经的功能，刺激听觉，防止耳聋、耳鸣的发生。

▶ 鼻部保健按摩法

鼻子又叫"面王"，位于面部正中，由外鼻、鼻腔和鼻窦三部分组成。鼻炎是鼻子的常见病，指的是鼻腔黏膜和黏膜下组织的炎症，症状主要有鼻塞、流清水涕、鼻痒、喉部不适、咳嗽等，可分为急性鼻炎和慢性鼻炎。急性鼻炎俗称"伤风"或"感冒"，由急性感染所致，可有全身症状，以秋冬或冬春季之交多见。如果能坚持按摩鼻子及与鼻子相关的穴位，就能有效预防鼻炎等疾病的发生。

具体操作如下：

摩鼻梁：把拇指指背面屈曲起来，平贴在鼻梁的两侧，然后做上至鼻根、下至鼻翼两侧推擦按摩动作。两手可同时上、下推擦，也可一上、一下地来推擦，可反复 40 次左右。

捏鼻：有节律地用拇指和食指捏按鼻翼两旁，反复操作 40 次左右。

分推法：双手互相摩擦发热后，各用四指的指腹按在鼻翼两旁，沿鼻唇沟向上推到鼻根，然后沿眉弓上方分推到前额至眉梢，反复分推 40 次左右。

▶ 美发保健按摩法

头发除了使人增加美感之外，主要保护头脑不遭烈日与寒冷的侵袭。细软蓬松的头发还能抵挡较轻的碰撞以及帮助头部汗液的蒸发。按摩头部的有关部位，可使头发看上去飘逸而健美，充满健康的光泽。

具体操作如下：

揉摩头部：十指微屈叉开，用指腹先从前发际逐渐揉摩至头顶及侧头、后头部，做揉摩搓按的手法 40 次左右。十指要用力均匀，速度不宜过快。

按压头部：用双手拇指指腹先沿正中线从前发际按压至后发际，然后再分两条线，用双拇指同时按压两条线 2—3 次。用力要均匀，速度不宜过快。

按压百会：用单手或双手拇指指腹按压百会 1 分钟左右，力量可稍大，时间可稍长一些。

揉按四神聪：用双手拇指指腹在头顶百会的前后左右各 1 寸处按揉各 1 分钟，以局部出现酸胀感为宜。

十指梳头：以十指梳推头发，在头部由前发际交替梳推至后头部及侧头部，梳推 40 次左右。力量可稍大，以不引起头皮疼痛为佳。

拿捏颈项：用拇指和食、中指指腹相对用力拿捏颈项，上下 5 次左右。力量要适中，移动要慢，时间不宜过久。

牵拉头发：五指微叉开插进头发根部，轻

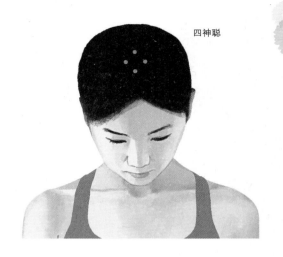

四神聪

四神聪

在头顶部，当百会前后左右各 1 寸处，共 4 个穴位。

轻夹住头发，垂直向上方牵拉头发 30 次左右。力量不宜太大，以防拉断头发。

叩打头部：双手掌相合，以侧掌或侧指部叩打整个头部 40 次左右。力量要柔和，以免引起不适。

▶ 摩擦面部好处多

摩擦面部不仅能改善血液循环，增强面肤弹性，减少面部皱纹，滋润脸色，还能有效地防治感冒、牙痛、头痛、面瘫等症。

具体操作方法：两手搓热后，掌心紧贴前额用力从上往下擦到下颌，往返 20 次左右；再用两手大拇指腹，轻轻由上往下擦鼻两侧 20 次左右，擦到面部红润，有微热感为宜。

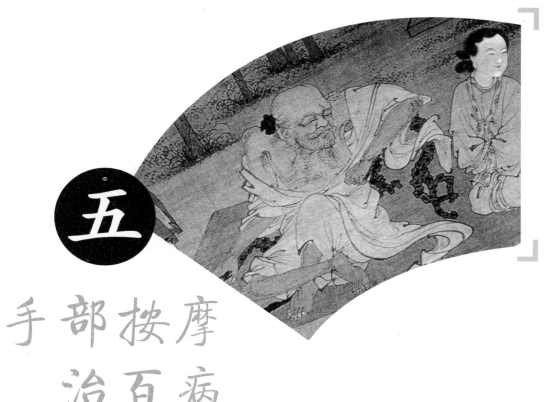

五

手部按摩
治百病

手是人体中最为敏感的部位之一，神奇的双手既代表了可以触摸到的物质世界，又与另一个不可知的神秘世界有着密切的关系。手掌上的六条经络把人体五脏六腑、四肢百骸、五官九窍等组织器官连接成一个有机的整体。这六条经络起始于手指，每条经络的命名又以所连接的内脏名称而定。掌纹医学的实践证明，内脏的病变可以清晰地反应到手上，同样，手穴的刺激也可引起内脏功能的改变，这是手穴按摩法的根本依据。按摩手穴，可以起到疏通经络、行气和血、滑利关节的作用，从而达到有病治病、祛病强身的目的。

手部按摩的原理

手作为人类与自然抗争，创造美好生活过程中不可或缺的重要器官，既是人体的运动器官也是感觉器官，每时每刻都在准确地执行着大脑中枢系统的指令，以完成各种复杂、精细的运动。人类在穴居野外的远古时期，当遇到身体不适时，就会有意无意地用手按压疼痛部位，以改善功能障碍。在对双手摩擦的过程中，慢慢地发现按压、摩擦、搓揉手部的某些部位，能够起到一定的治疗作用，这便是手部按摩法的雏形

人体的每个器官、脏腑都通过经络的联系彼此密切相关，手作为人体重要的一部分，与身体其他部位一样，共同生活在一个内环境之中，彼此之间有着必然的信息联系。根据经络理论，手上分布着 86 个经穴和 224 个奇穴，人体内脏器官的功能状态都可以在手上反映出来，刺激这些反应点，就可调节脏腑功能，改善机体状况。

手部按摩操作简便、易学易用。手部的经脉、腧穴分布有一定的规律，只要把这些规律掌握好，就可以进行治疗。手指末端的穴位大都可治疗急症，热病，有救急醒神的作用，不受任何时间与地点的限制，自我或互相按摩便可达到保健或防治疾病的目的。

手部按摩的疗效可靠，副作用小。实践证明，直接接触肌肤操作的摩擦类手法，可

以清除衰亡的上皮细胞，改善皮肤呼吸，有利于汗腺、皮脂腺的分泌，增强皮肤的光泽和弹性；手法的强烈按摩能促使毛细血管扩张，增强局部皮肤、肌肉的营养供应，使肌萎缩得到改善，促进损伤组织修复；手法的继续挤压，可增快血液循环和淋巴循环。

手部按摩适用范围广，见效迅速。手穴可治疗内、外、妇、儿、神经、五官、皮肤等多种疾病。尤其是对一些急慢性病症、功能性改变和运动神经系统的顽疾，更具有意想不到的疗效。有些穴位疗效非常显著，比如牙痛，可取手穴牙痛点来按摩；对于一些急性扭伤，按压腰腿点（威灵、精灵穴）、后溪穴，可有明显的止痛作用。

手部按摩还有防病保健、抗衰延年的作用。只要知经络、识穴位、懂手法、会操作，经常进行手部按摩，就能提高机体免疫力，提高清除自由基的能力，成为保障自身健康的一种有力手段。

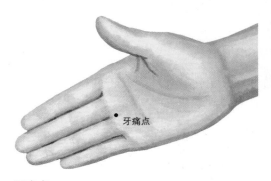

牙痛点

位于手掌面，第三、四掌骨小头之间，距指蹼缘 1 寸处。主治牙痛，下颌关节痛。

▶ 手的奇妙构成

"手"指的是上肢的前端，从腕关节到指甲的部分。手作为人类的标志，有着精美的构造。在学习手部按摩法之前，必须了解手的基本构造，才能得心应手地完成通过按摩手部来达到强身健体的目的。

手分为腕部、手掌、手背和手指四个部分。腕部分为腕前区和腕后区，手指与腕前区之间的部分称手掌，其内外两侧呈鱼腹状的隆起分别称为大鱼际和小鱼际；手指与腕后区之间的部分称为手背；手指又分指腹、指尖、指甲，每只手有 5 个手指，分别称为拇指、食指、中指、无名指、小指。拇指侧为桡侧，小指

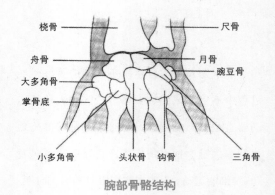

腕部骨骼结构

侧为尺侧。

手骨由腕骨、掌骨、指骨组成。腕骨为 8 块小型短骨，分别是舟骨、月骨、三角骨、豌豆骨、大多角骨、小多角骨、头状骨、钩骨；掌骨为 5 块小型长骨。掌骨近端为掌骨底，与腕骨相接。远端为掌骨头，与指骨相接。掌骨头与掌骨底之间为掌骨体。指骨为小型长骨，除拇指为二节外，其余手指都是三节，共 14 块。由近侧到远侧依次为近节指骨、中节指骨及远节指骨。每节指骨可分为指骨底、指骨体、指骨滑车。手部的骨侧分布着绝大部分的病理反射区穴位、第二掌骨侧全息穴位、手部经络穴位、奇穴、新手针穴位。

手的肌肉组成非常发达，内部肌肉共 19 块（条），分为外侧群、内侧群与中间群三群。外侧群位于拇指侧，形成拇指侧隆起，称为"大鱼际"；内侧群位于小指侧，形成手掌小指侧隆起，称为"小鱼际"；中间群位于手掌的中心。除了上述手的内部肌肉外，还有来自前臂，止于掌骨或指骨的肌肉 20 余块，称为手的外

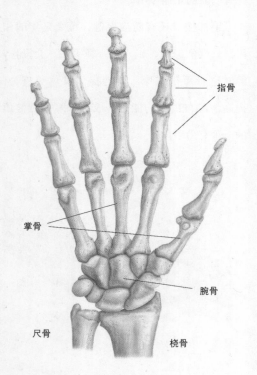

手骨结构

部肌肉。

手部神经主要由正中神经、尺神经与桡神经组成。正中神经是前臂的前肌群和大鱼际的主要运动神经，关系着手的主要运动功能，也是手掌面的主要感觉神经；尺神经走行到腕部时，在豌豆骨外侧经腕横韧带的浅面与掌腱膜进入手掌；桡神经的深支发出许多分支，支配前臂后肌群和前臂后面的肌肉。手部主要依靠着正中神经、尺神经和桡神经等，支配着手部的肌肉和皮肤，手部指端还分布着大量神经末梢。

手上分布着丰富的血管，掌浅弓和掌深弓是两层互相通达的血管弓，由它们又生发出诸多更细小的动脉，为手部输送着足够的营养。当用手握紧物体或用力压迫时，浅弓血流受阻，血液仍能经深弓流向指端，使手部的血液循环不受影响。构成手部血液循环的主要血管是桡动脉和尺动脉，桡静脉和尺静脉，血液循环非常旺盛。当桡动脉和尺动脉运行到手掌部后，分别形成了掌浅支和掌深支，每支又分出许许多多的细小分支，遍布整个手指和手掌，动脉末梢与静脉末梢在这里吻合。

手掌可分为许多层次，由浅入深分别为皮肤、皮下组织、掌腱膜、掌浅弓、神经、肌膳、掌深弓、掌骨和掌骨肌等。皮肤有很厚的角化上皮，掌中央皮下组织紧密，有许多纤维膈与深部的掌腱膜相连，不易滑动，

有助于握紧物体。掌腱膜是一种白色强韧的三角形腱膜，与皮肤和皮下组织紧密相连，可帮助展腕与屈指。

▶ 牵一发而动全身

"牵一发而动全身"就形象地说明了手对于全身的重要地位。手既是反映身体疾病的信息窗口，又可通过按摩穴位来防治疾病。

手的经络从生理病理学的角度来看，与神志、神经有着密切的联系。比如：手少阳三焦经的关冲，治头痛、心烦等；手厥阴心包经的中冲，主治中风昏迷、昏厥；手太阳小肠经的前谷、后溪治惊风、抽搐等。

手部经络从反射学的体系来看，各个部分都相应地反映着身体其他部位的重要信息。比如：五个手指尖是额窦，大拇指第一节负责反映大脑、小脑、三叉神经的信息；从全息医学的角度来看，手背第二掌骨骨侧穴位群反映头脑的病变。这些反射区和穴位是头脑、神经中枢的反应点，也是重要的按摩点。

手部能从不同的方面反映脏腑的功能和病变，身体各个重要部位在手掌上的反射区非常复杂，有心、肝、脾、肺、肾、胃、肠、胆、膀胱、垂体、肾上腺、甲状腺、甲状旁腺等。从经络体系上来看，手上的六条经络分管着身体内部的六大系统：太阴肺经管呼吸系统，阳明大肠经管消化系统，厥阴心包经管血液

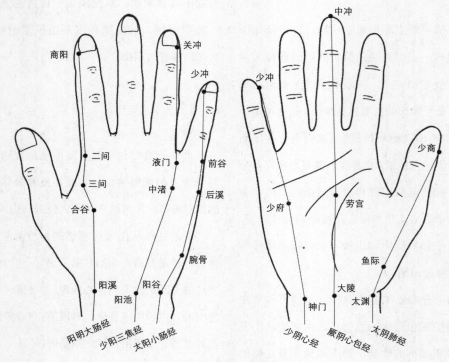

手三阳经、三阴经

循环系统，少阳三焦经管能量和荷尔蒙的生化和传输以及新陈代谢，少阴心经管心脏的功能，太阳小肠经管泌尿生殖和消化系统。

正确地按摩手部穴位、反射区与反应点，能如愿地改善五脏六腑的功能，达到活跃头脑神经中枢的目的，最终达成祛除病变、治疗疾病、强身健体的目标。

▶ 手与经络的关系

经络是人体沟通上下内外，联络脏腑、肢节，运行气血，抗御外邪，调节体内功能的一个重要系统，是经脉、络脉及其连属部分的总称。手部有六条经脉在循行贯穿：当手臂下垂，手心向内的方位时，手背的前、中、后依次分布着手阳明大肠经、手少阳三焦经、手太阳小肠经，合称为手三阳经；在手掌部的前、中、后依次分布着手太阴肺经、手厥阴心包经、手少阴心经，合称为手三阴经。

手与全身通过经络相联，靠经脉的流畅，气血的充盈，才能强劲有力，才能具有神奇的魅力。经脉腧穴分布在十二经脉的循行路线上，是脏腑、经络之气输注于体表的聚集点，是传输、运送气血的孔隙。当人体生理的相对平衡被打破而处于病态时，经络与腧穴有着传递病邪和病证的作用。有些病证就是通过手部腧穴出现的压痛或知觉异常反映以及手部的气、色、形态来辨别出来的。在确诊疾病时，可以通过气功修炼、自我按摩达到健身防病、益寿延年的作用。

手部的经络和神志有着密切的联系。比如：少阳经的关冲主治头痛、心烦、舌强；手厥阴心包经的中冲主治中风昏迷、舌强不语等；手太阳小肠经的前谷、后溪主治惊风、抽搐；手少阴心经的少冲主治癫狂；手阳明大肠经的商阳主治中风昏迷、不能言；手太阴肺经的少商治疗昏厥、精神分裂症等等。

▶ 生物全息律的密码

生物全息理论也可以称为全息胚理论，还处于一种科学假说的阶段。生物全息胚理论就是指生物体的每一相对独立的部分，都包含着全部整体的信息，这很像全息照片每一部分都包含整个照片的信息。由于每一个局部仍然包含着整个机体的全部信息，眼、耳、鼻、舌、手、脚、头等器官的形成，都带着至关重要的遗传密码信息。生物全息有其内在的规律，揭示了生物体中部分与整个之间存在着的对应性，这个规律叫做生物全息律。

构造神奇的手部就隐藏着机体重要的信息，五个手指就对应着人体的五个分支——四肢和头，而耳的外形就像是胎儿在母腹中的形状，同样也反应着全身的信息。

生物全息律提示人体的某一部分发生病变，就会导致整个机体的阴阳平衡失调。手作为一个局部器官，有密如蛛网的反射区和反应点来传布着全身的信息，这些信息可从手的皮肤色泽和手纹的气、色、形态上反应出来，人体的上部居于指掌关节处，心肺居于手掌的中间部分，肾、膀胱、生殖器官居于手掌的下部，肝胆靠于手掌的尺侧，基本上是以上应上，以下应下。因此，可以通过手穴的压痛点来推断身体其他部位的疾病。

▶ 不能忽视的骨膜

手部有许多穴位起作用的部位不在皮肤上，而在较深的部位，这就需要在手部按摩时要加以注意。比如按摩大鱼际穴对冠心病心绞痛有特殊的疗效，但前提是必须用劲点压，使大鱼际的肌肉凹陷下去，接触到骨膜，才能出现压痛。只有深触到这个痛点，才能起到疗病的作用。

手部的骨膜还能够传递刺激信息，起着感受器的作用。比如心脏有病变的信息，也会传递到骨膜上，由骨膜反应出来，骨膜出现了压痛、刺激或酸胀痛，就提示心脏有了病变，证明了骨膜有着非常灵敏的病变反应作用和对病变的治疗作用。

在对手部穴位进行按摩时，大多数穴位都需要点压到骨膜，才能起到良好的效果，如果只是在表皮上掐掐揉揉，就得不到明显的疗效。这并不是说所有的穴位都要点压到骨膜，例如合谷，在针灸和按摩方面都有很高的疗效，但就不用点压到骨膜。

神奇的手部按摩

许多人有了病，就花费很多的金钱与精力去吃药、打针，用各种仪器治疗。这些人压根没想到，简单的按摩手穴就能治病。手部按摩疗法作为新世纪一种自然的非药物疗法，因见效快、经济安全，便于推广与应用，得到了越来越多人的青睐，成为保健和防治疾病的一种最佳选择。

手穴按摩就是在手部的穴位上，通过一定的手法来达到治病或保健的目的。有些穴位可及时地延缓或治疗疾病，有些穴位在得到按摩时，还可起到养生保健、增强机体免疫机能以及强身防病等作用。由于手穴按摩疗法简单易行，应用恰当可以起到意想不到的奇效。

掌握手穴按摩的诀窍，可以有效地调整阴阳、疏通经络、理顺气血、通利关节等。比如：如果用强手法按摩刺激两侧合谷穴和足三里穴，可以增强大脑皮层的抑制过程，这清楚地解释了按摩有催眠作用，抑制神经衰弱的作用；如果按摩合谷穴15分钟，就会使

局部毛细血管扩张、血流旺盛、皮肤温度升高，而且对肢体远端部位的皮温也有一定影响，说明合谷穴有促进血液循环，加快组织新陈代谢的作用等。

▶ 日用品刺激手穴法

手穴按摩的方法多种多样，许多日常生活中经常见到的小物品，都能成为手部按摩的理想工具，例如健康球、健身锤以及香烟、牙签、发卡、衣夹、吹风机等等小物品，都能在手部按摩中因地制宜地发挥大作用。

健身球：健身球一副两个，多用水晶、石料、金属、玻璃等制成，是一种常见的健身用品。健身球在手部各关节的灵巧运动，使手掌在不知不觉中受到了温和舒适的按摩，起到滑利关节、健脑怡神、延缓衰老的作用。

健身锤：健身锤也是一种常用的保健用品，在为手部按摩时，可大头叩区带，小头叩穴位。用此替代手指进行点压、摩擦，会起到良好的效果。这种物品又能随身携带，随时随地可取用，可谓方便快捷。

香烟灸：对于喜欢吸烟的人来说，可用点燃的香烟对某个手穴进行刺激，要距离皮肤1—1.5厘米，感到发烫后马上拿开，防止皮肤灼伤，反复6—7次。如果能用艾柱灸，则会起到更好的疗效。

衣夹刺激：手指的指尖具有提高内脏功能

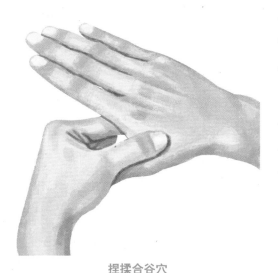

捏揉合谷穴

的作用，如果用晒衣用的夹子夹住指尖，3秒钟后再拿开，这是一种相当强烈的刺激，可以促进血液循环，增强内脏的功能。

梅花桩按摩：用胶布或橡皮筋把几根牙签缠绕一圈，就成了所谓的"梅花桩"。可以用梅花桩来刺激手穴或阳性反应区，也可用来刺激指甲或手掌。每次持续几秒钟，松开后再反复进行。急性疼痛用尖头刺激，慢性疼痛用钝头刺激。

吹风机按摩：在用吹风机吹发时，也可以对手掌进行吹风，感到热时，把吹风机移开，然后再靠近手掌吹风，反复数次，就会使身体感到温暖、精力充足。

▶ 手部按摩的技巧

手部按摩注重技巧，要求娴熟地掌握持

久、有力、均匀、柔和、深透的特点：持久是指手法必须能持续运用一定的时间，保持动作和力量的连贯性；有力是指手法要具备一定的力度，可根据不同的对象、病症、手穴部位、手法性质等有所变化；均匀是指按摩时不可时快时慢，用力不可时轻时重，要保持动作的节律性和用力的平稳性；柔和是指手法动作要灵活、轻柔；深透就是指手法要深入、有刚性。

手部按摩要因人而异，由于在机体不同的状态下，其敏感程度也不一样，因此，在按摩时所取穴位、手法轻重、作用时间长短、次数多少等，就要根据自己的承受能力加以选择，以感觉舒适为度。

对手部按摩时要循序渐进，有些良性、功能性病症会有立竿见影的效果，而慢性、器质性疾病的治疗则需要很长的时间才能治好。按摩时，还要注重呼吸的节奏，在呼吸通畅、气血顺利地运行的情况下，按摩的效果，才能得以更好地实现。

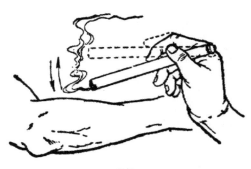

艾灸

▶ 手部按摩的时间

手部的按摩时间，要根据病种、病情和病人的体质等来具体确定。对慢性病及顽固性疾病按摩时间宜长些；对急性病及病因单纯的疾病按摩时间可短些。

在一般情况下，在每个穴位、感应点或病理反射区按摩 2—3 分钟或 3—5 分钟就行了。一般来说，对于严重的心脏病患者，按摩心脏反射区不宜超过 1 分钟，加上其他穴位或反射区，总共不宜超过 10 分钟；严重的糖尿病、肾脏疾病患者，总的按摩时间也不要超过 10 分钟；在自身肾脏功能良好的前提下，可以按摩肝脏反射区 5 分钟或更长时间，如果肾脏功能不是很好，按摩的时间长了不利于体内有毒物质的排泄；对脊椎的每个反射区按摩的时间不宜太长，只需 2—3 分钟就足够了。

每天进行 1—2 次按摩都是可行的，如果能坚持每天按摩 1 次，效果就会更好；坚持每天按摩 1 次，时间可择机选择，但以每天坚持同一时间为好；如果需要每天按摩 2 次，就上午、晚上睡觉前各 1 次为宜。值得注意的是，在饱餐后和空腹时不宜按摩。

特别的病例可灵活地选择时间，如治疗失眠可在晚上睡觉前 1 小时左右进行指压按摩，每次需按摩 30—40 分钟为宜；一般的病例可按摩 10 次为 1 个疗程，在疾病基本痊愈后，如果能再坚持按摩一段时间，效果会更佳。

▶ 手部按摩的力量

对手部多数穴位和病理反射区来说，刺激适当强一点，痛感重一点，效果就会好一些，当然也不能超出治疗的要求，这就需要对力量进行合理的把握。比如：对骨骼、关节、肌肉、韧带等部位的病痛，要用较强的力量去按摩，才能取得满意的效果，但必须把握一个度，以免用力过重损伤骨膜；在按摩心脏反射区、肝脏病人的肝反射区及淋巴和坐骨神经反射区时，就不宜用力过重，只要有明显的痛感就行了。

在对手部的穴位按摩时，要呼吸自然，力量要先轻后重，可逐渐增加，一直增加到能接受的最大限度为止。就按摩的力量而言：按摩手法力量较轻、时间较长的称为补法；按摩手法力量较重、时间较短的称为泻法。

双手总体按摩方向的把握，可以顺逆经络气血运行的方向为依据。按摩时，采取顺经络气血运行方向的为补，逆经络气血运行方向的为泻。这就是说，按摩方向不是一成不变的，要根据疾病的性质和不同的取穴体系来决定，来灵活掌握和运用。

▶ 指压按摩的选穴

在按摩时，要根据病情，先按摩主要穴

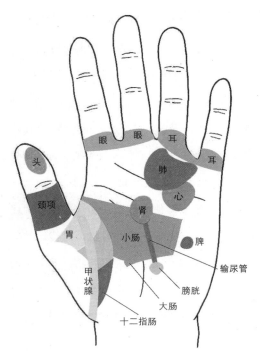

手掌（左）上的主要反射区

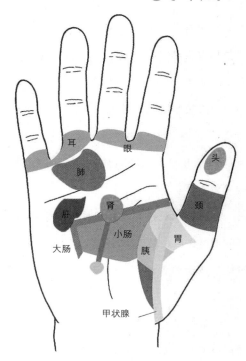

手掌（右）上的主要反射区

位和部位，再按摩配穴及次要穴位，男性要先左手后右手，女性要先右手后左手。肾、输尿管、膀胱和肺作为人体主要的排泄器官，这几个同名穴位在选择反射区或反应点，是按摩的重点部位，一般在按摩的开始和结束时，都要按揉这几个穴位。

选取穴位要根据病情、病变部位和取穴体系分清主次，灵活地选取。在一般情况下，可反复按压选用的经穴和经外奇穴中的3—4个，可多按揉病理反射区中的肾、输尿管、膀胱、肺及一些对症穴位。

选用穴位包括基本穴位、对症穴位和相关穴位。基本用穴是指各大系统以及常用的主要穴位；对症穴位是指针对疾病起主要作用

的穴位，如胆囊炎可选择胆反应点或反射区；相关穴位指对疾病起辅助治疗作用的穴位，如肝、脾等穴或反应点就是针对胆囊炎的辅助穴位。全息穴中提供的穴位可能是敏感点，可在按摩其他穴位后，在相对应的敏感点上用力按揉100—300次。

▶ 适用按摩的范围

手部按摩有自己的适用范围，有一些适应症和禁忌症需加以注意，以便使按摩起到事半功倍的效果，适用手部按摩的有以下病症。

手部按摩对中枢神经系统兴奋与抑制平

衡有调节作用，对痛觉有明显的阻断作用，对包括自主神经功能紊乱、各脏器功能紊乱在内的神经官能症和各种神经痛有明显疗效。

手部按摩对消化系统的消化吸收功能具有良好的调节与促进作用，对慢性胃肠道疾病和小儿厌食、小儿消化不良等有明显的疗效。

手部按摩对神经内分泌系统的平衡有较好的调整作用，对过敏性哮喘、过敏性鼻炎、过敏性皮炎等各种变态反应性疾病有明显的疗效。

手部按摩对机体免疫系统的提高有明显的促进作用，对乳腺炎、上呼吸道感染、喘息性气管炎等各种炎症具有明显的疗效。

手部按摩对各种功能性疾病有明显疗效，通过按摩就能起到防止这些疾病的作用；手部按摩对器质性疾病也有一定的治疗作用，但需要将这个手段作为辅助方法来配合治疗。

▶ 不能按摩的病症

手部按摩以治疗范围广泛与疗效好而著称，遗憾的是，这种神奇的疗法不能包治百病，对有些病症是不宜使用的。如果出现下述情况，需要谨慎认真地对待，以防适得其反。

手部有创伤、感染或化脓性病灶者；有骨折、关节脱位、骨关节结核、骨肿瘤、骨髓炎等骨科疾病；有急性腹膜炎、胃十二指肠穿孔、急性阑尾炎等外科疾病；有非典型肺炎、鼠疫、霍乱、长寒、流脑、肝炎等各种急慢性传染病；有煤气中毒、药物中毒、食物中毒、毒蛇咬伤等各种急性中毒；有严重心脏病、精神病、高血压及脑、肺、肝、肾等病；有血液病或有出血性倾向；在妇女妊娠期、月经期禁止按摩，以免引起流产或出血过多。

由于按摩易使血液循环加快，加重上述病症的疼痛，贻误治疗的时机。对待这些病势急迫的情况，应及时采用药物、手术等治疗措施，等病情趋于稳定或缓解后，才能以手部按摩作为辅助手段进行调理性治疗。

▶ 手部按摩的时机

在手部按摩前，要全身放松，把被点压的手搓热，然后根据病情对穴位进行准确的探查。穴位的部位、方向和尺寸：手的指尖方向为前，手腕方向为后；手臂为上，手掌为下，手腕为上，指尖为下；手掌为掌侧，手背为背侧；横向拇指为桡侧，横向小指为尺侧；手臂的横向方向，桡骨为桡侧，尺骨为尺侧；腕横纹至肘横纹分 12 等分，即 12 寸，衡量前臂的穴位的纵向距离；手掌和手背的尺寸，以中指中节两个横纹头的距离为 1 寸；距掌面近的手指指节为第一节，距掌面远的手指末节为第三节。

在按摩手部时，需注意观察各类变化，

进行综合分析。如果点压的穴位出现了疼痛，说明穴位相应的脏腑或器官有了病变；如果穴位出现了沙粒状结晶或块状沉积，或穴位周围的皮肤形态、颜色改色，提示所关联的脏腑器官有病变，经过按摩或点压，随着疾病的消失，这些症状也会自动地消失；对反射区可进行滑动按摩，也可以找出压痛点进行点压等等。

饭后一小时之内不宜进行手部按摩，因为刚吃过饭，血液会大量地向胃集中，帮助胃进行蠕动消化，如果这时点压胃反射区，会强化胃的消化功能，如果点压按摩治疗其他器官，就会影响胃的消化功能。

手部按摩也有严格的频率要求。揉按转一小圈为一次，点压上下来回为一次，一般的疾病需一分钟60—80次。患有心血管疾病的人在治疗时，要注意频率要与心脏的跳动同步。

▶ 甩甩手，巧治病

人们在现代化的快节奏生活中，做健康运动的机会越来越少。在这种缺乏肢体运动的环境里，会相对地增加体弱多病的机会，为自己的健康敲响了警钟。不过，简单的甩手运动就可治疗很多疾病，特别是对于中风、动脉硬化、高血压症、关节炎、神经衰弱、心脏病等各种疾病患者，均有料想不到的奇

特疗效，使你在不知不觉中就达到了强身健体的目的。

甩手运动的练习方法如下：

两脚张开与肩同宽，上体尽量放松，下半身则用力站好。手腕放松，然后轻轻张开手掌，以向前出力三分，向后出力七分的比例做均匀的摆动。

做了一段时间后，就会感觉自己出了不少力，而身体也跟着变得温暖了甚至可练出一身汗。这个运动宜在早上、中午和晚上各做1次，合计一天之内需做300次，做的次数是愈多愈好。如果每日练得不够，就很容易觉得全身疲乏。

在做完甩手运动后，可顺便按摩手腕处。手腕处遍布了五脏六腑的穴位，具有相当重要的功能。在摩擦手腕时可由肘向手掌处逐渐进行。在摩擦手掌背时，要握住手腕，分别做向内及向外旋转摩擦，以及弯屈手臂，用掌心包围住手肘的部分做旋转摩擦。

按摩五指保健康

手指隐藏着来自身体内部的密码，破译这些密码就能获得众多健康与病患的信息，按摩五指就能起到疗病健体的作用。人体的结构就像一个难解的迷宫，经脉遍布迷宫的每一个空间。小小的五指就有六条经脉在其

间循行，手指尖部就有心、肺、大肠、小肠、心包、三焦等经络在起始停止，肺经止于拇指少商穴，大肠经起始于食指商阳穴，心包经止于中指中冲穴，三焦经起始于无名指关冲穴，心经止于小指少冲穴，小肠经起始于小指少泽穴。

五指与各系统都有微妙的对应关系：拇指提示着反映呼吸系统的疾病；食指提示着消化系统的疾病；中指提示着循环系统、内分泌系统的疾病；无名指提示着神经系统、内分泌系统的疾病；小指提示着循环系统、泌尿生殖系统的疾病。

五指与心肺肝肠胃肾的联系紧密，学会相应的按摩对保健与疗病就会起到事半功倍的效果。如果以一手的拇指加食指，自指尖至指尾以旋转形式按摩另一手的五指（可以左右手互换），坚持按摩的时间长了，就会起到相当好的健身效应；两只手的掌心与手背分别对搓 50 次左右，可通六经和加强内脏的供血。

少商、商阳、中冲、关冲、少冲分别是五指指甲下的名穴。用一手手指按压另一手的这五个名穴，可对全身起到有病疗病、没病保健的作用；十指反复地紧扣松开，可加强大脑血液循环；两手食指对扣，扣紧时以鼻深呼吸，松开时以嘴呼气，有保护肝脏的作用。

力按手指判断呼吸器官是否健康的方法，既简单又有效。五指全部伸出后，依次按每

一个指头，如果马上呈微红状，提示身体非常健康；如果微红状能迅速恢复，提示内脏机能良好，血液循环顺畅；如果哪根指头不能迅速恢复微红，提示与此相对应的内脏出了毛病。这些简便的、快捷的方式，不论在何时何地，都能利用空暇时间做到，有效地起到保护身体健康的作用。

▶ 手指中的健康信息

正常的手形应掌大于指，四指并拢平伸时，拇指与食指呈 80 度角，其余四指与腕横纹垂直。如果手指的位置偏离了正常的轨迹，就提示着来自机体内部的病变信息。如果五指分离难以并拢，提示脑外伤或脑瘤；五指常常不能伸直并拢，提示消化系统疾病；如果四指均倾向拇指，提示有高血压病史；如果四指向小指倾斜靠拢，提示中风后遗症。

指头的形态也隐藏着健康的信息：指头呈四方形，一般提示身体健康；指端厚实，呈汤匙状，提示多为酸性体质，易患高血压病、脑血管病，糖尿病等；指端呈圆锥形，提示易患胸部疾病；手指像竹节一样细长，提示体质较弱，易患消化系统疾病；五指形态各异，指头呈混合形，提示疾病的抵抗力强，一般很少染病；两拇指独呈杆状样，提示痛风病；拇指顶端近指甲 0.1 厘米处，如果有透明样硬蚕状圆点，提示患有痔疮。

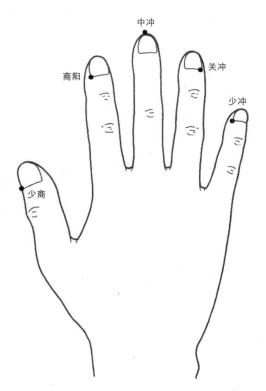

少商、商阳、中冲、关冲、少冲穴

"十指连心"就说的是每一个指头都与人体的其他部位有着密切的联系，察看一个人手指的表现状态，可以了解到一个人从肠胃一直到生殖器的健康活动状况，为诊治疾病提供了极大的方便。

▶ 拇指与少商穴

拇指是五指中最粗大的，以长而健壮为佳。拇指在五脏强弱的判断上，用来判断呼吸系统的强弱；拇指指尖粗大，提示容易患心脏病及肺结核病，需要加以注意；拇指软弱无

力，提示容易患精神疾病或者是已经病入膏肓了；拇指第一、第三节指节纹散乱不清，提示容易患头部疾病；拇指过分粗壮，提示因营养过盛引起了肝火过盛；拇指软弱无力与指尖粗大，提示易患心脏病和肺病。

拇指与呼吸系统紧密相连，而呼吸系统在维持生命代谢方面起着极其重要的作用，是人体一刻都不能离开的重要器官，人连续几天不吃饭与不饮水都可以坚持，但人如果离开了呼吸氧气，则最多只能维持几分钟。人体简单的一呼一吸，会涉及到全身的许多器官。拇指作为身心强健的象征，从细微变化中就可直接得出呼吸系统的健康与否。

拇指除了有变硬的情形外，如还伴有干燥粗裂、柔软塌陷或紫色状态，提示呼吸机能已经开始衰退。在呼吸器官还没有衰退前，就要及时地刺激指甲下方的少商穴，少商是运行自拇指的经穴，指压少商能直接刺激肺部，促进已衰弱的呼吸器官或胃肠脏器的血液畅通，预防疾病。在肺异常时，如果指压少商穴，就会有一定的疼痛感，提示呼吸机能已可能发生障碍，需要抓紧时间治疗。

▶ 食指与商阳穴

食指是人最灵活、最常用的手指，以圆秀健壮为佳。食指用来判断胃肠功能的健康与疾病：如果指形挺直且与中指密合，提示胃

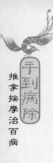
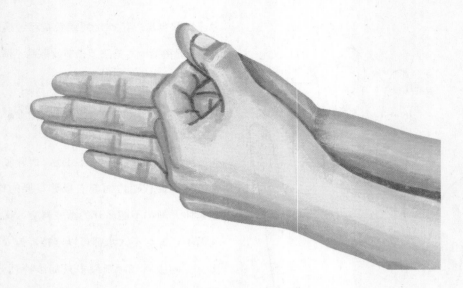

按压少商穴

肠功能健康；如果食指瘦弱而苍白，提示肝胆功能很差，在生活与工作中容易疲劳；如果食指有些弯曲，纹线散乱，提示消化系统出现了疾患；食指的三个指节中以第三节最长，其余两节依次稍有递减，如果第二指节有些过长，提示与钙质吸收不平衡有关。

食指专管胃肠、肝脏、脾脏、胰脏等营养器官，当食指出现硬块、弯曲、紫色淤血状时，就提示消化系统出了毛病。刺激位于食指指甲下方的商阳穴，就能有效地促进大肠等消化器官的机能。商阳穴作为大肠经的井穴，当大肠功能出现异常时，指压商阳穴就会有一定的痛感，此时，应不断地指压商阳穴，直到不再疼痛为止，当食指不再觉得疼痛、肿胀或淤血状消失时，提示大肠机能已经恢复正常。

刺激肺经运行的拇指和手腕，能有效地治愈感冒。婴儿发生感冒时，最有效的预防方法就是指压商阳穴，在婴儿感冒初期，指压此穴会有疼痛感，直到指压时，此穴不觉疼痛同时淤血也消失了，就提示感冒好了。由于婴儿太小，没有办法表明自己的症状，因此，这种方法预防最便利。

▶ 中指与心脏

中指因位于手掌中央而得名，以圆长健壮为佳。中指用来判断心脏、肾脏、血管等器官的健康与疾病：指形挺直且不偏曲的人，提示心脏功能健康，精神饱满而没有疾病困扰。

中指就像一个王者，紧密关联着心脏与

头脑。中指第一节弯曲，提示可有心律不齐、血压不正常、便秘等病发生；中指瘦弱而苍白，提示心脏功能较差，造血功能也不好；中指过长，提示易患心脑血管疾病；如果三个指节不对称且第二节特别长，提示容易患骨骼与牙齿疾病；中指的根部变形，可有视力减退、情志抑郁或烦躁易怒等症状发生；中指根部的青筋，提示有脑动脉硬化的倾向。

用按摩来预防阑尾炎，首先就是要按摩整根食指，接下来按摩商阳穴，如果皮肤的硬块消失了，提示阑尾炎的蔓延已经控制住

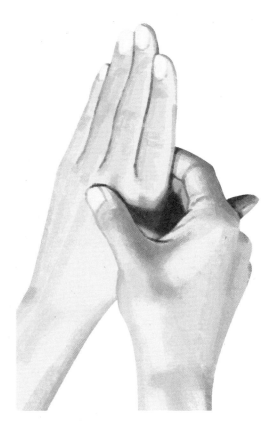

按摩中指根部颈咽区

了；如果手背中指指根处的颈咽区有淤血紫色状或有压痛感，提示喉咙即将发炎，此时就应不断地按摩这一区域，按摩这一区域还对肩酸、脖子或睡眠不慎所造成的酸痛有奇效。

▶ 无名指与肝穴

无名指是人手中最不灵活的一指，以圆秀健壮为佳。由于无名指的强弱与人的整体健康状况有密切的关系，因此，无名指又称为"药指"。无名指负责判断着视觉中枢等神经系统的疾患，如果这个手指出现异样，容易引起神经系统、视觉中枢神经等等方面的疾病。

无名指如果过于粗大，提示易引起神经系统、视觉中枢神经的疾病；如果太长，提示有生活不规律的倾向；如果太短，提示元气太虚，精神状态欠佳；第一节过于粗壮，易患内分泌失调，性功能亢进症；第二节过长、瘦弱且呈苍白色，提示钙质代谢功能较差，骨骼和牙齿会较脆弱；如果弯曲指节漏缝，提示泌尿系统功能较弱，同时又易出现神经衰弱、头痛、失眠等症状。

肝穴位于无名指的第二关节内，与无名指有着特别的关系，当肝穴有紫色淤血现象或有压痛感时，就提示胆囊方面出现了疾病，这时，就要不断地指压肝穴，肝穴的疼痛消失了，说明疾病已被控制住了。需要注意的是，

手到病除　推拿按摩治百病

刺激肝穴对治疗胸痛、头痛、偏头痛、颈痛等酸痛也有很好的疗效。

▶ 小指与命门穴

小指是位于手尾端最细小无力的一只手指头，以细长为佳。小指能判断消化系统的健康与疾患：指节长短相称，直而不偏曲，提示消化系统功能健全，并能将健康的体质遗传给子女；小指瘦弱而苍白，提示容易引起吸收不良与排便不畅等肠道疾病；如果能经常有效地锻炼小指，可以增强精力，延年益寿。

小指能准确地反映心和小肠，肾脏和膀胱等部位的病变，应运用手部按摩的疗法来减轻症状。指压位于小指指甲下的少冲、少泽等穴以及无名指指甲下的关冲穴，就能使小指丘的血液畅通，从而活跃与小指丘有关的各内脏机能。不停地、轻柔地按压这些穴道，自然地会促进内脏血液循环，直到小指上的疼痛消失后，就表示内脏机能已经恢复正常。

女性可指压小指来判断自己的生殖器官是否有异常，如果指压第二关节时没有疼痛感，提示机能正常；如果感到疼痛，就提示生殖器官有了一定的病变。在小指第二关节上有一称作命门的穴位，命门有膀胱、睾丸、子宫等器官的反应点，当命门有疼痛感时，提示这些生殖机能出现了障碍；当按摩命门的疼痛感消失，提示生殖机能障碍已经解除。

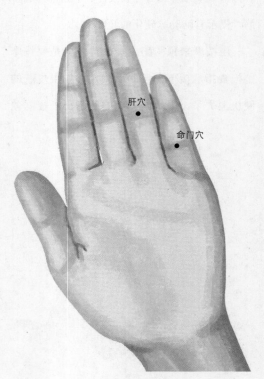

肝穴、命门穴

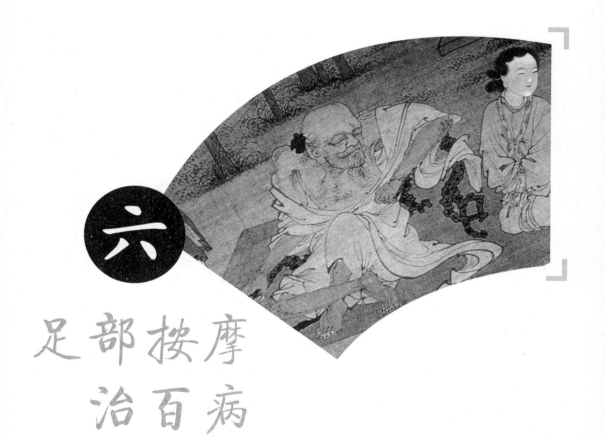

六

足部按摩
治百病

在蒙昧的远古时期，先人们总是喜欢赤着脚有节奏地跳舞或在寒冷时使劲跳跃，时间长了，他们这样的动作会使足底发热，会消除疲劳和振奋精神。当有某种疾病时，在跳舞或蹦跳、行走时，偶尔触及足部某一敏感区时，会使某些疾病不治而愈，从而开始认识到对足部某些区域的刺激对全身的作用，渐渐地用足部按摩来诊治病患，这就是足部按摩的起源。

我国古代的医学著作对足部按摩有诸多的记载，如《灵枢·逆顺肥瘦》中说："手之三阴，从胸走手，手之三阳，从手走头。足之三阳，从头走足，足之三阴，从足走腹。"人体最重要的十二正经和奇经八脉中，足三阴三阳经、阴维脉、阳维脉、阴跷脉、阳跷脉这十条经脉均起或止于足部，如果通过对足部的特定部位施以特定的按摩手法，就会使作用部位相对应的器官发生相应的变化，从而来疏通经络气血、调整脏腑虚实，达到疗病、养生与保健的作用。目前，足部按摩已风靡全球，受到了越来越多人的青睐。

足部按摩的原理

人类的历史就是从双足走路时开始的，为了能够站着走路，人类的骨骼肌非常发达。一双脚有52根骨头，并且密布着许多肌肉、肌腱、关节和韧带彼此复杂地组合，有人直接称人类的脚是"最棒的艺术品"。

脚底活动对人体具有重要的影响，当抬起脚跟时，体重便自然而然地移到了脚的小趾部分，靠近脚趾的部位尤其是靠近大拇指的部位会靠近地面，带有弹力的脚心就垫子一样自然地支撑着体重。脚心是随着人的成长逐渐形成的，不仅完成走路的功能，还与身体的各器官、脏腑有密切的关系，这是因为身体各个器官的异常，会在脚心的各个反射区显现出来。

准确地了解并刺激脚底与身体相应发病部位的穴位，可使身体迅速地达到健康。如：胃不舒服时，与胃相对应的脚心的反射区会变硬，脚心时会感到疼痛，通过刺激胃部反射区，就可以改善身体的异常。

▶ 足的奇妙结构

双足远离心脏，处于人体的最下部，忍辱负重地承担着全身重量和行走的艰巨任务，人一生要走相当于绕地球一周的距离。足部由26块骨关、33个关节、20条大小不同的肌肉、114条坚强的韧带，以及无数灵敏的神经与丰富的血管组成。足部的结构精美绝伦，被生理学家称誉为"解剖学上的奇迹"。

人体每只足有26块骨骼，分跗骨、跖骨与趾骨三个部分。跗骨共有7块，厚重而粗大，分布在脚后跟和脚背处，紧密的连接可以支撑整个身体的重量，同时保持平稳和安全；跖骨共5块，位于跗骨之前、趾骨之后，跖骨比跗骨长而薄，成为脚后部和脚趾之间的桥梁，由于它们之间有较大的空隙，在身体重量落在脚上时可提供弹性；趾骨共14块，是

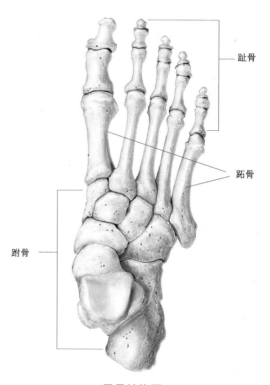

趾骨

跖骨

跗骨

足骨结构图

构成脚趾的骨头，由于富有弹性，可在行走和锻炼时承受强大的压力和张力。

足部肌肉可分为足背肌和足底肌两部分。足背肌较弱小，为伸五个趾的小肌；足底肌分为内侧群、外侧群和中部群，分布情况和作用与手肌相似。

足部神经从胫神经和排总神经分出，负责对足与趾弯曲和伸直的肌肉进行支配以及足部皮肤内的感觉器接受信号，然后，再把这些信号传给脑中枢神经系统。

足部血管包括足动脉和足静脉两部分。其中，足动脉又分为足底内侧动脉、足底外侧动脉和足背动脉；足静脉有浅、深静脉之分，属于下肢静脉的一部分。

▶ 血液循环的原理

足部按摩是一种既可保健又能治病的物理疗法，最明显的是能促进血液循环。血液循环负责把营养物质与氧输送到全身各组织、器官，以及把代谢废物及二氧化碳输送到肾、肺、皮肤等器官，最终排出体外。按摩足部反射区不仅能够有效促进局部的血液循环，而且能够促进全身的血液循环。

足部离心脏最远，处于全身最低的位置，由于血流速度最慢以及地心引力的作用，血液中的酸性代谢产物和矿物质容易在这里积聚，天长日久就会使足部反射区在受到异常刺激时，可诱发相关的病症。按摩就能改善足部反射区的血液循环，使血管扩张，血流加快，血流量增大，从而解除隐藏的危机。

足部按摩对全身的各个器官益处多多。首先是增强了肾、输尿管和膀胱等排泄器官的血液循环，刺激相应的器官，增强了排泄功能；还改善了肺和支气管反射区的血液循环，增强呼吸功能，促进了气体交换及各器官的新陈代谢。

▶ 足与经络的关系

人体是一个复杂、统一的有机体，经络就起着沟通人体上下内外，联络脏腑、肢节，运行气血，抗御外邪，调节体内功能的一个重要作用。贯穿于足部的有6条经脉，38个腧穴，按摩足部就能通过经脉、穴位的作用起到舒筋活血、调和气血、协调脏腑、平衡阴阳的作用，从而达到治病与健身的目的。

全身各器官或部位在足部都有相应的反射区，按摩某个反射区时，经络就会把这些信息及时地传输到相应的器官起到调整作用。如某个器官（或部位）有疾病时，按摩足部相应的反射区，可使发生障碍的器官或部位逐渐恢复正常。

通过经络的传输，某个器官有了一定的病变，会及时地传输到足部的反射区上。比如：子宫切除术后，足部的子宫反射区就会有空虚感；心肌缺氧时，足部的心脏反射区就会有压痛。足部某个反射区有了异常后，进行按摩可以防治相应器官的疾病。其奥秘是在按摩时，所产生的强烈刺激会传入神经中枢，使病理兴奋灶得以抑制，从而起到调整功能的作用。

▶ 足部的生物全息律

生物全息理论就是指生物体的每一相对独立的部分，都包含着全部整体的信息，这很像全息照片每一部分都包含整个照片的信息。这一理论重点阐述了局部与整体的关系，每个细胞中都含有与受精卵细胞相同的生物信息，即每一个小的局部都含有包含其自身在内的整体的全部信息。

生物全息律提示人体的某一部分发生病变，就会导致整个机体的阴阳平衡失调，足部作为人体最棒的艺术品，自然隐藏着来自机体重要的信息。当某个器官有疾病时，必然在足部的同名反射区中有所反应，此时，可根据反射区的变化来判断相应器官的病症，如心肌缺血或冠状动脉功能不全，就会看到心脏反射区苍白凹陷。在一般情况下，按摩足部反射区可以调节或改善各器官的功能，起到有病治病、没病强身的作用。

▶ 点压骨膜的奥秘

对于足部的绝大多数穴位来说，只有点压到骨膜上才能起到显著的疗效。穴位压痛的规律，其核心就是疼痛，也就是说痛者则通，不痛者则不通。按压某个穴位出现压痛时，说明某个穴位和它所反应的脏腑或器官的病

足三阳经、足三阴经在下肢的走向

		足阳明胃经	循行于下肢外侧前缘
足三阳经	从头走足	足少阳胆经	循行于下肢外侧中间
		足太阳膀胱经	循行于下肢外侧后缘
足三阴经	从足走腹	足太阴脾经	循行于下肢内侧前缘
		足厥阴肝经	循行于下肢内侧中间
		足少阴肾经	循行于下肢内侧后缘

变联系上了，病变的信息传递过来了；按压某个穴位压痛不明显，提示某个穴位病变的信息不明显，或者说病变信息传递的通道不畅通。

点压按摩足部穴位时，用力要适当一些，刺激要强一点，信息量大一些，疗效会好一些，特别是治疗肩、臂、肘、腕、指、胸、背的病变，需要点压按摩的力量大一些，但要防止损伤骨膜。在点压疗病的同时，一定要注意保护好骨膜，如果点压之后，骨膜长期疼痛，那就是损伤了。在点压按摩一个穴位时，起初用的力要轻一些，以后逐渐用力增大，大到可以忍受的程度为限。

美妙的足部按摩

在错综复杂的社会生活中，人们由于心理压力过大或精神紧张，直接引起了机体功能失调和抵抗力降低，有的会患上严重的疾病。足部按摩就可使身体充分放松，缓解精神紧张或心理压力，使人保持愉快、乐观的情绪，从而远离疾病的困扰。

足部按摩要有顺序，先做左足再做右足，先做足底再依次做足内侧、足外侧及足背，要突出重点反射区；为了有利于促进血液和淋巴的回流，足部按摩的方向应尽可能地自远而近；一般每个反射区要平均按摩 20 秒左右，

由轻到重、均匀渗透地做 3—5 次，每只足约需 20 分钟，特殊情况除外。

▶ 足部按摩的刺激量

足部按摩就是用手或辅助工具，以特定的技巧，在足的特定反射区上进行的按摩操作，以达到对反射区的有效刺激。在按摩时，要准确地选择反射区部位，手法选用要合理，施术有力、均匀、柔和、渗透并持久，才能取得应有的效果。其中，适宜的按摩刺激量是获得良好效果的关键之一。

对个体性的差异要采用不同的力量，在按摩时，要根据自己的实际情况及不同部位，及时调整手法力度。在一般情况下，要达到局部酸胀稍痛但能忍受为度，这是保证获得最好效果的关键。

在按摩力度大小不变的情况下，对按摩刺激的时间掌握就很关键。刺激的作用时间对刺激量的大小影响较大，即作用时间短刺激量小，作用时间长就刺激量大。每个手法动作都要根据需要适当延长作用时间，以增大刺激量。需要注意的是，这种作用时间的延长是有限的，如果延长时间过长，反而会使刺激引起的反应减弱。

在按摩的力度和作用时间不变的情况下，动作重复与刺激量成正比，动作重复越多刺激量就越大，动作重复越小刺激量就越小。

在按摩时，动作之间间隔的时间长短也非常关键。动作之间间隔的时间越短，刺激频率就相对越快，刺激的作用就越强。频率较快的刺激更能引起中枢的兴奋，比频率较慢的刺激更能引起病理上的变化。

只有灵活地掌握以上五个因素，并针对敏感点进行按摩，才能获得适宜的刺激量，收到比较满意的效果。

▶ 足部按摩的适应症

足部按摩作为一种简便易行、效果显著、无副作用的物理疗法，其适应症十分广泛，不仅适用于消除疲劳、强身健体、预防疾病，也适用于内科、外科、五官科、骨伤科等多种病症的康复治疗。

消化系统病症：如慢性胃病、消化性溃疡、胃下垂、慢性胆囊炎、便秘、恶心、呕吐、反酸、食欲欠佳、肝炎、胆结石等。

循环系统病症：如冠心病、高血压、低血压、胸闷、心动过速或过缓、期前收缩等。

呼吸系统病症：如感冒、慢性支气管炎、支气管哮喘、咽喉炎、肺源性心脏病等。

内分泌系统病症：如甲状腺功能亢进症、甲状腺功能减退症等。

代谢疾病和营养疾病：如糖尿病、肥胖症等。

泌尿系统病症：如慢性肾小球肾炎、肾功

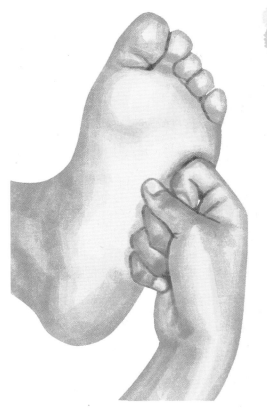

足部按摩的效果跟力度、时间、频率、刺激量等因素有关

能不全、尿频、尿失禁、尿路感染、泌尿系统结石等。

神经系统病症：如神经衰弱、周围性面神经麻痹、头痛、瘫痪等。

外科疾病：如急性阑尾炎、急性胆囊炎、急性乳腺炎、直肠脱垂等。

妇产科病症：如功能失调性子宫出血、痛经、闭经、宫颈炎、宫颈糜烂、不孕症、慢性盆腔炎、产后缺乳等。

男性科疾病：如慢性前列腺炎、前列腺增

生、遗精、阳痿、不育症等。

五官科病症：如慢性鼻炎、鼻窦炎、口腔溃疡、牙痛、神经性耳聋、近视、远视、眼痛、眼炎、耳鸣等。

骨伤科疾病：如急性腰扭伤、腰椎间盘突出症、肩关节周围炎、骨质增生症、骨质疏松症、腰扭伤等。

▶ 足部按摩的禁忌症

神奇的足部按摩以治疗范围广泛与疗效好而著称，遗憾的是这种神奇的疗法不能包治百病，对有些病症是不适宜使用，如出现以下情况需要谨慎认真地对待，以防适得其反。

各种传染性疾病的急性期：如流行性脑脊

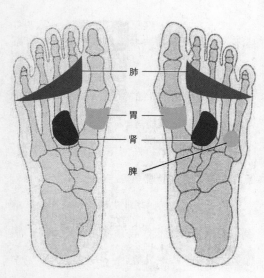

感冒足底按摩反射区

髓膜炎、流行性乙型脑炎、病毒性肝炎、伤寒、肺结核、淋病等。

大出血或有出血倾向的疾病：如胃肠出血、内脏（如肝、脾）破裂出血、血崩、脑出血、严重开放性损伤等。

严重器官疾病：如肝坏死、肠坏死、肠梗阻、心肌梗死、脑梗死、严重肾衰竭等。

女性的妊娠期和月经期。

其他不适宜按摩的症状：如农药中毒、急性一氧化碳中毒、毒蛇咬伤中毒、药物中毒、突发性药物过敏、甲醇中毒等。

▶ 足部按摩的时机

在足部按摩时，应选择避风、避强光和噪音少的地方，室内要保持良好的卫生环境。按摩半小时内，要坚持饮用一杯温开水，如患有严重疾病（如肾病、心功能衰竭等）要根据病情适当减量，按摩的时间也要相应缩短。

足部按摩如出现低热、发冷、疲倦、腹泻等全身不适症状，这是一种正常反应，可继续坚持治疗，数日后症状自然消失。如连续按摩数日后，尿液颜色变深且气味加重，这是因为毒素排出所致，也不必惊慌，要继续坚持治疗。双足在长期接受按摩出现痛觉迟钝，这是常有的现象，此时可用盐水浸泡双脚半小时，就会增强痛觉敏感度以及提高治疗效果。在骨骼突起处按摩，要加以注意，以免挤伤骨膜，造成不必要的痛苦。

足部按摩如果能坚持每天按摩一次，效果就会更好，时间可择机选择，但以每天坚持同一时间为好；如果需要每天按摩两次的，就上午、晚上睡觉前各一次为宜，刚吃过饭或空腹时不宜按摩。一般的病例可按摩十次为一个疗程，在疾病基本痊愈后，如果能再坚持按摩一段时间，效果会更佳。

如果患有严重的心脏病、肾病、糖尿病、肝病、癫痫患者，按摩的力度要轻，时间不能超过 10 分钟，等症状减轻、体力恢复后，可再适当延长时间与增加力度。按摩要有毅力和恒心，注意循序渐进，并严格遵守操作要求。

▶ 常用的按摩用品

按摩用品是足部按摩不可忽视的，会使按摩起到事半功倍的效果。常用的按摩用品包括按摩巾、按摩介质、按摩工具、足底按摩垫、足浴中药、休足液、足浴盆、足部按摩专用锉和指甲刀等。

按摩巾：主要用于垫足、垫手和为足部保温，按摩结束后擦拭按摩膏（油），在按摩足趾时也可用按摩巾包住以利用力。

按摩介质：适量的按摩介质不仅可以减少摩擦，保护皮肤，还可借助于药物作用增强疗效，以及防治皮肤破裂和真菌感染。常用的按摩介质有按摩膏（油）、按摩乳、2％味康陛霜、2％醋酸尿素软膏、凡士林油膏等。

按摩工具：按摩棒、按摩板等工具，可协助足底部较硬、有老茧或敏感度较弱的人来按摩。使用工具按摩的力度要稍轻一些，以免弄伤皮肤与骨膜。

足浴中药、足浴盆：足浴中药要选择有批号的，可先把用布袋包好的药放入足浴盆中，再向盆中加适量开水，或先把煎好的药液注入盆中使用。泡脚时一定要掌握适宜水温，以免烫伤。

专用锉：当足部有较硬的老茧时，可以在泡足后，用专用的锉把老茧除掉。除茧时深浅要适度，不要把皮肤弄破，这样就可以提高足部按摩的效果。

足部按摩时，如脚趾甲过长，应该先用指甲刀修剪，以免由于趾甲过长划破手指。

▶ 运用手指的技巧

在足部按摩时，为了能很有效地控制被按摩的部位，需要用一只手的大拇指轻轻地压在脚趾头基部，大拇指指尖与脚的大拇指内沿齐。其他四只手指头则压在脚背上约前 1/3 的部位，看起来就像是用手把脚趾头包起来一样。这样，就可以随时适当地辅助前后移动，稳定地调整脚的位置。

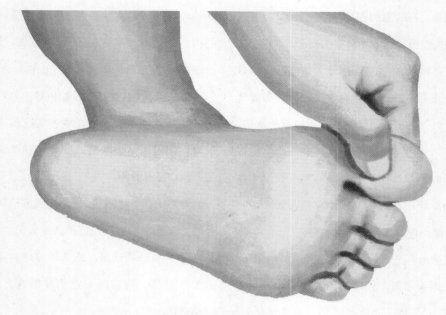

倒钩技巧按摩垂体反射区

大拇指是足部按摩最常用的指头，把手自然放在桌上，你会发现大拇指会自然地弯曲，与桌面接触的地方就是大拇指的外侧。大拇指要以稳定、持续而均衡的力量，在作用部位上按摩，以顺时针或逆时针方向来按压都可以。一开始学按摩的人可能会有手指抽筋的现象，这是因为不习惯的缘故。过了一段时间后，手指肌肉将会较为有劲，双手也能熟练地交替操作，不再感到抽筋或酸痛，大拇指的按压技巧也会日渐成熟。

当大拇指按摩时，其他四个手指的"支撑"作用也是非常重要的，这是以一个轻微的均衡力量，作用于大拇指按压的反方向，这样，脚就夹在大拇指与四指之间。在按压反射区时，手指要保持在自然的位置，否则，支撑

力量便会消失。大拇指与其支撑手指位置必须恰到好处，才能达到最好的按摩效果，因此，当大拇指移动时，支撑手指也要随着动。

倒钩按摩技巧又称为"大黄蜂刺人法"，这是用来对付非常小的反射区位时用的。比如：垂体反射区就隐藏在足的大拇指腹的中央较深处，只有大头针的针头那样大小，如果使用一般手指按摩技巧，很难按到正确的反射区，于是便需用倒钩法来按摩。倒钩技巧与大拇指技巧一样，只是在压到那微小的反射区时，大拇指要向手掌方向钩进来。需要注意的是，当手指钩进来时，不可滑离反射区。这种技巧对垂体、盲肠、胆囊反射区等微小的部位最适合。

食指与中指的按摩技巧和大拇指大同小

异，第一个关节要弯曲，其他部分伸直，而大拇指就变为支撑手指了。运用食指的按摩比较常见，但按摩脚背时，则要用食指和中指一起按摩，以增加压力。脚背、脚踝附近的肌肉较少，比较敏感，用食指或中指来按压较好。同样的，第一关节的弯曲若不恰当，将会造成按摩的部位酸痛。

▶ 脚趾摩擦治疗法

人们经常津津乐道手指的重要性，却无意中忽略了脚趾的重要性。如果脚趾受到冷落，就会很容易降低身体的机能，引发各种疾病，因此，不要总是用鞋固定脚趾，应给脚趾以更大的自由。经络作为人体的能源通道，如果气血运行通畅，身体才能保持健康，脚趾作为经络的起始端与终结端，有许多重要的穴位在这里集中，如果对这些穴位进行刺激，那么全身的气血运行会变得更加通畅。

脚趾既然如此重要，那些不重视脚趾活动的人也该加以关注了，比如按摩、张合等，都会对身体有很多好处。

推脚趾法就是一种在家即可简单操作的方法，在推的时候，要左脚用右手，右脚用左手推。第一趾（大拇趾）上有脾经和肝经，需要从脚趾尖向趾甲方向推；第二、四、五趾上分别有胃经、胆经与膀胱经，需要从趾甲向趾尖方向推。如果在推擦时感觉麻或酥痒

的地方，要再推擦几下，症状就必定能改善。要轻轻地摩擦经络后，再按摩各经络上的穴位就能收到预期的效果，用力过大反而会得不到预期的效果。

由于肾经在脚掌部，患有出尿不利、尿失禁、脚冷、哮喘、浮肿、高血压等症状的患者，需要通过按摩以脚掌心为中心的脚掌整体来达到治疗的功效。

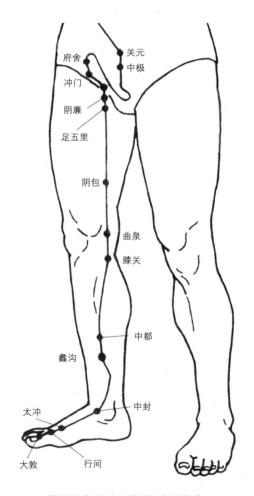

足厥阴肝经在下肢的循行线路

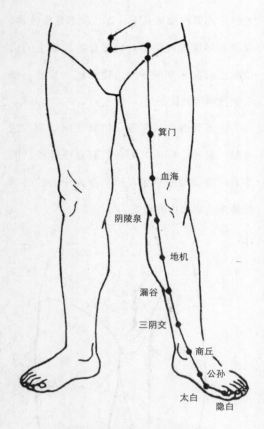

箕门

血海

阴陵泉

地机

漏谷

三阴交

商丘

公孙

太白

隐白

足太阴脾经在下肢的循行线路

足部反射区的按摩

在足部反射区按摩时，要先从左足开始。首先需要对心脏反射区进行检查，确认没有问题后，然后按基本反射区、足底一般反射区、足内侧一般反射区、足外侧一般反射区、足背一般反射区、基本反射区整理放松按摩的顺序进行按摩。在按摩完左足后，再按上述顺序进行右足按摩。

检查心脏反射区的目的是先要了解一下

自己的心脏情况，以免发生意外。检查心脏反射区的手法有轻手法、中等手法、重手法三种：运用轻手法（用拇指指腹由近侧向远侧压推）按摩如果没有明显的痛感，提示心脏可能有明显的病症，按摩的时间不宜超过十分钟，而且力度要轻；如果轻手法没有痛感，再用中等手法（用食指扣拳法由近向远压刮），如果没有明显的痛感，提示心脏可能有功能方面的问题，按摩力度要稍轻些；运用重手法（用食指扣拳法定点顶压）按摩如果没有出现刺痛感或不良反应，则可按正常的力度和时间进行按摩。

待全部按摩后，需要对足部进行整理放松按摩，其基本程序如下：一手握足，另一手拇指与四指相对从膝关节向足趾方向捏揉小腿肌肉两分钟；用拇指点按、按揉足三里、三阴交各一分钟；一手握足跟，另一手握足前部活动踝关节，顺时针、逆时针各旋转15圈；空拳叩击足部及小腿2—3分钟；用拇指、食指按顺序搓揉各足趾趾缝，再用双指钳法提拉趾端3—5次。

▶ **繁杂的分布规律**

足部反射区是人体各器官在足部的信息区，有近百个，一些反射区相互覆盖，边界也是相对而言的，在按摩反射区时，即使稍过界也不会影响效果。反射区内应有一个中心点和几个敏感点，基本位置由一般中心点决定。事实上，足部反射区几乎都是立体的，其敏感点也是这个立体面中的一个或几个点。足部按摩必须运用各种手法作用于反射区及其敏感点，才能获得显著的疗效，达到疗病与保健的目的。

足部反射区的分布具有一定的规律，将双足并拢在一起，人体各部分在足部的投影区就像是一个坐着的人。足的拇趾相当于人的头部；足底的前半部（足掌）相当于人体的胸部，分布着肺、支气管与心脏反射区；足底的中部（足心）相当于人体的腹部，分布着胃、肠、胰、肾等反射区，右足有肝、胆反射区，左足有心、脾反射区；足跟部相当于人体的盆腔，分布着子宫（或前列腺）、卵巢（或睾丸），以及膀胱、尿道、阴道和肛门等反射区。足的内侧（构成足弓的一条线）相当于人体的脊柱，从上至下依次为颈椎、胸椎、腰椎、骶椎和尾椎反射区，双足的外侧是人体肩、肘、膝的反射区。足背相当于人体的前面，足底相当于人体的背面。

颇为奇妙的是，在人体上成对存在且左右对称的组织、器官，其反射区在双足均呈对称分布。如斜方肌、肺、肾、输尿管、腹股沟、坐骨神经、肩关节、肘关节、膝关节、平衡器官、肋骨等等。

人体多数单器官在足部反射区的分布，完整地透露着来自机体的信息。偏于左侧的单器官反射区分布在左足，如心、脾、降结肠、乙状结肠等；偏于右侧的单器官反射区则分布于右足，如肝、胆、盲肠、回盲瓣等；位于或接近于人体中线的单器官，其反射区的分布也有其特殊性，如鼻、气管、喉、胃、胰、十二指肠、膀胱等器官，其对应的反射区在双足部的分布也呈对称性。

人体颈部以上的器官在足部反射区的分布呈交叉性，即左侧的组织、器官的反射区在右侧大脑，右侧组织器官的反射区在左侧大脑。足趾部分是人体头部的反射区，因此，足趾上的反射区与对应的组织、器官具有交叉对应的关系。如左眼、左耳、左侧鼻部等部位发生病变时，应相对应地对右足上的反射区进行按摩，才能收到良好的效果。

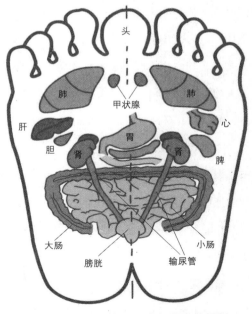

双足并拢即形成一个人体各部器官的投影区

▶ 基本反射区按摩

在检查心脏反射区，确认没有什么问题后，即开始做左足基本反射区的按摩。人们对基本反射区范围的确定大同小异，一般以肾上腺、腹腔神经丛、肾、输尿管、膀胱、尿道这六个反射区为基础，按摩这些反射区能增强排泄系统的功能，加快体内有毒物质和酸性代谢产物的排出，调节全身各器官的功能，达到防治疾病和强身健体的目的。

肾上腺：位于双足掌人字形交叉点后方凹陷处；以右手食指背侧指间关节突出部垂直顶入，不要捻转，用力要适度，以出现酸胀感直至微痛为宜；主要预防和治疗肾上腺疾病，各种感染，过敏性疾病，风湿病，糖尿病等。

腹腔神经丛：位于足底第2、第3跖骨近侧，肾反射区周围；用右手食指中节由远而近地压刮，力度均匀并逐次加力，做3—5次；主要预防和治疗腹腔内各器官的病症，缓解自主神经的紧张。

肾：位于双脚掌肾上腺反射区向后延伸约1寸的范围；左手固定其足背，右手食指中节由远而近地压刮，用力要渗透、均匀，压刮的速度宜缓慢，做3—5次为宜；主要预防和治疗输尿管结石、输尿管狭窄、排尿困难、泌尿系感染等。

输尿管：位于肾脏反射区至膀胱反射区之间呈弧线状的一个区域；右手食指中节背侧

自肾反射区中间开始，先压入到合适的深度，再向下压刮至离膀胱反射区，至膀胱区中点时停留片刻，再逐次加力，力度要均匀、渗透，速度宜缓慢，做3—5次为宜；主要预防和治疗泌尿系统疾病。

膀胱：位于足底内侧舟骨下方拇展肌侧旁；用食指中节由足内侧向足外侧呈扇形旋压，用力不可过大，旋转角度也不宜过大，做3—5次为宜；主要预防和治疗肾、输尿管及膀胱结石，膀胱炎及泌尿系感染等病。

尿道（阴道或阴茎）：位于足跟内侧，自膀胱反射区直至内踝的后下方的条带状区域；用拇指从膀胱区后下方推向内踝的后下方，推压的速度要缓慢，以出现酸胀感为度，做3—5次为宜；主要预防和治疗泌尿系统感染、排尿障碍、会阴部病症及性功能不佳等。

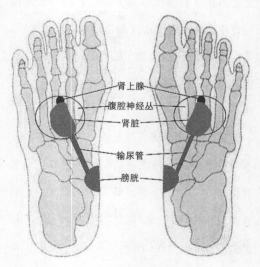

基本反射区

▶ 一般反射区按摩

额窦（前额）：位于十个脚趾的趾端，右边额窦在左脚，左边额窦在右脚；用拇指自内向外做推法或食指压刮，施力均匀，逐次加力，以感到舒适为宜；主要预防和治疗前额痛、眼病、视物不清、三叉神经痛和耳部疾病等。

三叉神经：位于双足拇趾近第二趾的一侧，右侧三叉神经的反射区在左脚，左侧三叉神经的反射区在右脚；用拇指指端扣压和推压法，用力要逐次加大，但不宜过大，做3—5次为宜；主要预防和治疗偏头痛、颜面神经麻痹及神经痛、腮腺炎及头面部的疾病等。

小脑及脑干：位于双足拇趾肉球根部靠近第二节趾骨处；用捏指法，用力要由轻逐次加重，双手协调配合更能获得适宜的刺激；主要预防和治疗脑震荡、脑肿瘤、高血压、头晕、头痛、失眠、肌肉紧张及肌腰关节等疾病。

颈部：位于双足拇趾根部横纹处，右侧颈部的反射区在左脚，左侧颈部的反射区在右脚；用拇指由外向内推压，也可由外向内边扣压边旋转，移动时手指不可放松，做3—5次为宜；主要预防和治疗颈部酸痛、颈部软组织损伤、落枕、颈椎病、高血压及消化道疾病。

鼻：位于拇趾趾腹内侧延伸至拇趾甲根部，第一趾间关节前；用手拇指指腹从拇趾腹内侧推向甲根后方，由轻渐重推3次；主要预防和治疗急慢性鼻炎、过敏性鼻炎、鼻窦

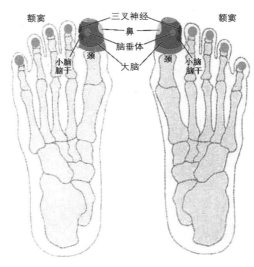

一般反射区

炎以及上呼吸道感染。

大脑：位于双脚拇趾趾腹整个区域，右半部大脑的反射区在左脚，左半部大脑的反射区在右脚；用食指中节背面由远侧至近侧压刮，压刮力度适中，要使整个拇趾趾腹都受到压刮而无遗漏，将拇趾趾腹分为内、中、外三条纵线，各压刮3—5次；主要预防和治疗头痛、头晕、失眠、高血压、脑血管病及神经衰弱等。

垂体：位于双侧足趾趾腹中央部位的深部；用食指近侧指间关节外侧凸出部按压，按压时要垂直用力，位置不可移动，做5次为宜，最后一次延长按压时间；主要预防和治疗内分泌功能失调、小儿生长发育不良及抗衰老等。

甲状旁腺：位于双足足掌内侧第一跖趾关节前方凹陷处；用拇指指端和食指中节近侧指

背顶压，逐次加力，做3—5次为宜；主要预防和治疗因甲状腺机能低下引起的缺钙症状，如筋骨酸痛、抽筋、手足麻痹、痉挛、指甲脆弱、白内障等。

甲状腺：位于足底第一跖骨和第二跖骨之间成带状的区域；用拇指自第一跖骨颈移行部由内向外横推，用力要均匀，动作要协调，做3—5次为宜；主要预防和治疗甲状腺功能亢进症、甲状腺功能低下症、失眠、心悸、情绪不佳、肥胖症等。

食管和气管：位于足底第一跖趾关节偏内侧的纵形带状区；用食指对第一跖趾足底内侧产生压力，用力均匀，由远而近地做3—5次；主要预防与治疗食管和气管的各种病症。

眼：位于双足第二趾与第三趾根部（包括脚底与脚背两个位置），右眼的反射区在左脚，左眼的反射区在右脚；用拇指指尖由轻渐重地捏掐趾根敏感点，然后用拇指指腹由远而近推各趾，最后用拇指侧锋按压第二、第三趾根间背侧敏感点；主要预防和治疗结膜炎、角膜炎、近视、老花眼、远视、青光眼、白内障及眼底出血等疾病。

耳：位于第四趾与第五趾根部（包括脚底与脚背两个位置），右耳的反射区在左脚，左耳的反射区在右脚；手法与眼反射区的按摩手法相同；主要预防和治疗各种耳病、眩晕、晕车、晕船等。

斜方肌：位于足掌前半部，在眼、耳反射

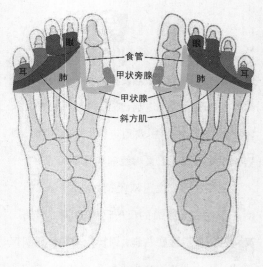

一般反射区

区后方成一横带状区域；使足掌放松，用食指中节从外向内压刮3—5次，每次压刮的力度要均匀并逐次加重；主要预防和治疗落枕、颈背酸痛、手臂无力酸麻等。

肺及支气管：双足斜方肌反射区的后方，自甲状腺反射区向外到肩反射区外约一横指宽的带状区域，支气管反射区与肺反射区重叠，并由肺反射区延伸至第三趾中节末端的索带状区域；手法与斜方肌反射区的按摩手法相同，但位置偏后方，做支气管反射区按摩时，用双手拇指推向各足趾，力度应均匀并逐次加重，做3—5次为宜；主要预防和治疗各种肺炎、支气管炎、哮喘、肺结核、肺气肿、胸闷等。

心：中心点位于左足第四、第五跖骨颈之间，在肺的反射区后（向脚跟方向）；用食

指顶压中心点，顶压时不要移动或旋转，力度应均匀并由轻逐次加重，做3—5次为宜；主要预防和治疗冠心病、心绞痛、心律不齐、肺部疾病等疾病。

脾：位于左足底第四、第五跖骨基底部之间，距心脏反射区正下方一横指处；用食指顶压，顶压时不能移动或旋转，力度要均匀并由轻逐次加重，做3—5次为宜；主要预防和治疗消化不良、食欲不振、急慢性胃炎、贫血、发烧、皮肤病等。

胃：位于足底第一跖骨体部跖趾关节后方约一横指宽处，下方为胰反射区；用单食指顶压，力度要均匀并由轻逐次加重，做3—5次为宜；主要预防和治疗急慢性胃炎、恶心、呕吐、胃痛、胃胀、胃酸过多、消化不良、胃下垂等。

胰：位于双足足掌内侧，胃反射区与十二指肠反射区之间；用单食指顶压，力度要均匀并由轻逐次加重，由于该反射区靠近第一跖骨基底部，故用力应比胃反射区轻些，做3—5次为宜；主要预防和治疗糖尿病、胰腺炎、急慢性胃炎。

肝：位于右足第四与第五跖骨之间，在肺反射区的后方（向脚跟方向）；用食指中节横向刮，范围可大些，用力要均匀并由轻逐次加重，做3—5次为宜；主要预防和治疗肝功能失调、肝炎、肝肿大、肝硬化。

胆囊：位于右足底第三与第四距趾骨之

间，肝反射区内；用单食指顶压，方向应斜向外上方，力度应均匀，并由轻逐次加重，做3—5次为宜；主要预防和治疗胆囊疾病、肝脏疾病、失眠、消化不良等。

十二指肠：位于足底第一跖骨近端，胃反射区与胰脏反射区的后方；用单食指顶压，力度要均匀并由轻逐次加重，既不可太重以避免过于疼痛，又要有适宜的刺激量才能奏效，做3—5次为宜；主要预防和治疗十二指肠疾病、腹部饱胀、消化不良等

小肠：除足掌和足跟外，大部分足底心的部位都属小肠反射区，即被升结肠、横结肠、降结肠、乙状结肠和直肠等反射区所包围的区域；以四指（除拇指）屈曲，近侧指间关节背侧着力，压刮的力度要均匀，速度宜快，动作要有节奏，可自远而近压刮十几次；主要预防与治疗小肠炎症、腹泻、肠功能紊乱、消化不良、心律失常、失眠等。

盲肠和阑尾：位于右足底跟骨前缘外侧，与小肠及升结肠的反射区连接；用食指定点按压，按压时不能移动位置或扭转，力度应由轻逐次加重，做3—5次为宜；主要预防和治疗盲肠炎、阑尾炎、下腹胀气等。

回盲瓣：位于右足底跟骨前外侧，在盲肠反射区的前方；用食指定点按压，按压时不可移动位置或旋扭，力度应由轻逐渐加重，做3—5次为宜；主要预防与治疗消化不良及非特异性肠炎等。

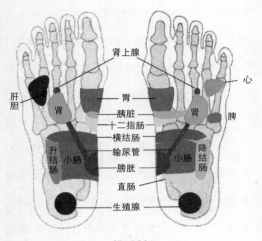

一般反射区

升结肠：位于右足掌外侧，小肠反射区外侧与脚外侧平行的带状区域；用食指中节偏桡侧面由近端向远端压刮，压刮时用力要均匀并逐次加重，做3—5次为宜；主要预防和治疗便秘、急慢性肠炎、腹痛、腹泻等。

横结肠：位于足掌中间，相当于胰、十二指肠反射区水平线上横越足底的带状区域；以食指中节压刮，方向是左足由内向外、右足由外向内，力度要均匀并由轻逐次加重，做3—5次为宜；主要预防和治疗急慢性肠炎、腹痛及腹泻等。

降结肠：位于左足底外侧，相当于胰和十二指肠反射区平面至跟骨前缘外侧平行成竖条状；用食指压刮法，用力要均匀并逐次加重，做3—5次为宜；主要预防和治疗急慢性肠炎、腹痛及腹泻等。

乙状结肠及直肠：位于左足足掌跟骨前缘

成一横带状；用食指中节近侧部做压刮，用力要均匀并逐次加重，做3—5次为宜；主要预防和治疗便秘、乙状结肠、直肠炎症、息肉等。

肛门：位于足跟前内方、膀胱反射区后方的足底与足内侧交界处；用食指近侧指间关节背侧突出部顶压，顶压的方向最好是从内下向外上，力度均匀并逐次加重，做3—5次为宜；主要预防和治疗痔疮、肛裂、肛门下垂、便秘、便血等。

生殖腺：位于足底，足跟部的中央；用食指近侧指间关节背侧突出部对准生殖腺反射区顶压，顶压时不要移动或旋扭，力度均匀并逐次加重，做3—5次为宜；主要预防和治疗男女性功能低下、不孕症、月经不调、前列腺增生、子宫肌瘤等。

▶ **内侧一般反射区按摩**

颈椎：位于拇趾根部内侧横纹尽头处；用拇指或双指由远而近地推或压刮，力度要均匀，并由轻逐次加重而达到适宜的刺激量，做3—5次为宜；主要预防和治疗颈项僵硬酸痛，各种颈椎病以及引起的上肢麻木、疼痛等。

胸椎：位于足弓内侧缘距骨下方，从距趾关节直到楔骨关节止；用拇指或食指由远而近地推或压刮，力度要均匀，并由轻逐次加重而达到适宜的刺激量，做3—5次为宜；主要预防和治疗胸背部病症、胸腔内器官疾病等。

腰椎：位于第一跖骨基底以下、跟骨以前的足弓内侧缘；用拇指或食指由远而近地推或压刮，力度要均匀，并由轻逐次加重，使之达到适宜的刺激量，由于腰椎与骶骨反射区的接合部是足弓最高处，宜用力向上顶压，做3—5次为宜；主要预防和治疗骨刺、椎间盘突出症、腰酸痛、腰肌劳损等。

骶骨：位于足弓内侧缘距骨下方到跟骨止，前方与腰椎反射区相连，后方与内尾骨反射区相接；用拇指或食指由前向后推或压刮，力度要均匀并逐次加重，做3—5次为宜；主要预防和治疗坐骨神经痛、骶骨骨刺等。

尾骨内侧：位于跟骨后内缘和下内缘的带状区域；用食指中节桡侧面先从内尾骨反射区后方足后跟方向钩刮，用食指近侧指间关节背侧突出部顶压跟骨内下角处，用食指中节桡侧面钩刮内尾骨反射区的前部，用力要均匀并逐次加重，做3—5次为宜；主要预防和治疗骶尾部挫伤、坐骨神经痛、生殖系统疾病等。

前列腺或子宫：位于足跟内侧，踝骨后下方的三角形区域；用双手拇指自下而上按压，其余四指置于足跟外侧和足背帮助固定足踝部，力度均匀并逐次加重，做3—5次为宜；主要预防和治疗尿路感染、前列腺炎、前列腺增生、性功能低下、子宫病变、痛经等。

内肋骨：位于内侧肋骨反射区与足背第一楔骨与舟骨间，相当于足背最高点后下方的凹陷处；用拇指指腹定点按压，力度均匀并由轻逐次加重，做3—5次为宜；主要预防和治疗胸闷、胸痛、肋骨损伤等。

腹股沟：位于内踝尖正前方的凹陷中央；拇指指端顶压或压揉，顶压的力度要均匀，做3—5次为宜；主要预防和治疗男性性功能低下、阳痿、遗精、早泄、男女不育等。

内侧髋关节：内踝前下和后下方的关节缝内，呈一弧形的区域，共4个位置；用拇指沿骨缝从前下方推到后下方，尽可能推入骨缝，用力均匀并逐次加重，做3—5次为宜；主要预防和治疗坐骨神经痛、腰背肌疼痛及肩关节疼痛等。

下身淋巴腺：位于踝骨前，由距骨、舟骨间构成的凹陷处；在足跃屈时，用拇指尺侧偏锋挤入内踝前下方的凹陷中，以出现酸胀为宜；主要预防和治疗各种炎症、发热、下肢浮肿、踝部肿胀、免疫功能低下等。

内侧直肠及肛门：位于胫骨内侧后方，踇长屈肌腱间，内踝上3寸以下的带状区域；用拇指沿胫骨内侧后缘与肌腱之间的凹陷处，从下向上推，做3—5次为宜；主要预防和治疗痔疮、便秘、急慢性直肠炎。

内侧坐骨神经：从内踝关节后上方起，沿胫骨内后缘上行至胫骨内侧髁下方凹陷处；用拇指从下向上推，速度宜缓慢，用力均匀并由轻到重逐次加力，做3—5次为宜；主要预防和治疗坐骨神经痛、坐骨神经炎、膝和小腿疼痛、糖尿病等。

▶ 外侧一般反射区按摩

肩关节：位于以第五跖趾关节为中心的区域；用食指分前、外、后三个面由远至近地压刮，力度要均匀并逐次加重，做3—5次为宜；主要预防和治疗肩周炎、肩酸痛、上肢疼痛麻木、落枕等。

上臂：位于第五跖骨的外侧面和上面，前面是肩关节反射区，后面是肘关节反射区；用拇指或食指自远而近地压刮，力度要均匀并由轻到重逐次加力，做3—5次为宜；主要预防和治疗颈椎病、肩关节周围炎、臂部损伤、偏瘫等。

肘关节：位于第五跖骨基底部外侧前、后两个凹陷处；用食指分别定点顶压两个凹陷处，也可用食、中两指近侧指间关节背侧同时顶压两个凹陷处，用力应由轻到重，避免压在骨突处；主要预防和治疗肘关节损伤、肘关节酸痛、肘关节炎、网球肘等。

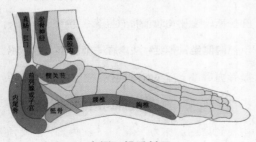

内侧一般反射区

膝关节：位于足外侧，第五跖骨与跟骨前缘所形成的凹陷处；用食指从前向后扭转180度，每扭转90度时点压一下，做3—5次为宜；主要预防和治疗膝关节炎、膝关节损伤及下肢疼痛等。

外尾骨：位于足掌外侧，沿跟骨结节后方外侧的一带状区域；用食指从跟骨后上方开始钩刮至足跟外后下方拐弯处时，再钩刮外下方，直到前方与膝反射区相接，用力均匀并逐次加重，做3—5次为宜；主要预防和治疗坐骨神经痛和尾骨受伤后遗症。

外侧生殖器（卵巢或睾丸）：位于足跟外侧，外踝后下方；用食指自上后向下前按摩，力度要均匀，做3—5次为宜；主要预防和治疗性功能低下、不孕症、月经不调、前列腺增生、卵巢囊肿等。

肩胛骨：位于足背第四跖骨与第五跖骨之间及其与骰骨间的一带状区域；用双手拇指自远而近推压，动作要协调，力度均匀并逐次稍加力，做5—7次为宜；主要预防和治疗肩周炎、肩背酸痛、肩关节活动障碍、上肢疼痛麻木、肩胛部酸胀疼痛等。

外肋骨：位于第三楔骨与骰骨之间的凹陷处；用拇指指腹轻而缓慢地捏或揉，最好是用右手捏右足，左手捏左足，做3—5次为宜；主要预防和治疗肋骨损伤、胸闷、胸痛、肩胛部疼痛、肩背痛等

上身淋巴腺：位于外侧踝骨前，由距骨与

舟骨构成的凹陷处；用拇指摸准该区的骨缝，当足屈伸时拇指尺侧偏锋轻轻挤入，直到有酸胀感，做3—5次为宜；主要预防和治疗各种炎症、发热及免疫功能低下等。

外侧髋关节：位于外踝的前、下、后方的骨缝处；用拇指自前向后推，并尽可能挤入外踝内方的骨缝中，要逐次加力，做3—5次为宜；主要预防与治疗筋关节损伤、臀上皮神经损伤、肩关节疼痛等。

下腹部：位于外踝后方的凹陷带状区域，自足跟骨后方向上延伸四横指的一带状区域；用拇指自下而上地推压，用力要均匀并逐次加重，做3—5次为宜；主要预防和治疗大小便不利、月经不调、痛经、性功能低下及盆腔疾病等。

外侧坐骨神经：位于胛骨后方的带状区域和胫、腓骨之间的部位；紧握拳，用第四、第五指的近侧指间关节着力，由下而上地推摩，做3—5次为宜；主要预防或治疗腰腿疼痛、坐骨神经痛、坐骨神经炎及下肢关节痛等。

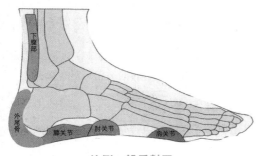

外侧一般反射区

▶ **足背一般反射区按摩**

上颌：位于拇趾趾间关节横纹前方的一条横带状区域；用拇指靠紧拇趾趾间关节的远侧由内向外推摩，逐次加力，做3—5次为宜，如果想增加美容效果，可用拇指端扣掐甲根及甲旁；主要预防和治疗牙痛、口腔炎、牙龈炎、牙周病、急慢性鼻炎、鼻窦炎。

下颌：位于拇趾趾间关节横纹后方的一条横带状区域；与上颌的按摩手法相同，区别只是在推摩时要紧靠拇趾趾间关节的近侧；部位在双脚脚背拇趾趾间关节；主要预防和治疗牙痛、口腔炎、牙龈炎、牙周病等口腔疾病。

扁桃腺：位于拇趾近节趾骨背侧中部两侧；用双手拇指指端逐次稍加力向上方按压，做3—5次为宜；主要预防和治疗急慢性扁桃腺炎、上呼吸道感染等。

咽喉：位于第一跖趾关节外上方；用拇指扣捏，力量要适度并逐次稍加重；主要预防和治疗急慢性咽炎、扁桃体炎、声音嘶哑及上呼吸道感染等。

胸部淋巴腺：位于第一跖骨与第二跖骨的间缝处；用拇指沿第一跖骨外侧用力向上推，由远向近，逐次加力，做3—5次为宜；主要预防和治疗各种炎症、发热、胸痛等。

气管：位于第一跖骨基底外侧；用拇指向第一跖骨基底的内后方用力，逐次加力，做3—5次为宜，在每次推完胸部淋巴腺反射区后，可顺势向后方顶压气管反射区；主要预防和治疗急性支气管炎、慢性气管炎、咳嗽、哮喘、咽干等。

内耳：位于第四跖骨及第五跖骨骨缝的前端，止于第四、第五跖骨关节；用拇指沿第五跖趾关节内侧向上推，逐次加力，以出现麻胀感为宜；主要预防和治疗高血压、低血压、头晕、眼花、晕车、晕船、中耳炎、耳鸣等。

胸部和乳房：位于足背第二、第三及第四跖骨形成的大片区域；用拇指指腹由轻到重、由远至近推，做 8—10 次为宜；主要预防和治疗急慢性乳腺炎、乳房增生症、乳腺癌、胸膜炎、胸痛等。

膈肌（横膈膜）：位于足背最高点的横形区域；用双手食指从足背中央开始，钩刮到足背两侧至足底交界处，用力要均匀并逐次加重，做 3—5 次为宜；主要预防和治疗嗝逆、恶心、呕吐、胸闷、腹胀等。

输卵管或输精管：位于内侧连接内踝后下方的子宫或前列腺反射区，外侧连接足跟外侧的卵巢或睾丸反射区所形成的横向带状区域；用双手食指从中央向两侧钩刮至内外踝侧面，用力均匀并逐次加重，做 3—5 次为宜；主要预防与治疗附件炎、输精管炎、不孕症、性功能低下、睾丸和前列腺疾病等。

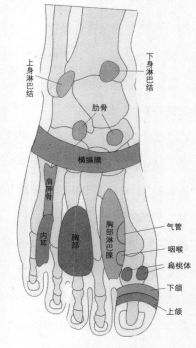

足背一般反射区

上、下身淋巴结：分别位于外踝前下方的凹陷中央与内踝前下方的凹陷中央；放松踝部，用食指中节近端的桡侧面轻轻挤入，以出现酸胀感为宜；主要预防和治疗各种炎症、发热、足踝部疼痛及免疫力低下等。

解溪：位于踝关节背侧横纹的中点；用一手拇指指端扣入解溪，另一手握住足部按顺时针和逆时针方向旋转踝关节，以出现酸胀感为宜；主要预防与治疗头晕、头痛、癫狂、腹泻、便秘、足踝部扭伤等。

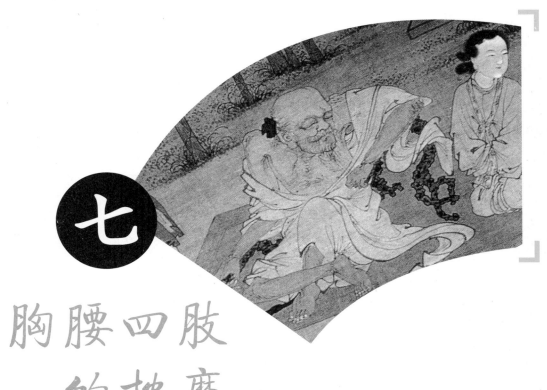

七

胸腰四肢
的按摩

头部、手部与足部是按摩的重要区域，但对机体的其他部位也不能忽视。比如：胸、腰、颈、肩、四肢部每天都进行着频繁的活动，人体不论做什么，都离不开胸、腰、颈、肩、四肢的活动，时间长了，会对这些部位造成累积性损伤，以及一些如外伤、扭伤、贪凉受寒等不确定的因素的存在。

　　胸、腰、颈、肩、四肢等部位出现一些问题，虽不危及人的生命，但也会为生活带来诸多的不便，需要进行积极的防治。用按摩的手法作用于这些特定的部位，调节机体生理与病理状况，就会达到有病治病，没病健身的目的。

不能忽视的按摩部位

胸、腰、颈、肩、四肢等部位的穴位，都通过经络与人体的每个器官、脏腑保持着密切的联系，刺激反应点或活动这些部位，就可调节脏腑功能，改善机体状况，只要把其中的规律掌握好，就可以不受任何时间与地点的限制进行治疗。

除了对上述部位进行按摩外，还要保持正确的生活习惯。比如在生活中，要保持正确的站立与行走姿势：正确的站立姿势是要把身体的重心落在脚跟部，上身向前微屈，两膝关节或其中一膝关节稍微屈曲，这样做能有效减轻腰部承受的负担；正确的行走姿势是身体重心下肢向前移，胸部要挺直，避免弯背挺腹，这样做能有效减轻腰椎承受的负担。通过长期的锻炼与按摩，就能不断地提高防病能力，保持生命的健康与美丽。

▶ 颈腰肩的重任

在日常的按摩中，颈部是个让人容易忽视的部位，颈部处于头和躯干之间，是脊柱中最早出现退行性改变征象的部位。其实，颈部有重要组织器官密集，作为人体结构中较为脆弱的部位，在默默无闻中用坚强的力量支持着头颅的重力，用较大而敏捷的可动性，适应着视觉、听觉和嗅觉的刺激反应。

人体在站立时有着特别的生理弯曲，即颈椎前屈、胸椎后弯、腰椎前屈、骶椎后弯，形成一个美妙的弹簧弧。这些弯曲也有内在

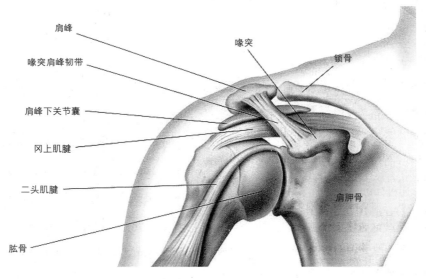

肩峰
喙突
锁骨
喙突肩峰韧带
肩峰下关节囊
冈上肌腱
二头肌腱
肩胛骨
肱骨

肩关节结构图

的准则，如某一个弯曲度出现异常时，就会使整个均衡发生紊乱，从而造成腰痛。脊柱可整体活动也可在不同的部位开展特殊的运动，腰椎作为躯干活动的枢纽，活动主要以前屈及后伸为主。

肩关节是人体中最灵活的关节，也是人体关节中发病率最高的关节。肩肱关节是由肩胛骨的关节盂与肱骨头连接而成的球窝关节，是人体中活动范围最大、最灵活的关节，正常的肩肱关节除必须相当稳定外，还要让肱骨头与关节盂密切接触，以防止肱骨头半脱位。肩关节在人体中的运动很复杂，既要单独运动也要相互密切联系。因此，在做肩部按摩时，必须要有一个整体的观念。

▶ 颈肩腰腿易发病变

生活中最常见的疾病莫过于颈、肩、腰、腿痛了，这些缠绵不断的痛苦严重影响了人们的正常生活，有的还造成不同程度的病变。这些疾病归纳起来主要有急性扭伤、慢性劳损、退行性病变及风寒湿侵袭几种。在用按摩疗病时，首先对这些疾病的来龙去脉进行一个系统的认识，会有效地、及时地防患于未然，还机体以健康的光泽。

急性扭伤在生活中非常多见。如搬抬重物、刷牙、倒水等不慎，会引起腰肌的损伤；如睡觉姿势不正确或枕头过高，会引起颈椎

关节的错位；如在做强烈运动时的突然扭转、碰撞、跌扑等，会引起软组织的急性损伤。急性扭伤可使局部软组织产生无菌性炎症反应，一方面可直接引起组织的疼痛，另一方面可使肌肉等组织发生痉挛，如果不及时治疗，会转为慢性，疼痛日久难去。

慢性劳损是长时间在某种姿势下做单一动作造成的，这些单一的动作会导致姿势肌长时间处于紧张状态，肌肉发生痉挛。血管在周围损伤组织的影响下，会发生血管痉挛，使局部疼痛加重。如果一组肌肉痉挛，还会引起对应肌肉发生与其相适应的变化，从而形成恶性循环，使疼痛成为身体上一个挥之不去的阴影。

退行性病变是指随着岁月的不断流逝，机体内的一些器官、组织逐渐发生老化，常见的是脊椎的退行性变化、骨质增生、膝关节炎等。骨质增生本身并不算病，但当骨质增生到了严重压迫神经、血管等组织并产生炎症时，才算是一种病。比如膝关节的骨质增生，可引起膝痛及行走活动困难，这就需要认真对待了。

风寒湿侵袭一般没有什么明显的外伤史，有感受风寒湿侵袭，如淋雨、衣着冷湿、身劳出汗着凉等情况，就会突然感到局部疼痛。如果风寒湿三气作用于肌肤、经络，使气血运行受阻，不能营养肌肤、筋脉时，就会使肌肤出现麻木。比如：在湿地住的时间长了，

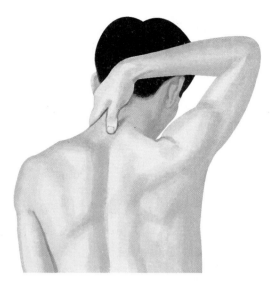

按摩大椎穴

大椎穴位于颈部下端，第七颈椎棘突下凹陷处，该穴主治颈酸疼、肩部酸痛、上肢麻痹等身体不适。

可引起周身酸痛；夏天卧露室外，风寒之气可引起颈项强痛；驾驶员长时间开车，一侧肩部受风寒侵袭可引起肩周疼痛等。

治疗颈、肩、腰、腿等病痛的方法很多，如针灸、理疗、中药内服、功能锻炼等。如果想自己进行治疗，而且没有任何副作用，最佳选择莫过于按摩了。按摩治疗需要一个漫长的过程，只要坚持不懈，就会得到一个美好的结果。

▶ 适应症与禁忌症

按摩在为病人带来健康的同时，也有一定的适用范围，对躯干、四肢等部位的按摩，

主要适应下列几个方面的病症：对于脏腑功能性疾病、慢性炎症、骨伤科疾患及小儿科疾病都有很好的疗效；陈旧性和顽固性的疾病，比如颈椎骨质增生、腰椎间盘突出等。

按摩具有治疗范围广泛、疗效好、无副作用的优势，但也不能包治百病，对有些病症是不宜使用的，需要谨慎对待，否则会适得其反。如感染化脓、皮肤烫伤和出血的体表部位；急性感染及发热性急病；癌变及传染病急性传染期（如肝炎、皮肤病、霍乱等）；高血压以及严重的心脏病的老年患者，在按摩时手法要轻；怀孕的女性、月经期的女性，不能按摩腹部；患肾炎的人，不宜用重手按摩腰部脊椎面侧肾区。

正常的按摩，穴位会出现一定的酸胀感，如果出现刺痛或疼痛到难以忍受时，这都是不正常的，需要立即停止。

▶ 需要注意的事项

对颈、肩、腰、腿等部位按摩时，应保持室内清静、整洁、空气清新。用力要适中，先轻后重，由浅入深。按摩时，可在患者皮肤上涂擦润滑剂，以保护皮肤，选用植物油、滑石粉、止痛药水、活血酒、药酒等介质要根据自己的实际情况进行。

按摩时，要根据自身的病种与病情来确定，可每天进行 1—2 次，如果能坚持每天至

少按摩 1 次，效果就会更好。需要每天按摩 2 次的，就上午、晚上睡觉前各 1 次为宜，刚吃过饭或空腹时不宜按摩。按摩 10 次可作为一个疗程，在病愈后，如果能再坚持按摩一段时间，效果会更佳。

按摩要根据病人的体质等来具体确定，如出现头晕、眼花、心慌气短的感觉时，应立即停止。如果体质虚弱，易出现昏迷，按摩的手法要轻柔，精神一定要放松，不能有任何的思想顾虑。对腰痛、腿痛、背痛等症状，如果按摩的手法较重，会使疼痛加重，在一般情况下，痛感会与原来的病因一起消失。按摩要有毅力和恒心，注意循序渐进，并严格遵守操作要求。

美妙的按摩效果

看似简单的按摩蕴含着高深的医理，可使身体充分放松，缓解精神紧张或心理压力，使人保持美好的情绪，从而远离疾病的困扰。按摩作为一种自然的非药物疗法，因见效快、经济安全，便于应用，得到了越来越多人的青睐。

在重视头部、手部与足部按摩的同时，也不能忽视胸、腰、颈、肩与四肢的按摩。准确地对症按摩，不仅能治疗疾病，还能起到养生保健、增强机体免疫机能以及强身防

病等作用。比如：按压肩井穴可清热消肿，此穴为足少阳胆经，位于肩膀最高处，按压此穴不仅可丰乳及治疗乳腺炎、产后子宫出血，还可治疗肩背酸痛、眼睛疲劳、牙痛、高血压、神经衰弱等，因此，按压此穴的手法被尊称为"肩井之术"。

▶ 按摩胸部可安神

胸部是心脏和肺居住的处所，因此在平时要把保护胸部提到重要的日程上来。在日常生活中，当一个人感到心情舒畅与精神愉快时，就会觉得心胸开阔；当一个人感到心情烦闷与精神苦恼时，就会感到胸部憋闷。这是由于肺部的呼吸功能与心脏的收缩功能，随着心情的变化而影响到血液循环所致。因此，常生闷气的人很容易导致疾病的发生。

经常抚摸胸部是一种简单易行的养生方法，可激发人体的心肺功能，推动营气和血脉运行的动力，从而使人心胸开阔，心境宁静，促进身体健康。

擦胸法：用左手轻轻地揉擦右胸 100 次，再用右手揉擦左胸 100 次，每天坚持一次，能使人产生心境宁静的感觉。由于女性的胸部是敏感的神经部位，常用擦胸法效果会更好。需要注意的是，手及手掌在擦胸时要紧贴肋间，用力要均匀，以胸部有温热感为宜。

推肋法：两手五指稍张开，指距应与肋骨

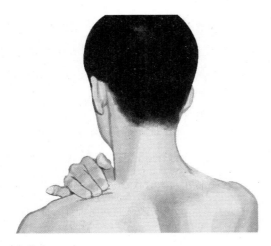

肩井穴

肩井穴位于肩上，当大椎与肩峰端连线的中点处，即乳头正上方与肩线交接处。

的空隙等宽，先用右手五指向左侧胸壁分推100次，再用左手五指向右侧胸壁分推100次。力度要保持均匀，以胸部有温热感为宜。

▶ 活动腰部精神好

腰是肾脏所在之处，故称为"先天之本"，肾的主要生理功能是主管生长、发育、生殖功能等。如果肾精亏损，会影响到人体的各个脏腑，成人有早老、早衰、头昏、耳鸣、精力衰退等现象。男子有精少、阳痿不育等症，女子则有月经初潮来迟，经闭、不孕等症。肾阳作为阳气的根本，是推行人体各脏腑活动的动力，因此，对腰部的保护就显得尤为重要。

推搓肾法与旋转按压法就是两个保护肾

与腰部的简捷按摩方法。推搓肾法就是先要坐好，用双手掌心紧贴两肾脏，然后做一上一下推擦36次；旋转按压法就是先要坐好，右手掌放在腰椎正中处，左手掌贴在右手掌背上，一上一下用力做旋转按压，共做36次。

便秘作为一种常见病，不但会影响患者一天的心情，还对女性的皮肤很有害。如果坚持做腰部体操两个星期，就可以收到显著的疗效，不但可以消除讨厌的便秘，还可以使皮肤变得比以前细润。治疗便秘的方法很简单，早上起床时，跪在床上，双手按住腰部，臀部向后突出，把腰部慢慢地由左向右扭转，一转约2秒，一分钟至少转20—30次。如果坚持不懈，就可以治愈便秘了。

▶ 摩擦腹部益处多

腹部是骨盆和胸部之间的身体部分，是大部分消化道的所在，意味着消化吸收都在这里发生。自我按摩腹部不仅能促进胃肠蠕动，增进消化，有利于吸收功能，还能减轻心脏负担，增强机体的抗病能力。

在按摩腹部时，取坐位或仰卧位，弯起膝盖，双手放在肚脐下方丹田的部位，然后右掌在下，左掌叠在右掌上，开始向右旋转摩擦12次。做完右掌摩擦后，再以反方向的左转摩擦。此法可清除肚子里积存的废气，促进全身的血液循环，使全身精力充沛，充

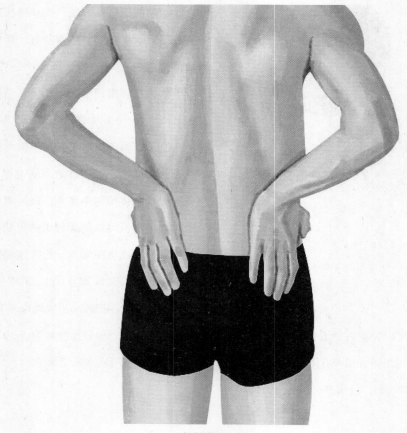

推擦肾部

满活力。

如果想通过腹部按摩强脾健胃，就取坐位或仰卧位，用右手掌面按在脐上，左手压于右手的背上，以脐为中心，做顺时针方向旋转摩动，范围宜从小到大，力度宜由轻到重，旋摩 50 次左右为宜。

▶ 按摩上肢保健康

人体的上肢与胸部和颈部相接，分上臂、前臂、腕和手几个部分，由骨、肌肉、血管神经及浅、深筋膜和皮肤形成的多层次鞘状局部组成。经常按摩上肢能疏通手三阴和手三阳经，不仅能消除手臂、手指的麻木感，还能防治肩周炎、上肢不遂、肘臂疼痛等病症。

在按摩时，要坐正，左手自然地放在同侧的膝盖上，右手掌部紧贴在左手掌五个手指处，然后用力从手指尖沿着手臂内侧向上擦到肩周部，再从肩部向手臂外侧往下摩擦到左手五指处，一上一下为一次，共做 12 次。按摩完左臂后，再用同样的方法按摩右臂。

用健康锤敲打、刺激肩井穴，刺激一阵后，会发现原有的痛感顿时减轻许多。为保证左右两肩的均衡，达到良好的治疗效果，必须要对左右两肩的肩井穴都进行刺激。在敲打、刺激肩井穴时，不能毫无规律地乱敲，以免影响到最佳效果。

▶ 按摩下肢保健康

双下肢作为全身的重要支柱，又是十二经脉中的足三阴经、足三阳经的必经之处，对人体的脾与胃，肝与胆，肾与膀胱有着密切关系。"人老腿先老"是人体的一种客观规律，当生命步入老年时，两腿就会变得不灵活，走路也很是迟缓。因此，经常做下肢按摩，不仅可以调整人体的内脏功能，还有壮筋骨和抗衰老的作用。

推擦大腿法：晚上休息前，在床上坐好，双手掌指面放在左膝关节两侧，逐渐用力往上推擦到腹股沟处，然后再沿着大腿的两侧往下推擦至膝关节处，一上一下为1次，共做12次，推擦完左腿后，再如法推擦右腿。此法不但能够锻炼筋骨，防治肌肉萎缩，还有治疗男子阳痿的功效。

推擦小腿法：在椅子上坐好后，两手的虎口分别放在左足踝的内外两处，用力往上推擦到膝关节处，然后再往下推擦到足踝处止，一上一下为1次，共做12次，推擦完左腿后，再如法推擦右腿。此法不仅能增强胃肠功能，还可缓解坐骨神经痛及下肢部的浮肿等。

按穴位：用两手的拇指用力按摩膝关节周围100次后，再用拇指端分别按揉髀关、风市、伏兔、血海、阳陵泉、阴陵泉、委中、足三里、承山、三阴交、解溪等穴位各36次。此法对风湿性关节炎、下肢肌肉萎缩等有较好的防治作用。

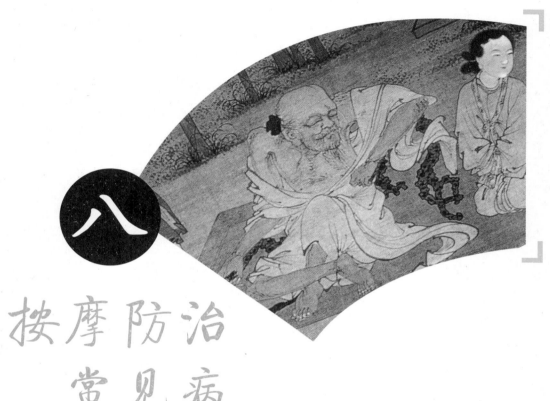

八

按摩防治
常见病

健康是人类最为美好的追求之一，每一个人都希望对健康能有一个透彻的理解，希望能用最简单的方法及时消除身体潜在的病患，使自己不得病，即使得了病，也会自我舒解、控制病情发展，达到康复或延缓发展，提高自己的健康水平，从而确保生存质量的提高。因此，简便易行、没有任何副作用的按摩就成了保障健康的一个美好途径。

人们在平时感到身体不适时，会很自然地用手去按摩不舒服的地方，如头疼时会去揉按头部，肚子痛时会去揉揉肚子。手指作为人类感觉器官中最发达的部位，按摩相应的穴位有舒缓疲倦和疼痛的能力，由手指按压来刺激穴位及反射区，轻则出现酸、麻、胀的感觉，重则会出现发软、疼痛的感觉。如用食指指腹垂直按压迎香穴，就会感到疼痛难忍，这说明鼻子出了问题，这种"痛则不通、通则不痛"的现象，是通过按摩作用于相对应的经络、血管和神经所发生的综合反应。

现在，人们治疗常见病和多发病时，在承受昂贵的医疗费用的同时，也为生活带来了诸多的不便。其实，自我按摩就是最好的"医生"，对一些常见病及慢性病，在家进行自我按摩就可以解决，这样可以用最少的投入获得最大的健康收益。按摩作为一种神奇的疗法，不仅可促进身体气血的运行、利于排毒，还可改善皮肤吸收营养的能力和肌肉张力，达到有病治病、没病健身的美好效果。

呼吸系统疾病

呼吸指机体与外界环境之间的气体交换过程，人的呼吸系统包括鼻腔、咽、喉、气管、支气管和肺。人体在生命活动过程中，要不断地从外界摄取新陈代谢所需的氧气，排出所产生的二氧化碳。呼吸是人生命活动所必需的基本生理过程之一，呼吸一旦停止了，生命之花也就随之凋零了。

鼻腔作为呼吸系统的门户，在呼吸时可使一些灰尘和微生物被阻挡，并使空气温度升高；咽是呼吸系统和消化系统的共同通路；喉是呼吸道中的一段，系呼吸道上部最为狭窄的部分；气管的上端与喉相连，往下进入胸腔后分为左右两支分别进入左右两肺；肺位于胸腔内，系五脏之一，呈尖朝上底向下的圆锥形，左右各一。肺是五脏中最为娇嫩的，许多肺小叶构成了质软而有弹性的特点。每个肺小叶下面有一个细支气管，细支气管再分为呼吸性细支气管，呼吸性细支气管再分支成肺泡管，肺泡管的末端膨大成肺泡。肺泡的数量异常庞大，两肺共有 3 亿至 4 亿个肺泡，其总面积可达 25—100 平方米。在激烈运动时，肺泡开放的数量会随着运动量的增大而增加。

呼吸系统的共同特点是壁薄、面积大与湿润，有丰富的毛细血管分布。呼吸器官在吸气时，膈肌收缩，膈顶部下降，使胸廓的上下径也增大；呼气时，膈肌舒张，膈顶部回升，胸廓的上下径随之缩小。在胸廓的增大与缩小中，完成了生命必须的新陈代谢。人们可通过体育锻炼，使呼吸肌发达，肺功能提高，呼吸深度增加。

由于环境污染以及一些不良的生活习惯，呼吸系统疾病已成为危害人类健康与生命的罪魁祸首之一，慢性阻塞性肺病（包括慢性支气管炎、肺气肿、肺心病）、支气管哮喘、肺癌、肺部弥散性间质纤维化以及肺部感染等疾病的发病率、死亡率一直居高不下。因此，运用按摩的手法随时关爱呼吸系统，是减少疾病的一个有效途径。

▶ 感冒

感冒俗称"伤风"，是四季均可发生的常见呼吸道疾病，总体上可分为普通感冒与流行性感冒。运用按摩治疗，可以没有感冒预防感冒，患了感冒可以减轻和缩短病程。

普通感冒是由多种病毒引起的一种呼吸道常见病，主要症状为鼻塞、咳嗽、头痛、恶寒发热、全身不适等，病原为鼻病毒、副流感病毒、埃可病毒、柯萨奇病毒、呼吸道合胞病毒、腺病毒等多种病毒，儿童以副流感和呼吸道合胞体病毒为主，全年均可发病，一般在冬春季流行的机会较多。发生感冒的

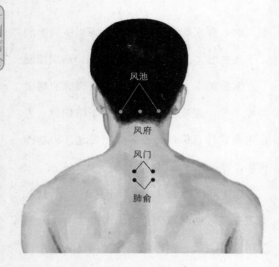

风池

风府

风门

肺俞

中指肚分别按压百会、天柱、脑户穴 30—50 次，力度稍重，百会、天柱二穴特别在打喷嚏、鼻塞严重时很有效，按压到局部产生较强的酸胀感为宜；在 2 分钟内，用双手的食指和中指掐按孔最、合谷各穴位 30 次左右，力度要适中；在 4 分钟内，先用右手拇指肚，再用左手拇指肚，分别按揉风池穴、风府穴、风门穴、肺俞穴 80 次左右，力度以酸痛为宜。

风府、风池、风门、肺俞穴

风府穴位于风池穴连线中点处，风门穴位于第二胸椎棘突下左右俞线上（即二指宽处），肺俞穴位于第三胸椎棘突下左右俞线上。

原因，往往与外感邪气和因内伤饮食而生的痰湿、郁热邪气有关。

流行性感冒是流感病毒引起的急性呼吸道感染的传染病，主要通过飞沫传播。主要症状急起高热、全身疼痛、显著乏力和轻度呼吸道感染等，严重时会引起可以致命的肺炎及其他并发症。流感病毒分甲、乙、丙三型，甲型病毒抗原性变异频繁，人群对于变异后的毒株缺乏免疫力，因此，极易引起大流行。

风门、风池、风府是治疗感冒的三个特效穴位。人在患感冒时，邪气最初由风门侵入，积蓄于风池，再集中于风府。因此，重点按摩这三个穴位，感冒的症状很快就会消失。

按摩方法：在 3 分钟内，用右手食指和

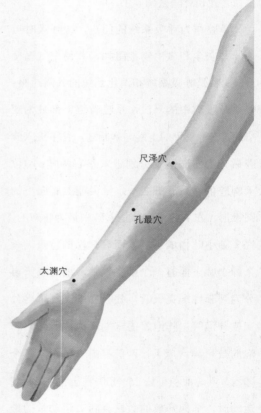

尺泽穴

孔最穴

太渊穴

孔最穴

孔最穴位于从尺泽穴起，与太渊穴连线的 4/9 处。尺泽穴位于在肘横纹中，肱二头肌腱桡侧凹陷处，太渊穴则位于手腕横纹拇指根部侧。

预防感冒应保持居室通风，室内空气新鲜，要应时增减衣服，切忌汗出后当风脱衣，晨起后，将双手掌搓热后，揉搓面部及颈后部。在出现感冒症状时，要加强体育锻炼，增加机体抗邪能力，少吃生冷及油腻食物，要做好早期诊断、隔离与治疗。

▶ 咳嗽

咳嗽是呼吸系统疾病的主要症状之一，属于保护性的反射动作。由于肺上通咽喉，开窍于鼻，是主管呼吸的娇脏，每经严寒酷暑，不论外邪内伤，只要影响到肺，均可诱发咳嗽。咳嗽可分为几个种类：如咳嗽没有痰或痰量很少的称为干咳，常见于急性咽喉炎、支气管炎的初期；急性发生的咳嗽，多见于支气管内异物；长期的慢性咳嗽，多见于慢性支气管炎、肺结核等。

咳嗽如不加以防治，会对身体产生比较严重的后果。如可把气管病变扩散到邻近的小支气管，使病情加重；持久剧烈的咳嗽可引起肺泡壁弹性组织的破坏，诱发肺气肿。咳嗽的形成和反复发病，常是许多复杂因素综合作用的结果，不仅影响休息，还可损害到健康。

按摩方法：在 3 分钟内，用双手的食指和中指分别按压肺俞、肺门、俞府穴 30—60 次；在 2 分钟内，先用右手拇指，再用左手拇指

分别按压中府、肩井穴 30—60 次，按压到局部产生较强的酸胀感为宜；在 1 分钟内，用右手食指按压天突穴 50 次左右，用力宜轻柔。

在家里应尽量避免患者闻及油烟、煤气等刺激性气体，戒烟对本病有重要治疗和预防意义；注意受凉，尤其应注意睡眠时背部的保暖；注意锻炼身体，增强机体抵抗力；控制感染，防止反复发作，防止肺气肿的发生。

▶ 哮喘病

哮喘病是一种中老年人常见的、比较顽固的慢性呼吸系统疾病，如果没有得到有效的治疗，这种病会形影不离地陪伴患者终身。哮喘病在发作期间，可引起反复发作的喘息、气促、胸闷以及咳嗽等一系列的痛苦症状。

哮喘病主要表现为突然发作的支气管痉挛，为阵发性，发作前往往有鼻痒、眼睛痒、打喷嚏、流涕、流泪和干咳等过敏的先兆症状；此后，患者会胸闷与呼气困难，"哮喘音"不用医生的听诊器就可以听到，这样的痛苦在持续半个小时左右后，可自行或经治疗而缓解；慢性哮喘病可在四季都能发作，患者经常有胸闷气急，平时就有喘息及哮喘样呼吸，可伴咯痰与低烧。哮喘还可引起许多其他疾病，如自发性气胸、肺部感染、呼吸衰竭、

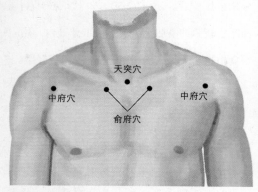

俞府、中府、天突穴

俞府穴位于人体正面中线左右三指宽，锁骨正下方；锁骨外侧端下缘的三角窝中心是云门穴，由此窝正中垂直往下推一条肋骨处即中府；天突穴则位于胸前正中线上，两锁骨中间，胸骨上窝中央。

慢性支气管炎、肺气肿等。

哮喘病患者由于对某些物质和食物极其过敏，因而对饮食的要求很高，诸如虾皮、虾米、螃蟹、油菜花等都会对哮喘病有产生、诱发和加重的可能；在注意饮食的同时，还要尽量避免接触那些容易引起过敏的物质。

按摩方法：在2分钟内，用双手的拇指分别按压风池、足三里穴30—60次；在3分钟内，用双手的食指和中指，分别按压肺门、天突、膻中穴30—60次；在2分钟内，先用右手的拇指，再用左手拇指分别按压内关、合谷穴60—100次；在2—3分钟内，用大拇指的指端交替按揉鱼际穴，每分钟约100次，以产生明显的酸胀感为宜。

温馨提示

长期坚持按摩治疗，可预防其发作；注意保暖，避免感冒，尤其在季节变换时更需要家人细致的关心；饮食宜清淡，不宜过咸过甜；进行适当的户外活动和锻炼。

▶ **慢性支气管炎**

支气管炎是一种常见病、多发病，分为急性支气管炎和慢性支气管炎。慢性支气管炎是由病毒、细菌或物理、化学性刺激等因素所引起的，多在秋冬两个季节发病，有鼻子堵塞、打喷嚏、咽喉疼痛、声音嘶哑等上呼吸道症状，而全身的症状则有畏寒、头痛、发热、周身酸痛等，其主要的典型症状是长期咳嗽，并伴有胸骨后疼痛。慢性支气管炎会使病人的体质减弱，免疫力逐渐下降，遇寒冷天气容易患感冒，而感冒又会诱发慢性支气管炎的急性发作，形成恶性循环。

按摩方法：在5分钟内，用双手中指或拇指指端分别揉压中府、尺泽、鱼际、风府、大椎穴50—60次，以局部产生较强的酸胀感为宜；在3分钟内，用双手中指、食指、无名指指端分别点按天突、中脘、气海穴30—60次；在3分钟内，用食指或中指分别揉按云门、中府、天溪穴30—60次左右，力度以酸痛为宜。

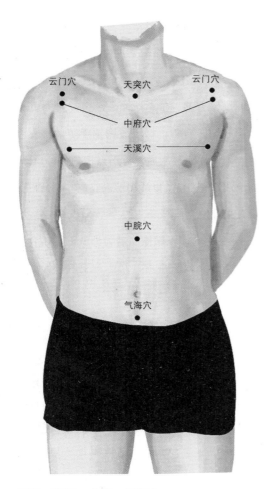

方进入寒冷的环境中；体重正常者要平衡饮食，以增加呼吸道的抵抗能力，体重低于正常者，应多摄高热能、高蛋白饮食；食物最好要清淡，多食用一些新鲜蔬菜，菠菜、油菜、西红柿、白菜等，禁吃大蒜、辣椒、葱姜等一些刺激性的食物，这些饮食可补充维生素A、维生素B与天然β—胡萝卜素等多种维生素。

云门、天溪、中脘、气海穴

两手叉腰，胸廓上部锁骨外侧端下缘的三角形凹窝正中处即是云门穴；中脘穴位于人体上腹部，前正中线上，胸骨下端和肚脐连接线中点处；天溪穴位于胸外侧部，第4、5肋间隙中，距前正中线6寸；气海穴则位于人体下腹部，直线连结肚脐与耻骨上方，从肚脐起3/10的位置。

温馨提示

应戒烟，对烟雾、多尘等刺激性所导致的咳嗽，最好是采用吸入蒸汽的治疗方法来加以止咳；注意保暖，不要突然从温暖的地

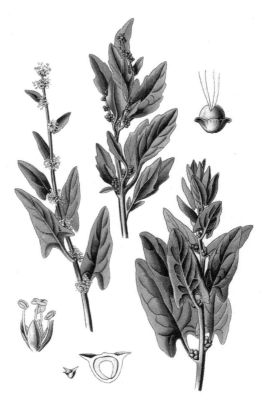

菠菜

菠菜茎叶柔软滑嫩、味美色鲜，含有丰富维生素C、胡萝卜素、蛋白质，以及铁、钙、磷等矿物质，具有通肠导便、促进生长发育、增强抗病能力、促进人体新陈代谢的食疗作用。

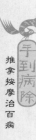

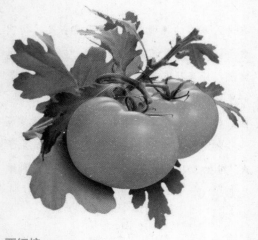

西红柿

　　西红柿含有丰富的胡萝卜素、维生素 C 和 B 族维生素，具有生津止渴、健胃消食、清热解毒、凉血平肝、补血养血和增进食欲的食疗功效。

▶ 支气管扩张

　　支气管扩张主要因支气管与肺脏的感染和支气管阻塞两大因素互相影响所致，多见于儿童和青年。支气管感染可由麻疹、百日咳、流感所诱发，可损害支气管壁的各层组织，削弱其弹性；支气管阻塞可由肿瘤、异物吸入以及管外因素（如肿大的淋巴结、肿瘤）所引起，可使管腔狭窄，压力增加。感染与阻塞二者长期相互影响，即可导致支气管扩张。

　　支气管扩张的表现主要有慢性咳嗽、咳大量脓痰、反复咯血或痰中带血，及至肺部反复感染。痰呈黏液脓性，咳量时多时少，厌氧菌感染时痰及呼吸有臭味，严重的有发热等全身中毒症状。以反复咯血为主要表现，

而没有咳嗽咳痰等呼吸道症状的，称为干性支气管扩张。患者在早期的全身情况较好，后期可出现消瘦、乏力、胸痛等。

　　按摩方法：在 6 分钟内，用拇指与其余四指指腹，自腋下循上肢内侧手三阴经揉拿至腕部，往返数次后，分别点按列缺、尺泽、曲池穴 60—80 次，以酸痛感为宜；在 4 分钟内，用食指分别点按丰隆、足三里穴 100—120 次；在 10 分钟内，以掌侧面着力擦胸部，用食指或中指分别揉按中府、膻中、上脘、天枢等穴 100—120 次。

温馨提示

　　居住环境的温度不宜过高，即使是寒冷的冬天也要注意，否则容易出现咯血；应保持稳定的情绪，悲伤、思虑或喜悦过度，会导致病情加重；想促进痰液引流，可俯卧，以两手置于躯干两旁并用手掌支地，先抬头片刻，然后低头做深呼吸，再主动咳嗽即可；不要做剧烈的运动。

▶ 肺炎

　　肺炎是由于体内缺少维生素 C，肺泡出现发炎的症状，在冬春两季气候变化较大时发病率较高，按病因分为细菌性、病毒性、支原体性和霉菌性肺炎。在一般情况下，小孩、老人以及患有慢性疾病体质虚弱的人容易患

肺炎。

肺炎中的 90％—95％是由肺炎球菌引起，其余是由葡萄球菌、克霉白杆菌所引起。细菌一般存在于健康人的上呼吸道里，一般情况下并不引起疾病，当人体抵抗力下降时，才会侵入机体而致病。球菌肺炎引起的急性肺部感染多发生于冬春季，以青壮年最多见（占 60％）。这种病在发病后，会出现发热、打寒战、胸痛、咳嗽、血痰等现象，还伴有头痛、浑身发软、肌肉酸痛等现象。

按摩方法：在 6 分钟内，用食指、中指分别按揉大椎、肺俞、三关穴 100—120 次，以有酸胀感为宜；在 2 分钟内，用食指推揉六腑、劳宫穴 30—60 次；在 2 分钟内，用食指与中指掐一扇门、二扇门穴 30—60 次，以产生酸

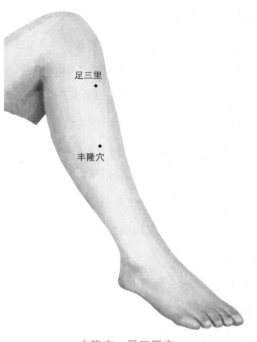

丰隆穴、足三里穴

痛为宜。

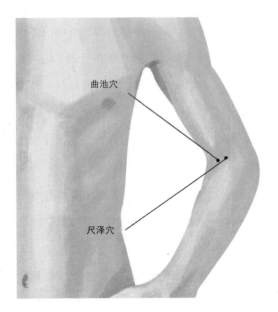

曲池穴、尺泽穴

温馨提示

预防肺炎的有效途径是增强体质，提高自身的免疫力，如进行适当的体育锻炼，练习呼吸操、慢跑、散步、打太极拳等；体温过高时，可用温水、酒精擦身，头枕冰袋，冷毛巾敷前额，均有助于降温，慎用退热药，以防汗出过多引起虚脱；在日常的饮食上，要多食用铁含量丰富的食物，如动物的心脏、肝、肾以及蛋黄、瘦肉、新鲜蔬菜、水果等。

▶ 肺结核

肺结核是由结核杆菌引起的慢性肺部传

染病，是分布最广的一种呼吸道慢性传染病，可扩散至全身。肺结核在过去又被称之为"痨病"，几乎被看成是死亡率非常高的绝症，有"十痨九死"之称。传染源主要是患者吐出的痰，或咳嗽说话时喷出的唾沫、吃饭的用具或者是吸入含结核菌的尘埃。随着现代医学的发展，人类寻找到了许多抵抗肺结核病的办法，但如果不注意环境卫生，人们仍然会患上这种病。

肺结核一般发病缓慢，在发病初期的症状不是很明显，有点类似于感冒。随着病情的加重，患者会逐渐出现身体疲劳、体重下降、咳嗽、盗汗、咳血、低烧、贫血、淋巴结肿大、胸膜发炎等现象。近年来，由于环境的污染，空气质量的下降，肺结核的发病率也有所升高。由于年龄的不同，肺结核的感染程度也不尽相同，小孩容易患上急性肺结核，中老年人容易患慢性肺结核。

按摩方法：在3—5分钟内，用右手食指、中指、无名指指端放置于左肩井穴处，左手食指、中指、无名指放置于右肩井穴处，分别点按120—150次，以有酸胀感明显为宜；在2分钟内，用双手食指指掌关节用力按揉肾俞、命门穴60—80次；在1分钟内，右腿架在左腿上，用左手大鱼际在涌泉穴处擦动30次，再左腿架在右腿上，用右手大鱼际在涌泉穴处擦动30次；在10分钟内，仰卧，用手掌紧贴中脘穴处反复揉摩，直到腹部舒适，气机通畅为宜。

温馨提示

肺结核患者在急性期应住院隔离，室内要保持安静清洁，阳光充足，空气流畅，睡前室内通风，盖被不宜过暖，严防受凉感冒；应养成良好的卫生习惯，不随地吐痰，咳嗽时用手帕蒙住口鼻，以免飞沫直接扩散，外出戴口罩并尽量避免在公共场所活动；除了必要的药物治疗外，还必须调整饮食习惯，补充机体消耗，增强机体抵抗力，忌食辛辣、煎炸、刺激性的食物；经常有规律地去一些空气清新、安静而多花草树木的地方散步，也对早日康复有着显著的效果。

▶ 肺气肿

肺是以支气管反复分支形成的支气管树为基础构成的，支气管在肺内反复分支后形成肺泡，肺泡壁具有丰富的弹性纤维，能自由伸缩，两侧肺叶的肺泡合在一起多达3亿个左右。肺的膨胀与缩小，主要就是由肺泡壁的膨胀与缩小造成的。肺泡壁在发生病变时，就会使邻近的肺泡融合在一起，致使气腔扩大（气肿性变化）。

健康的肺富有弹性，会随着吸气与呼气而膨胀与缩小。多数肺泡壁在发生病变时，气肿性的变化加重，造成肺的弹性低下，不能正常地呼吸，正常功能受到损害，这种状态就被称为肺气肿。肺气肿按发病原因可分为以下几种类型：老年性肺气肿、代偿性肺气

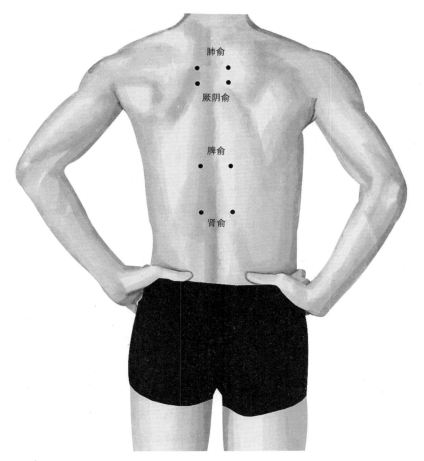

肺俞 厥阴俞 脾俞 肾俞

肺俞、厥阴俞、脾俞、肾俞

肺俞在第三胸椎棘突下左右俞线上，厥阴俞在第五胸椎棘突上左右俞线上，脾俞在第十一胸椎棘突下左右俞线上，肾俞在第二腰椎棘突下左右俞线上。

肿、间质性肺气肿、灶性肺气肿、旁间隔性肺气肿与阻塞性肺气肿。

肺气肿早期时，几乎没有症状或只是在活动时感到气短，随着病情的进展，呼吸困难程度随之加重，逐渐难以胜任原来的工作，除气短外，还可感到乏力、体重下降、食欲减退、上腹胀满。引起肺气肿的原因很多，如慢性支气管炎肺炎、支气管哮喘、支气管扩张，肺纤维化等造成的通气阻塞，都有可能阻塞肺气肿。

按摩方法：在3分钟内，用单手掌或双手掌分别按压肺俞、厥阴俞、风门穴30—60次，以有酸痛感为宜；在2分钟内，用拇指分别点按脾俞、肾俞穴30—60次，以有酸胀感为宜；在2分钟内，用拇指分别点按尺泽、鱼际穴30—60次，手法宜轻柔。

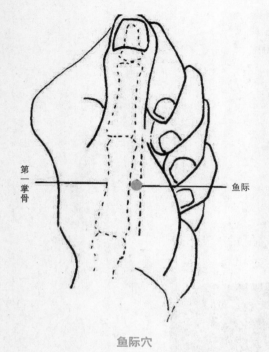

第一掌骨

鱼际

鱼际穴

可锻炼腹式深呼吸，增强抵抗力，严重者还需要在家中常备吸氧设备；改善身体状况，坚持力所能及的体育锻炼，如散步、打太极拳等；在饮食中要多补充蛋白质类食物，少食多餐，不食刺激性食物，宜居温热的环境，严禁抽烟与饮酒。

▶ 岔气

岔气也称"胸胁迸伤"，多由外伤、暴力的撞击或挤压，导致胸壁软组织损伤所形成的胸闷不舒的一种病症，为常见多发病之一。岔气的患者一般都有明显的外伤史，在不慎受伤后，就会出现一侧胸胁部疼痛或肩背部疼痛、气短气急、闷胀，咳嗽或深呼吸时疼痛加重，疼痛范围很广泛。岔气的患者在严重时，连呼吸、说话时都有疼痛，有的不能平卧，不敢俯仰转侧。

按摩方法：在 5 分钟内，用食指或中指分别按揉章门、期门、大包、腹中、日月等穴 30—60 次，以酸胀为宜；在 10 分钟内，用掌根或中指指腹按揉压痛点及其周围 300—500 次；将疼痛的部位擦热，再用湿热毛巾热敷。

在满满喝一口水后憋住，让协助者提住使劲往上提，听到"咔"的一声，提示错位的地方已经恢复；平时要坚持睡硬板床、注意防寒保暖，慎用镇咳药；将少许云南白药用酒精调成糊状，涂敷患处，胶布固定，每天换药 1 次。

消化系统疾病

食物中含有人体必需的营养成分，必须先被分解为较简单的分子或较小的物质，才能被人体吸收利用，这一过程叫消化。消化系统由消化道和消化腺两部分组成：消化道是一条很长的管道，起自口腔延续为咽、食道、胃、小肠、大肠、终于肛门的很长的肌性管道；消化腺有小消化腺和大消化腺两种。小消化腺散在于消化管各部的管壁内，大消化腺包括三对唾液腺（腮腺、下颌下腺、舌下腺）、肝和胰。

消化系统的主要功能是消化食物，吸收养料、水分和无机盐并排出残渣（粪便）。消化管首先要对食物进行咀嚼、吞咽和各种形式的蠕动运动以磨碎食物，使消化液充分与食物混合，并推动食团或食糜下移等。消化腺分泌的消化液对食物进行分解，如把蛋白质分解为氨基酸，淀粉分解为葡萄糖，脂肪分解为脂肪酸和甘油，这些分解后的营养物质被小肠吸收，进入血液和淋巴。对于没有被吸收的残渣部分，消化道则通过大肠以粪便形式排出体外。

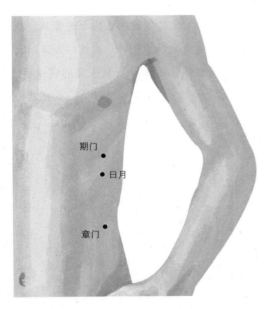

期门、日月、章门穴

期门穴在胸部，当乳头直下，第6肋间隙，距前正中线旁开4寸；日月穴则位于第7肋间隙；章门穴在侧腹部，当第11肋游离端的下方。

常言道"病从口入"，说明消化系统很容易患病。预防消化系统疾病，必须养成良好的饮食习惯，注意饮食的节制，不能让病从口入。在不慎染上消化系统疾病时，也不必要恐慌，可用按摩疗法缓解或治愈。

▶ **慢性胃炎**

胃炎指慢性胃黏膜病变，由胃壁内膜发炎或受到刺激引起的，有急性与慢性之分。急性是由于饮食不当造成的，而慢性指不同病因引起的各种慢性胃黏膜炎性病变，是一种常见病，其发病率在各种胃病中居首位，常青睐体弱多病的老年人。

慢性胃炎的罪魁祸首是一些不良的生活习惯，长期服用对胃黏膜有刺激的食物或药物、过度吸烟、过度精神刺激等。此病常有一定程度的黏膜丧失功能和化生，会累及贲门，也可累及胃体，伴有泌酸腺的丧失，导致胃酸、胃蛋白酶和内源性因子减少。

慢性胃炎可简略地分为浅表性胃炎、萎缩性胃炎与肥厚性胃炎三种。浅表性胃炎约占慢性胃炎的80％，常以胃窦部最为明显，多为弥漫性，胃黏膜表面呈红白相间或花斑状改变，包括糜烂、出血，上述表现也可呈局限性反应，有的患者可没有症状和特征；萎缩性胃炎表现为黏膜多呈苍白或灰白色，皱壁变细或平坦、黏膜下血管远见呈紫蓝色，

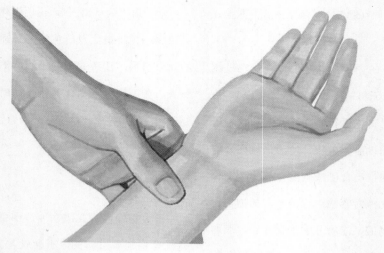

点揉内关穴

内关穴位于手腕横纹中央向上三指宽处。

但黏膜颜色常受血红蛋白水平等因素的影响；肥厚性胃炎以胃黏膜皱壁显著肥厚为特征，多在胃底和胃体发病，局灶性或弥漫性。

按摩方法：在2分钟内，用双手拇指指端同时点按涌泉穴60—100次，用力宜由轻到重；在2—3分钟内，用双手拇指指端同时点掐公孙穴60—100次后，再用拇指指端点掐内关穴60—100次，使局部产生较强的酸胀感为宜；在3分钟内，用双手拇指指腹分别按揉双侧梁门、足三里、三阴交等穴30—60次，以产生酸胀感为宜；仰卧，在双手搓热后，重叠后贴于胃脘部，在3分钟内顺时针揉摩120—150次，以胃脘部有温热感为宜。

温馨提示

坚持饭后随时用手掌根按住肚脐周围进

行揉摩，以便很好地调节胃肠道的消化功能，预防胃痛、胃胀的消化系统疾病；适当多吃一些能保护和提高胃黏膜抵抗力的食品，在生活中不能长期过量饮酒、浓茶、咖啡以及过量食用辣椒、芥末等刺激性强的调味品；三餐应按时吃，且不宜吃得过饱，正餐之间

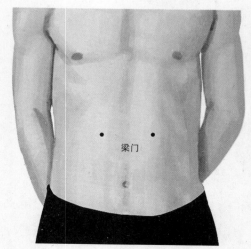

梁门

梁门穴

梁门穴位于脐中上4寸，前正中线旁开2寸。

可少量加餐，但不能太多，以免影响正餐。

▶ 急性胃炎

急性胃炎系由不同病因引起的胃黏膜急性炎症，病变严重者能累及黏膜下层与肌层，甚至深达浆膜层，可分为单纯性、糜烂性、腐蚀性和化脓性四种。糜烂性和化脓性胃炎多由其他疾病所诱发，腐蚀性胃炎多由吞服强酸、强碱或腐蚀性化学药品所导致。

进食细菌或其毒素污染的食物，是导致急性胃炎的一个常见病因。起病急，突发性上腹部不适、疼痛，并伴有饱胀、食欲不振、恶心、呕吐，呕吐物常为未消化的食物，因常伴有肠炎而多有腹泻。严重者可有发热、恶寒、脱水等症，甚至失水、中毒以及休克等。

按摩方法：在 3 分钟内，双手中指、食指、无名指指端分别点按中脘、天枢穴 60—100 次，至上腹部有明显胀痛感为宜；在 5 分钟内，用拇指指端分别按揉足三里、内关穴 120—150 次，最好同时配合深呼吸，以局部产生酸胀感为宜；坚持饭后随时用手掌根按住肚脐周围，也可由双手掌由下向上擦两胁部，以透热为宜。

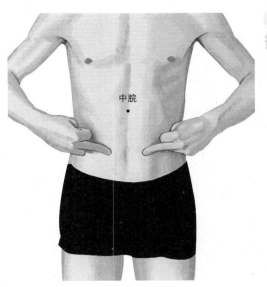

按揉天枢穴

天枢穴位于人体中腹部，肚脐向左右三指宽处。

油腻、粗糙及刺激性食物；因呕吐腹泻、失水量较多时，宜饮糖盐水，补充水分和钠盐；如果因呕吐失水以及电解质紊乱时，应静脉注射葡萄糖盐水等溶液。

▶ 胃下垂

胃下垂是指胃的位置低于正常，人在站立时胃的下缘达盆腔，胃小弯弧线最低点降至髂嵴连线（约在肚脐水平线上）以下。主要是由于悬吊、固定胃位置的肌肉和韧带松弛无力以及腹部压力下降，使胃整个位置降低、胃蠕动减弱而造成，体型瘦长、手臂细长、体质虚弱、腹壁松弛的人易患胃下垂。容易患胃下垂的群体有经常压迫胸部和上腹部的，平时身体肥胖但由于某种原因而突然消瘦的，妇女生育过多（尤其以产后及长期从事站立工

温馨提示
◼ ◼ ◼ ◼

生活要有规律；急性发作时最好用清流质饮食，如米汤、藕粉、去核去皮红枣汤、薄面汤等，避免暴饮暴食，过度烟、酒、茶、

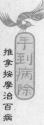

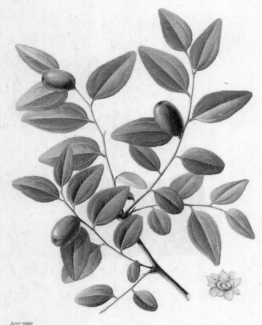

红枣

红枣富含铁元素和维生素，有补中益气、养血安神、缓和药性的功效。

作的为多）等。

由于胃的下垂，病人都有胃部不适的感觉，常见食欲减退，腹都不适，吃点饭就感到胃部饱胀，每于餐后、站立或劳累后症状加重，伴有食欲不振、恶心、嗳气、消化不良以及大便不通畅等现象。严重的可同时伴有肝、肾、结肠等内脏下垂的现象。

按摩方法：在5分钟内，用右手的食指和中指分别按压百会、中脘、气海与关元穴60—80次；在1分钟内，用双手的拇指按压足三里穴60次左右；在2分钟内，先用右手的拇指按压左侧合谷穴60—80次，再用左手拇指按压右侧的合谷穴60—80次，以有酸胀感为宜。

温馨提示

注意克服致病的因素，以功能锻炼和饮食调节为主；患者要经常参加体育锻炼，着重对腹肌进行锻炼，可采取仰卧起坐的简便方法，每日做三至五次，做累为止，绝不可过度疲劳；平时一定要注意饮食习惯，不宜吃得过饱，避免暴饮暴食，并尽可能少喝汤水，选择易消化而富于营养的食物，餐后应卧床休息45分钟至1小时，以减轻胃的负担；进食后，可适当平卧片刻，减少站立时间，避免过度劳累；坚持体操锻炼，如仰卧后双下肢在空中做蹬自行车动作2分钟。

▶ **肝炎**

肝炎是肝脏的炎症，一种常见的传染病。肝炎病毒可以经过消化道进行传播，如果一个健康的人与肝炎病患者接触，或食用了被肝炎病毒污染过的食物或水，都有可能引起肝炎。

肝炎分为多种，最常见的肝炎是由病毒造成的，此外还有自身免疫与酗酒也可以导致肝炎。病毒性肝炎按照其病毒系列的不同，可分为多种，是世界上流传广泛，危害巨大的传染病之一；酒精性肝炎是在短时间内大量饮酒造成的，发病时有明显的体重减轻，食欲不振，恶心，呕吐，全身倦怠乏力，发热，腹痛及腹泻，上消化道出血等症状；自身免疫性肝炎比较少见，多与其他自身免疫性疾病相伴。

肝炎的主要症状是身体乏力，上腹部胀闷，怕吃油腻性的食物，出现恶心、呕吐并兼有发热等现象。急性黄疸型肝炎除了上述症状外，在 7 天左右的时间里，还会出现皮肤和巩膜发黄、皮肤发痒、尿液呈现出茶红色等现象。大多数的急性肝炎可在三四个月之内康复。如果病情在接近半年的时间里，还没有好转，那就是患了迁延性肝炎；如果持续了一年左右还不能痊愈，那就是慢性肝炎了，少数患者甚至还有可能转化为肝硬化。

按摩方法：在 3 分钟内，用食指分别按压膻中、中脘、天枢穴 60—80 次，以有酸胀感为宜；在 10 分钟内，用食指分别点按肾俞、大肠俞、足三里 200 次；肝区不适及疼痛者，在 5 分钟内，用食指或中指轻揉慢按肝俞、胆俞、章门及中脘穴 60—80 次。

温馨提示

除正常的服药治疗外，还需要保持乐观积极的情绪，如果情绪郁闷、焦虑、烦躁等等，都直接会使体内各器官的功能出现失调；要有合理的饮食安排，多补充一些适量的糖分以保护肝脏，从而减轻肝脏解毒的负担。同时，要多吃一些有利于肝脏功能的恢复的新鲜蔬菜与水果，以补充维生素 B、C；酒精是肝脏之大敌，即使少量饮酒，也会极大地加重肝脏的负担，影响到肝功能的恢复，严重的甚至会导致肝坏死。

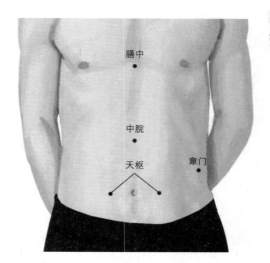

肝炎胸腹部按摩穴位

▶ 胃痉挛

胃痉挛就是胃部肌肉抽搐，系由胃酸分泌过多，刺激胃教膜，或精神因素，饮食不节、嗜辛辣烟酒，喜食生冷瓜果或受寒等所引起的平滑肌痉挛。具体表现为上腹部发作性疼痛与没有规律性，多发于青壮年。

胃痉挛是以歇斯底里、神经性的腹部及胸部激痛为主，其疼痛的感觉就像用利刃在钻与绞一样，按压后疼痛减轻，疼痛往往向左胸部、左肩胛部、背部放射。一般会伴有恶心、呕吐，严重的会颜面苍白、手足冰冷、冷汗淋漓乃至不省人事。经过数分钟，或数小时经嗳气或呕吐而缓解。疼痛停止后，就会恢复健康常态。

按摩方法：仰卧，在 1 分钟内，用拇指指端点按膻中穴 60—80 次，以有酸痛感为宜；

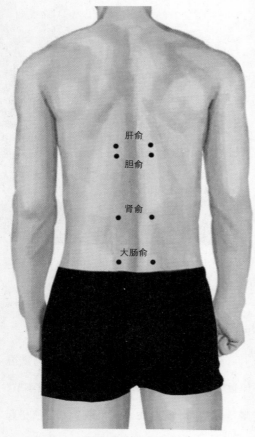

肝俞
胆俞
肾俞
大肠俞

肝炎背部按摩穴位

在5分钟内，用双手拇指指端分别按揉足三里穴、内关穴120—160次，使局部产生酸胀感为宜；在3分钟内，双手搓热后，用一手掌贴于中脘穴顺时针揉摩120—160次，至腹部有热感痛时为宜；坐位，用双手掌由上向下擦两胁部，以透热为宜。

温馨提示

养成良好的饮食规律，避免暴饮暴食，饭后半小时不要做剧烈运动，不要喝冰水或刺激饮料；在发病时，马上喝一杯温热开水，然后顺时针揉胃脘部3分钟，或一口气喝一杯红糖水；将生大葱的葱白及须根，连同生姜捣烂加入小米于饭，内炒热后洒酒，翻炒至烫手时取出，用布包好敷于胃脘部。

▶ **肠炎**

肠从胃幽门直至肛门，是消化管中最长的一段，也是功能最重要的一段，包括小肠、大肠和直肠三大段。小肠又分为十二指肠、空肠、回肠，会进行大量的消化作用和几乎全部消化产物的吸收；大肠分为盲肠、结肠、直肠，主要作用就是浓缩食物残渣直到形成粪便，再通过直肠经肛门排出体外。

肠炎以细菌和病毒引起者最为常见，少数肠炎病因不明，分胃肠炎、小肠炎和结肠炎等。急性肠炎的症状为胃肠道黏膜的充血、水肿、黏液分泌增多，有时伴有出血及糜烂，是由于食进含有病原菌及其毒素的食物或饮食不当，而引起的胃肠道黏膜的急性炎症性改变；慢性肠炎的症状表现为长期慢性、反复发作的腹痛、腹泻及消化不良等症，重者可有黏液便或水样便，病因可为细菌、霉菌、病毒、原虫等微生物感染，亦可为过敏、变态反应等原因所致。

肠闭塞症也属于消化系统疾病，主要症状表现为胃脘、小腹部胀满，排便次数减少，大便干燥或者秘结不通，排便后没有正常的

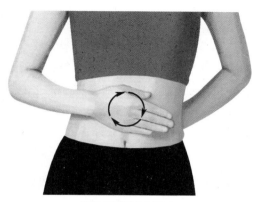

顺时针揉擦中脘穴

舒快感，一些患者会出现头晕、食欲不振、口苦、肛门排气多、伴随全身不适、烦躁、失眠甚至体重下降等症状。

按摩方法：在3分钟内，用食指或中指分别按揉腹部的天枢、大巨、关元穴60—80次，力度宜轻缓平稳；在2分钟内，用食指或中指分别按压背部的大肠俞、小肠俞60—80次，力度要稍重一些，以胀痛感为宜；在3分钟内，用食指或中指分别点按手部的手三里和足部的足三里和三阴交60—80次，力度以酸痛感为宜。

温馨提示
● ● ● ●

在睡前要精神放松，保证睡眠效果，必要时服用镇静剂；由于腹泻便血，长期过少和吸收营养不良等因素，患者可能有缺铁、叶酸缺乏或贫血，应经口服或注射给予适量补充；在饮食上一定要清淡，以清热化湿的食物为主，禁食辛辣刺激以及油腻食物。

▶ **消化性溃疡**

消化性溃疡指胃和十二指肠内壁的一部分呈现缺损、梗死、穿孔发生溃疡，其形成和发展与胃酸和胃蛋白酶分泌过度、幽门螺杆菌感染等有关，是消化系统一种常见的疾病。根据部位发生的不同，两者分别称为胃溃疡与十二指肠溃疡，合起来称为消化性溃疡。

胃溃疡多发生在胃的小弯曲周边，往往会时好时坏地反复发作，很难痊愈。胃溃疡一般都会在胃液的消化与刺激下转变为慢性病，很难彻底有效地治疗好，最常见的症状是疼痛，会不时感到在上腹部正中或略微偏左侧一点隐痛、剧痛，由于疼痛的时间与饮食有着密切的关系，因此又可分"早发的疼

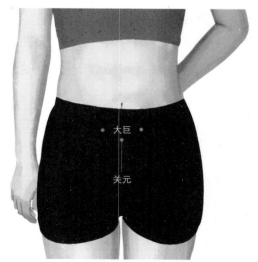

大巨穴、关元穴

关元穴在下腹部前正中线上，脐下3寸处；大巨穴则在下腹部，当脐中下2寸，距前正中线2寸处。

痛"和"晚发的疼痛"两种。胃溃疡多半会发生早发的疼痛，一般是会在进食后半小时到一个半小时左右时出现，时间会持续一至两个小时。具体症状是疼痛、酸症状、腹胀感、呕吐、嗳气、食欲不振、便秘、便血、吐血等等。

十二指肠溃疡分肝胃不和以及脾胃虚寒两种。肝胃不和是指胃脘动窜不定的胀痛，甚至会达到胸肋的背后，进食后会出现较为剧烈的疼痛，还会产生胸闷、嗳气、吐酸水与口苦等症状；脾胃虚寒是指胃部会时重时轻地隐痛，并感到寒冷，空腹的时候疼痛感会加重，进食后疼痛会有所减轻，如果进食稍稍多一点就会感到腹部闷胀，或吐清水，大便发黑，精神不振。十二指肠溃疡也分为"早发的疼痛"和"晚发的疼痛"两种，一般来说，晚发的疼痛比较多。

按摩方法：仰卧，在2—3分钟内，用双手中指、食指、无名指指端同时点按中脘穴100—120次，以有酸胀感为宜；取坐位，在5分钟内，用双手拇指指腹分别按揉双侧章门、期门、内关、足三里、公孙穴60—80次，用力轻柔和缓，以局部有轻微酸胀感为宜；在5分钟内，用手掌紧贴于胃脘部顺时针揉摩200次左右，至胃脘部有温热感为宜；饭后随时用手掌根按住肚脐周围进行按揉，能够很好地调节胃肠道的消化功能。

温馨提示

保持乐观向上的精神状态，温和舒适的生活规律，要避免焦虑、愁闷、愤怒、苦恼以及精神压力过大等；在不幸患了消化道溃疡后，在饮食上最好选择营养价值高，又容易消化的低脂肪，蛋白质含量适当的食物，饮食应定时定量，宜少食多餐，常喝牛奶、豆浆，避免进食过硬或含纤维素多的食物，如粗粮、韭菜、整粒大豆等不易消化的食物；为避免刺激胃部，要戒烟酒，不暴饮暴食，不服食阿司匹林、类固醇等药物。

▶ 胆囊炎与胆结石症

胆囊炎是胆道感染引起的炎症，以肥胖、多产、40岁左右的女性发病率较高，分急性和慢性两种。急性胆囊炎的发病与胆汁淤滞和细菌感染密切相关，致病菌大部分由肠道经胆总管逆行进入胆囊，少部分经门静脉系统至肝、再随胆汁流入胆囊；慢性胆囊炎的一部分为急性胆囊炎迁延而成，约70%的病人伴有结石，严重者会使囊腔缩小、功能丧失。

急性胆囊炎在发作一次之后，几乎不可避免地会发展成为慢性胆囊炎，平时可能会经常有右上腹部隐痛、腹胀、恶心和厌食油腻食物等消化不良症状，有的病人则会感到右肩胛下、右肋或右腰等处隐痛，在站立、运动及冷水浴后会更为明显，右上腹肋缘下会有轻度压痛或压之有不适感。

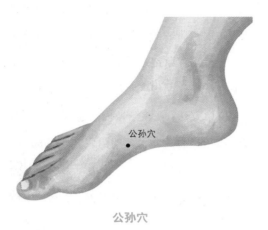

公孙穴

胆结石症是指胆囊中形成结石，与胆道不畅、感染以及胆固醇代谢失调有着密切的关系。胆结石与胆囊炎都属于常见的急腹症，会同时出现在一个病人身上。胆结石症患者，会经常突然感到心口绞痛，不过痛感很快就会消失。胆绞痛大多是在进餐后或者食用了高脂肪食物后的数小时内出现，严重时可能达到人体所无法承受的剧烈程度，会出现脸色苍白、恶心呕吐、冒虚汗等症状，患者常因此而坐卧不安、弯腰、打滚，用拳头压挤腹部，甚至出现绝望的号哭。胆结石可反复发作，有的可持续数十年，以中年肥胖妇女多见。

按摩方法：在6分钟内，用右手的拇指分别按压曲池、内关与期门穴120—160次，以有酸胀感为宜；在4分钟内，用双手的拇指分别点压阳陵泉、胆囊、悬钟、足三里穴60—80次，按压的力度要适中，以有麻胀感为宜。

温馨提示

注意保持良好的情绪，不要过度紧张与激动；要注意饮食卫生，调节食物结构，避免暴饮暴食，不要吃得过饱；少吃高脂肪、高胆固醇的食物，因为过多食用脂肪类食物，可使人体肥胖，进而发生胆结石；多吃新鲜蔬菜和纤维素多的食品，养成良好的大便习惯。这些积极的措施对防治胆囊炎和胆结石症非常有好处，要在平时坚持下去。

▶ 呕吐

呕吐是指胃内容物或一部分小肠内容物，经口吐出的一种反射动作，分为恶心、干呕和呕吐三个部分。恶心常为呕吐的前驱感觉，也可单独出现表现上腹部特殊不适感，呕吐可将有害物质从胃排出从而引起保护作用，但持久而剧烈的呕吐可引起消化系统功能紊乱。

中枢性呕吐是由中枢神经系统发生病变所引起的，特点是呕吐前无恶心，呕吐呈喷射状，并伴有头痛和颈部僵硬。严重者，需立即到医院就诊。

按摩方法：在4分钟内，用右手的食指和中指分别按压中脘、天枢、气海、足三里穴60—80次，以有酸胀感为宜；在2分钟内，先用右手的拇指，再用左手的拇指分别按压左右两侧的内关穴60—80次，以有酸胀感为宜。

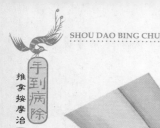
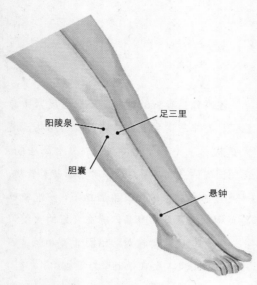

阳陵泉、胆囊、足三里、悬钟穴

阳陵泉穴在小腿外侧，当腓骨头前下方凹陷处；胆囊穴则在阳陵泉穴直下 2 寸处；悬钟穴在小腿外侧，当外踝尖上 3 寸，腓骨前缘。

温馨提示

居住的环境宜安静、整洁，要保持空气流通；在病情严重时，应卧床休息，不要过多翻身，呕吐时宜半侧卧位，吐后用温水漱口；呕吐剧烈的不宜进食，好转后可进食流汁或半流汁饮食，直到恢复正常。

▶ 呃逆

呃逆是一个生理上常见的现象，俗称"打咯忒"、"打嗝"。是因为横膈膜痉挛收缩而引起的一种气逆上冲，不能自止的病症。引起打嗝的原因有很多种，包括胃、食管功能或器质性改变，也有外界因素引起。打嗝时，

横膈肌会不由自主地收缩，空气被迅速吸进肺内，因声带骤然收窄而引起奇怪的声响，大部分打嗝现象都是短暂性的，极少数会持续地打嗝。

按摩方法：在 3 分钟内，用双手的食指分别按压攒竹、乳根、期门穴各 60—80 次，以有酸胀感为宜；在 3 分钟内，用中指、食指、无名指指端分别按揉腹中、巨阙、中脘穴 60—80 次；在 2 分钟内，用两手的食指与中指分别擦按两足的涌泉穴 60—80 次，逐渐加力，以不觉疼痛为度。

温馨提示

刚出现呃逆时，可用力吸足一大口气，然后屏住呼吸，时间越长越好，直至不能坚持为止，照此法反复做 4—5 次，呃逆可自行停止；到户外用餐，尽量用鼻呼吸，避免说话，以阻止冷空气吸入；适当做一些扩胸、转体等活动。

▶ 腹泻

细菌性腹泻简称菌痢，是消化系统疾病中的一种常见肠道传染病，以结肠弥漫性炎症为主要病变，主要症状有发冷、发热、腹痛、腹泻、里急后重、排黏液脓血样大便。本病有普遍易感性，多发于儿童及青壮年身上，在夏秋两个季节多流行。

细菌性腹泻一般可分急性和慢性两大类：

急性的症状可表现为腹泻，伴有发冷、发热、腹痛、里急后重、黏液脓血便；全腹压痛、左下腹压痛明显；慢性的症状表现为有持续轻重不等的腹痛、腹泻、里急后重，黏液脓血便，病程会超过两个月。此病有效的抗菌药治疗，治愈率高。

按摩方法：在 3 分钟内，用右手的食指和中指分别按压中脘、水分与神阙穴 60—80 次，以有酸胀感为宜；在 2 分钟内，用双手的食指和中指分别点压天枢、气海穴 60—80 次。

温馨提示
●●●●

饮食应有规律和节制，注意饮食卫生，是预防腹泻的最佳途径，对急性腹泻要加以防范，防止其发展为慢性；注意腹部保暖。

▶ 便秘

便秘不是一种具体的疾病，而是多种疾病的一个症状，特指大便秘结不通，排便时间延长或欲大便而艰涩不畅。便秘有左便秘与右便秘之分：左便秘指宿便停留在乙状结肠部，即腹部的左侧，症状虽轻，但容易引起横膈膜以下和下半身疾病；右便秘指宿便停留在盲肠部，易引起横膈膜以上和上半身疾病、阑尾炎，多见于儿童，主要表现为每日都有便意就是便不出来。

引起便秘的原因很多很复杂，对不同的患者有不同的含义。其主要症状有经常感到

疲劳，头晕；记忆力下降，经常打呵欠；腰背痛，面色渐渐成紫色；厌烦作。排便习惯差异很大，摄食种类及习惯、生活习惯、环境因素、精神状态等都可以影响排便习惯。便秘比较严重，持续时间较长的，要及时就医。

按摩疗法：在 4 分钟内，先用右手的拇指，再用左手的拇指分别按压支沟、神门穴 120—150 次，以有酸胀感为宜；在 3 分钟内，用右手的食指和中指分别按压中脘、天枢、气海等穴 60—80 次；取卧位，在 1 分钟内，用右手的中指按揉长强穴 60 次；仰卧，在 3 分钟内，用拇指指面分别按揉两侧的内关、足三里、上巨虚穴 60—80 次；仰卧，双下肢平踩床面，一手掌面贴于腹中，双手重叠，做顺时针方向摩动 10 分钟左右。

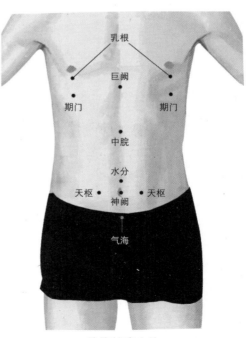

胸腹按摩穴位

推拿按摩治百病 手到病除

温馨提示

在早晨起床后，要坚持空腹喝一杯凉开水，有利于清理肠胃；熟香蕉、核桃、柚子、地瓜（红薯）、糙米、苹果、芦荟等七种食物能轻松改善便秘，常吃会远离便秘；大便次数减少或间隔时间延长，或粪质干燥排出困难，其所含水分被大量吸收，要想排便通畅，就要使肠腔内有充足的水分使大便软化；养成定时大便的习惯，每天不管有无便意都

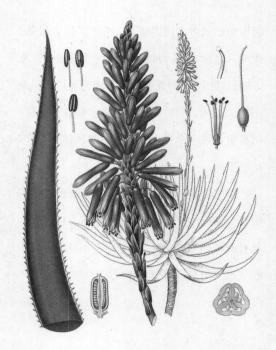

芦荟

肉质叶可入膳，有清肝热，通便的食疗功效。

要按时去厕所，可常做下蹲、起立动作。

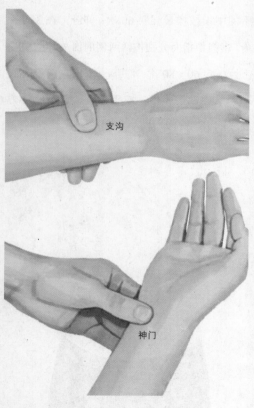

按压支沟、神门穴

支沟穴位于人体的前臂背侧，腕背横纹上3寸，尺骨与桡骨间隙处；神门穴在腕横纹尺侧端，尺侧腕屈肌腱的桡侧凹陷处。

▶ **痔疮**

痔疮又名痔核、痔病、痔疾等，是直肠末端黏膜下和肛管皮下的静脉丛发生扩张、曲张，所形成的柔软静脉团。根据发生的部位不同，可分为内痔、外痔和混合痔，内痔最为常见。外痔几乎是在肛管口上，外面能看到，内痔长在肛门管起始处，用普通方法难以看见，内痔与外痔的发病原因和治法都相同。这是一种非常普遍的病患，不分男女老少均可得病，故有"十人九痔"之说。易患痔疮的人，平常喜欢呈"一"字状紧闭嘴唇，

很少呈松动的口形。嘴唇呈紫色或有紫色斑点，在上唇系带上有白色的小米大小的颗粒状赘生物。

痔疮产生的原因很多，如精神状态不好、长期坐或站立工作、习惯性便秘、饮食不洁或食用辛辣食品以及妊娠等都可能导致痔疮发生。单纯性外痔一般没有什么明显症状，只有长期站立或行走后才会感到有异物感或发胀感，当外痔形成血栓时，肛门部会出现剧烈疼痛，走路排便都会加重疼痛；单纯性内痔一般不引起任何不适感，主要症状是出血，早期便后有少量出血，痔疮越肿大出血越多。

按摩方法：在5分钟内，用食指或中指分别按压背部的大椎、三焦俞、肾俞、会阳、长强60—80次，力度要重，以有胀痛感为宜；在2分钟内，用食指分别按手部的孔最和足部的足三里穴30—60次，力度以胀痛为宜；在1分钟内，用食指点按头部的百会穴30—60次，力度要适中。

除了按摩外，挑刺痔点也是一种简洁的治疗办法。在患者的两腋后线间，第七胸椎以下至骶部以上，寻找灰白色或红色的小疹（痔点），如果没有痔点，可在大肠俞穴进行挑治。在痔点外部进行常规消毒后，用粗针将痔点内的白色纤维样物挑断，一般没有出血或稍有出血，在用碘酒消毒后，贴上胶布就行了。

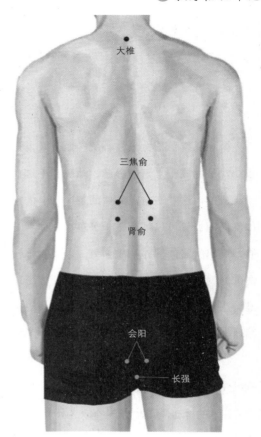

痔疮背部按摩穴位

温馨提示

痔疮的发病率很高，预防痔疮的方法也很多。经常参加各种体育活动，增强机体的抗病能力，防止大便秘结；早晚各一次有意识地向上收缩肛门，每次做30次，这种内按摩的方法有运化淤血，锻炼肛门括约肌，升提中气，改善痔静脉回流的作用；合理调配饮食，纠正便秘改善胃肠功能，可多选用蔬菜、水果、豆类等含维生素和纤维素较多的饮食，少吃辛辣刺激性的食物；养成每天早晨定时排便的习惯，排便时蹲厕的时间不宜过长，也不能看报纸或过分用力。

循环系统疾病

循环系统包括血液、心脏、血管及淋巴系统，是由成千上万的静脉、动脉和毛细血管组成的，这些密布在人体的每个部分的密如蛛网的血管可以绵延数千公里。人体各细胞、组织所需的营养物质和氧，以及新陈代谢的产物，都依靠血液循环的运输，才得以维持生命的正常运转。在人的一生中，心脏强烈收缩的次数可达 25 亿次之多。

心血管系统由心脏、动脉、毛细血管和静脉组成，心脏作为血液循环的动力器官，依靠它节律性的搏动，输送血液至全身各处。动脉、静脉、血管和毛细血管在循环系统都有其重要的职责：动脉负责将心脏输出的血液运送到全身各器官组织；静脉把从各器官组织的血液汇集回流到心脏；毛细血管是连接动脉和静脉末梢之间的微血管，是与细胞和组织进行物质交换和气体交换的场所。血液就这样在体内的往复循环中，不断地将人体所需的养料、氧和激素等运送到全身各处，再把体内各处的代谢产物和二氧化碳带到排泄器官，以保证机体的物质代谢和生理机能的正常进行。

淋巴系统是整个血液循环的支流，包括淋巴管、淋巴结和淋巴器官，负责辅助静脉血管将组织间隙中的液体回收，并经静脉血管回流到心脏。

循环系统疾病包括的病种异常复杂，最为多见的有动脉硬化、高血压病、冠心病、心肌梗死以及病毒性心肌炎和风湿性心脏病等，致病的因素比较复杂，常见的症状有胸痛、胸闷、眩晕、心悸、气短、出汗、喘息、咳嗽等。

随着年龄的增长，中老年人脂肪代谢功能不断下降，高糖和高脂肪饮食很容易造成营养过剩，从而使血脂增高，动脉硬化、高血压、冠心病成为这一群体的主要疾病。预防措施主要有增加体育锻炼，保持精神及情绪稳定，避免过度劳累，注意膳食的营养搭配，少吃动物脂肪，少食咸少吃甜食，多吃蔬菜和水果。

▶ 高血压

血压是血液在血管内流动时对血管壁的侧压力，分为动脉血压和静脉血压，动脉血压就是日常所说的血压。高血压病又称原发性高血压，是常见的心血管疾病，它不仅患病率高，且常引起严重的心、脑、肾并发症，是脑猝死、冠心病的主要危险因素。主要症状有：头痛多呈沉重感或间歇性钝痛、压迫感，剧烈的头痛比较少见；常会出现全头痛与偏头痛的现象，青壮年患者产生偏头痛者多，而老年患者则多为全头痛；清晨或午前，是出现头痛较多的时间段，这是因为在睡眠时血压降低，醒后血压急剧上升，刺激颅内血管壁的痛觉感受器而引起的，会伴有头晕、目眩、心烦等症状。

高血压可分为原发性高血压和继发性高血压两种：因高级神经功能紊乱所引起的持续性血压增高，称为原发性高血压；因泌尿系统及颅内疾病等因素所引起的，称为继发性高血压。一般来说，患者中老年多于少年，男性多于女性，血压过低或过高都是疾病的征象。高血压病在中医理论中属于头痛、晕眩等病症的范畴。

按摩方法：在 3 分钟内，用大拇指指腹按压百会穴 60—80 次，用拇指分别按压天柱、肩井穴 60—80 次；在 4 分钟内，用双手拇指分别点压曲池、合谷穴 60—80 次，分别揉搓

天柱穴

后颈凹洼处略微下方左右约 2 厘米处即是本穴。

涌泉、三阴交穴 60—80 次，以有酸胀感为宜；在 2 分钟内，用拇指指腹由耳后乳突开始，沿胸锁乳突肌按揉至颈部肩胛骨上缘 120—160 次，逐渐加力，以能承受为宜。

温馨提示

保持健康乐观的生活观；进行适宜的体育运动，最好进行一些如慢跑、原地跑步、散步等体力消耗不大的体育运动，最好是长期坚持练太极拳；应该控制好自己的情绪，不可暴躁发怒，因为人在愤怒时，舒张压会明显升高，多次反复，正常人甚至也会产生高血压，病人会导致病情加重；在饮食选择上，要坚持吃低盐、高蛋白的食物，多食富含维生素 C 的蔬菜、水果、豆类等，并要戒烟限酒。

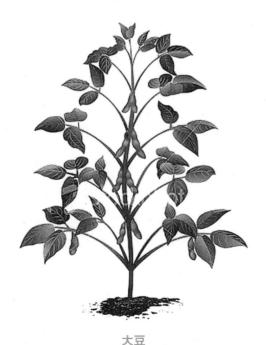

大豆

推拿按摩治百病

▶ 低血压

不论什么原因，只要造成血压收缩压经常在 100mm 汞柱以下，舒张压经常在 60mm 汞柱以下的，就会形成低血压。症状轻微的可出现头晕、头痛、食欲不振、疲劳、脸色苍白、消化不良、晕车船等；症状严重的可出现直立性眩晕、四肢冷、心悸、呼吸困难、甚至昏厥、需长期卧床等。低血压发病率为 4% 左右，老年人群中可达 10%。

低血压可分为急性低血压与慢性低血压两种。急性低血压是指血压由正常或较高的水平突然下降，多见于晕眩和休克；平时所说的低血压大多为慢性低血压，多见于慢性肾上腺皮质功能减退症、垂体前叶功能减退症、慢性消耗性疾病以及营养不良、心血管等疾病。有时，居住在平原地区的人突然进入高原，也会出现暂时性的低血压。如果血压不足，血液无力循环，就无法在毛细血管处进行正常的、有效的交换。

按摩方法：在 8 分钟内，用拇指指腹分别点压百会、天柱、肩井、中脘、心俞、肾俞、太溪穴 60—80 次，以有酸胀感为宜；在 5 分钟内，用中指指腹从印堂开始，斜向上经阳白推至头维、太阳，再从印堂沿攒竹、鱼腰推至太阳穴，可重复 4 次左右；在 3 分钟内，用食指分别横擦中脘、气海、关元穴 60—80 次，以热为宜；头晕乏力甚至晕倒，是低血压最常

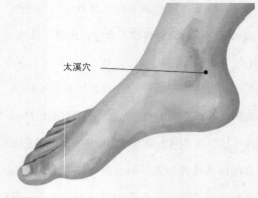

太溪穴

太溪穴

太溪穴在足内侧部，内踝后方，内踝尖与跟腱之间凹陷处。

见的症状，应随时用双手拇指重叠按压百会穴 2 分钟左右，直到头晕症状缓解。

温馨提示

轻度低血压无需药物治疗，应注意积极参加体育锻炼，改善体质，增加营养即可；重度患者伴有明显的症状，必须给予积极治疗，提高生活质量，防止严重危害发生；多加重视饮食调理，要注意增加营养，多食温补脾肾的食物，及时补充适量的营养，血压值就有可能上升至接近正常的水平，而且头晕、乏力、眼圈发黑等症状都可减轻或消失；要常吃能促进消化、健胃、升高血压的生姜，少吃冬瓜、西瓜、芹菜等具有降压作用的食品。

▶ 冠心病

冠心病是一种最常见的心脏病，系冠状

动脉性心脏病的简称。冠心病的起因是指冠状动脉发生严重粥样硬化或痉挛，使冠状动脉狭窄或阻塞，在供血不足的情况下，而引起的心肌机能障碍或器质性病变，因此，又称为缺血性心脏病。缺血性心脏病可分为：原发性心脏骤停（猝死）、心绞痛、心肌梗塞、缺血性心脏病中的心力衰竭，心律失常。以心绞痛、心肌梗塞症最为常见。

心肌梗塞症又称为心肌梗死症，属于冠状动脉硬化性的心脏病，属最为严重的一种类型。当冠状动脉急性闭塞引起严重而持久的心肌缺血性损伤和坏死，血液在这里发生凝固而堵塞，造成心肌缺血严重和时间比较持久时，就会发生心肌梗塞症。此病的症状表现为突然发生肋前区剧烈而持久的疼痛，有时疼痛位于上腹部，还伴随着心悸、腹胀、脸色苍白、冒冷汗、血压下降、气短等症状，多发生于休息或睡眠时间。

按摩方法：仰卧，在 5 分钟内，用手掌分别揉摩心俞、厥阴俞穴周围 100 次左右，至背部有热感为宜；在 2 分钟内，用双手中指、食指、无名指指端同时点按部门、内关穴 120—160 次，至局部有明显胀痛感或动脉跳动感时，再持续按压 1 分钟，会有疼痛减轻的感觉；在 2 分钟内，用拇指端分别点揉中脘、巨阙穴 60—80 次。

温馨提示

生活要有规律，连续工作的时间不宜过长，不易熬夜，避免快速奔跑或疾步行走。最好的锻炼方式是慢跑，慢跑是治疗心肌梗塞症的最佳途径，应每天坚持慢跑或快走 30—60 分钟；要保持一个轻松愉快的心境，尽力避免情绪出现较大的波动；要戒烟戒酒，进食不可太饱，以免给心脏造成过重的负担。

▶ 肺原性心脏病

肺原性心脏病是因肺的原因而引起，分慢性与急性两种。慢性肺原性心脏病是一种常见病，多发病，属于由肺组织、肺动脉血管或胸廓的慢性病变引起肺组织结构和功能的异常，造成肺血管阻力增加，肺动脉压力增高，使右心的血液不能充分向肺部注入，为了能够冲破这种阻力，向肺部注入充分的血液，致使右心室肥大；当伴有肺部大血管中血栓（血液凝固）阻塞，突然造成肺梗死的，称急性肺原性心脏病。

慢性支气管炎并发阻塞性肺气肿的最为多见，占绝大多数，其次为支气管哮喘、支气管扩张、重症肺结核、尘肺等。寒冷地区、高原地区、农村患病率高，患病年龄多在 40 岁以上，随年龄增长而患病率增高，急性发作以冬春季多见，初期症状为慢性咳嗽、咳痰或哮喘，逐步出现乏力、呼吸困难。当患者出现呼吸困难、紫绀、浮肿等症状加重时，应赶紧卧床休息，并抬高床头减轻呼吸困难，保证营养供给，做好口腔护理，防止口腔溃疡、细菌侵入。

按摩方法：在6分钟内，用食指或中指分别按压膻中、迎香、内关、通里、神门、足三里穴60—80次，每次选2—3穴，以有酸胀感为宜；在10分钟内，用双手不同部位分别推摩鼻旁、胸腔、上胸、胸骨旁、心前区、两胁100次左右。

温馨提示

增强体质、讲究卫生，避免过度劳累及身体超重，以免使负担过度的心脏增加劳损；在生活上，肺心病患者要戒烟戒酒，饮食宜清淡，提倡多进高蛋白、高热量、多维生素饮食，同时忌辛辣刺激性食物；有水肿时，限制钠盐摄入，不宜多吃饼干、咸肉、罐头

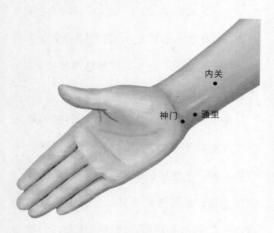

内关、神门、通里穴

内关穴在手腕横纹中央向上三指宽处，神门穴在腕横纹尺侧凹陷处，通里穴在前臂内侧，尺侧腕屈肌的桡侧缘，腕横纹上1寸处。

与面包等含钠多的食品。

▶ **心绞痛**

心绞痛是冠状动脉供血不足，导致心肌急剧的、暂时的缺血、缺氧所引起，以发作性胸痛或胸部不适为主要表现的临床综合征。特点为阵发性的前胸压榨性疼痛感，疼痛主要位于胸骨后部，可放射至心前区与左上肢，严重时伴有盗汗、面色苍白，常迫使患者停止活动，发病时间一般不会超过10分钟。本病多见于40岁以上的男性，劳累、情绪激动、阴雨天气、急性循环衰竭等都是主要的诱因。

按摩方法：在2分钟内，用拇指端按压至阳穴120—160次，按压后即可止痛；在3分钟内，用双手拇指分别按揉双侧厥阴俞、心俞、肾俞60—80次，以有酸胀感为宜；用拇指端用力点按心绞痛特定穴，该穴在右足背第3、4跖骨间踝下3寸处，直到疼痛缓解为止。

温馨提示

在精神上要保持乐观，避免情绪激动；要经常随身携带硝酸甘油片，一旦出现心绞痛，马上把硝酸甘油片放到嘴里含服，并立刻休息；忌暴饮暴食，以低盐低脂饮食为主。

▶ **心律失常**

正常的心脏跳动由窦房结控制，窦房结

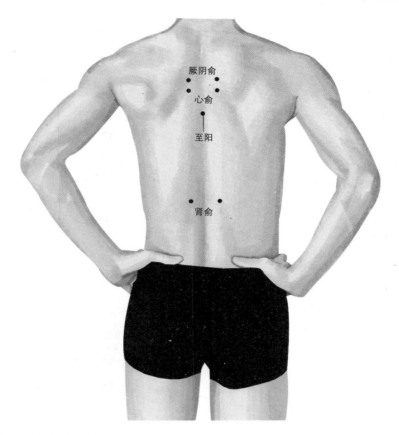

厥阴俞、心俞、肾俞、至阳穴

心俞在第五胸椎棘突下左右俞线上，至阳穴在第七胸椎棘突下凹陷处。

称为最高起搏点，能自动产生兴奋波，其他部位的起搏点被窦房结所控制，不能发放兴奋波（潜在的起搏点）。窦房结每个兴奋波都经过房室结、房室束及分支，每分钟发放兴奋波60—100次，引起心脏收缩。如果心脏内兴奋波发放或传导发生障碍等原因时，就可引起心跳过快、心跳过缓或心动不规则等变化，称为心律失常。

心律失常的外在原因多种多样，常见的有以下几种：情绪激动紧张、过度疲劳、大量饮酒或饮浓茶；上呼吸道感染、扁桃体炎、细菌性痢疾等急性感染性疾病；甲状腺机能亢进或低下，缺钾或血钾过高等引起的代谢性疾病及电解质紊乱；脑瘤、脑外伤等颅内病变。老年人产生心律失常的主要原因是器质性心脏病，如冠心病多引起室性心律失常，肺原性心脏病可导致多源性房性早搏、心动过速，风湿性心脏病则常有心房颤动等等。用按摩方法较彻底地根治心律失常这种疾病有很大的难度，需要坚持不懈。

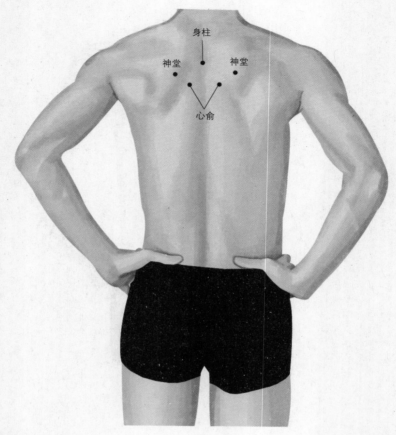

心俞、神堂、身柱穴

　　神堂穴位于背部第五胸椎棘突下左右 3 寸处，身柱穴在第三胸椎棘突下凹陷处。

　　按摩方法：在 6 分钟内，用双拇指分别按压攒竹、神门、内关、身柱、心俞、神堂穴 30—60 次，以有酸胀感为宜；在 2 分钟内，用右手食指和中指分别按揉神阀、足三里穴 30—60 次，使局部产生较强的酸胀感为宜。

温馨提示

　　消除不良情绪，适当参加体力劳动和体育锻炼，养成有规律的生活习惯；如有心悸、心慌病史，应该随身携带一点速效救心丸，遇到症状明显的时候可以服用；饮食宜清淡少油，不宜过饱，保持大便通畅。

▶ 脑溢血

　　脑溢血又称中风、脑出血，主要与脑血管的病变、硬化有关，起病迅速而凶险，死亡率非常高，是急性脑血管病中最严重的一种。多数是由长期高血压、动脉硬化所引起，血管的病变与高血脂、糖尿病、高血压、血管的老化、吸烟等密切相关。在许多地区，脑溢血症已经成为人类死亡的第一杀手。中老年人是发生脑出血的主要人群，以40—70岁为最主要的发病年龄，为目前中老年人致死性疾病之一。

脑溢血在发病后，患者在一段时间内，手脚会呈现无力的麻痹状态，几周之后，就变成僵硬状态，手掌、脚后侧会僵硬到无法伸直的程度。有时会有手脚麻痹、虚冷或灼热、浮肿疼痛等症状发生。症状表现为失语、偏瘫，重者意识不清，半数以上患者伴有头痛、呕吐。

一般来说，患者的精神会受到很强烈的刺激，波动的情绪使高级神经机能活动产生紊乱，皮层下部的血管舒张收缩中枢形成固

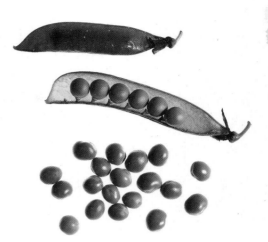

绿豆

豆类食品中含钾多的是黄豆、绿豆、蚕豆；而香蕉、橘子、苹果、菠萝、柚子等水果也含有较多的钾。

定的兴奋灶，全身的小动脉在不断的痉挛中造成了身体各器官都出现了缺血状态，导致大脑内血管在难以承受的情况下破裂。穴位按摩是一种非常有效的康复治疗手段，进行的时间越早，疗效越明显。

按摩方法：在3分钟内，用食指分别按压百会、肩井、天宗穴30—50次，力度要适中，以有酸痛感为宜；在4分钟内，用食指分别按揉曲鬓、阳陵泉、足三里、昆仑穴30—50次，力度可以重一些，以有酸痛感为宜；在5分钟内，用食指或中指掐揉内关、外关、合谷、曲池、手三里穴30—50次，力度可重一些。

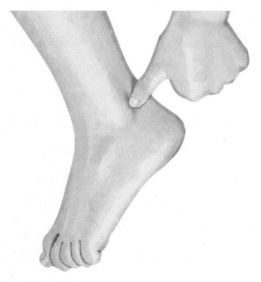

昆仑穴

昆仑穴在脚踝外侧，在外踝顶点与脚跟相连线的中央点。

温馨提示
· · · ·

预防脑溢血的最好的生活方式是：清心

寡欲，修身养性；树立战胜疾病的勇气与决心，应戒除烟酒，控制体重，并避免饱餐、剧烈活动、用力排便等可能诱发血压升高的因素；除需药物治疗外，合理调配饮食对康复也具有重要作用，宜以清淡、少油腻、易消化的柔软食物为主。要多吃富含维生素 C 和钾、镁等新鲜蔬菜和水果。

神经系统疾病

神经系统是机体内起主导作用的系统，人体所有的其他系统都被神经系统直接或间接地控制着。神经系统分为中枢神经系统和周围神经系统两大部分，周围神经在中枢神经的控制下，与人体其他各个器官、系统发生极其广泛复杂的联系。

神经系统包括大脑、脊髓、神经和神经细胞。大脑作为人体的总司令，指挥着神经细胞不知疲倦地向全身发送带有信息的电波，指挥着人们劳动与思考，对体内各种功能不断作出迅速而完善的调节，使机体迅速地适应外界的变化。

人体是一个复杂奇妙的复合体，各器官、系统之间既互相联系又互相制约。如果神经系统有了毛病，人体的其他系统的功能将会遭到毁灭性的打击。一个人如果在精神上非常紧张、焦虑，或者遭到了强烈的精神刺激等，或者疲劳过度，就极可能引发出神经系统的

疾病。忧郁症、疯痛症、神经衰弱症、脑神经损伤症以及严重失眠等疾病都属于神经系统疾病。

大脑与神经系统所患的疾病都有直接的关系，因此，做好大脑的养生保健，对于预防神经类疾病，会有事半功倍的效果。大多神经系统疾病的患者，体质虚弱，性情极度敏感，在生活中总是充满了忧郁与烦闷，外部事物的变化极容易刺激到神经。因此，要在体育锻炼中不断地提高自身的体质，使神经系统处于一个健康而安静的状态之中。

▶ 神经衰弱

神经衰弱是最常见的神经系统疾病之一，属于神经官能症的一个类型。症状表现繁多，主要有：出现失眠、多梦、头痛、眼花、记忆力减退、注意力不集中、急躁易怒等；有植物神经或内脏器官功能紊乱的表现，如心悸、血压偏高或偏低、多汗、肢端发冷、上腹闷胀、厌食等；病史和系统的检查无法发现相应的身体疾病或其他精神疾病存在；精神因素与起病密切关联；病程有反复波动和迁延的倾向。

精神因素是造成神经衰弱的主因，如一个人的神经活动过程强烈而持久地处于紧张状态，引起大脑兴奋和抑制功能失调，精神活动能力减弱。通常认为只有用脑过度的人才会得神经衰弱症，这是一个误解，如果饮

食不节制，造成心脾不足，肾精虚衰，也会影响到神经系统的功能，导致神经衰弱症。

按摩方法：在 10 分钟内，用双手中指或拇指指端分别按揉印堂、阳白、太阳、百会、风池、足三里、三阴交等穴 60—80 次，力度要稍重一些，以局部产生较强的酸胀感为宜；在 3 分钟内，把两手食指屈曲成弓状，以近节指间关节桡侧面为力点，在前额的中部向两侧抹至太阳穴 20—30 次，可作上下往返的移动；在 2 分钟内，用双手十指自前发际起向后梳至枕部 30—50 次，也可用手轻轻拍打、按压头顶的百会穴。

温馨提示

积极参与体育锻炼，如打太极拳、健身走、慢跑、打乒乓球等，会有效地缓解神经衰弱；对脑力活动作出合理科学的安排，避免长时间的用脑，也是防治神经衰弱症的极为有效的措施；要养成良好的饮食习惯，不要过饥过饱，不吃冷食，饮食清淡，避免吃刺激性很强的食物，要戒除烟酒。

▶ 头痛

头痛是由于颅内、外的疼痛敏感结构受到某些因素的刺激所致，一般可分为脑部引起的头痛或脑部以外所引发的头痛。脑部引起的头痛比较严重，是指脑子里面发生了故障（如脑瘤或脑出血），这种头痛所占的比例很少；脑部以外所引发的头痛，以紧张性头痛与偏头痛两种最为常见，主要是受到外在的影响产生机能性的失调，而不是脑内产生实质病变，绝大部分的头痛是由这两个原因引起的。

不论是什么原因引起的头痛，按摩治疗的手法基本相同，根据病因的不同再区别对待即可，按摩疗法对感冒头痛、高血压头痛、偏头痛的疗效较好。

按摩方法：在 2 分钟内，用右手的食指和中指分别按压百会、攒竹穴 60—80 次，以有酸胀感为宜；在 5 分钟内，用双手的拇指分别按压太阳、风池、天柱与安眠穴 60—80 次，力度以酸、胀、痛为宜。

温馨提示

居室要整洁和安静，室内光线不宜柔和；一些头痛不宜按摩治疗，如颅内肿瘤、颅内外伤性血肿、脑血管疾病急性期等引起的头痛；养成良好的的饮食习惯，应禁烟、禁酒、禁喝浓茶，晚饭可进食早一些或适当减少晚餐的量。

▶ 偏头痛

偏头痛是反复发作的一种搏动性头痛，有时会使整个头部都感觉不适，甚至会感觉头重脚轻，以女性较多。此类头痛在发作前常有闪光、视物模糊、肢体麻木等先兆，直

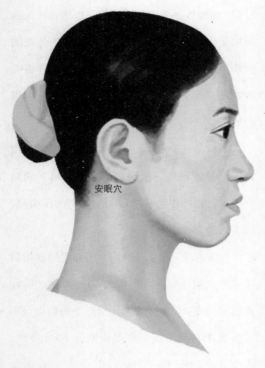

安眠穴

安眠穴

经外奇穴之一，位于风池穴与耳垂连线的中点。

到出现恶心、呕吐后才会有所好转。让人对这类头痛感到恐惧的是，偏头痛是一种可逐步恶化的疾病，发病频率通常越来越高，进而极容易对大脑局部造成损伤，损伤的区域会随着头痛的次数而增多。

偏头疼主要分典型性偏头痛、普通型偏头痛与丛集性偏头痛三种类型。典型性偏头痛多数病人呈周期性发作，在发病前大部分病人可出现视物模糊、怕光的症状，头痛剧烈时可有血管搏动感或眼球跳出感，短则一两个小时，长的达数天；普通型偏头痛比较常见，多数患者在发病前没有明显的先兆症

状，部位可为一侧或双侧，也有的为整个头部，疼痛多呈缓慢加重；丛集性偏头痛每次发作的时间大致相同，发病前没有任何先兆，在一天内可发生多次，典型病例可见头皮血管增粗、弯曲等。

按摩方法：在5分钟内，以食指、中指、无名指从头顶中央，向正下方分别压揉百会、太阳、悬厘穴60—80次，力度要轻柔，以有酸胀感为宜；以食指或中指压揉天柱、风池穴60—80次，以有酸痛感为宜；用手柔和地揉抚整个头部，可一边揉捻一边寻找压痛点。

温馨提示

偏头痛严重发作者，可服用适量的止痛药减轻头痛，在避光的房间内躺下休息；如果是由于工作过度劳累或是精神紧张引起，可适当地减轻工作强度与改变生活习惯，保证良好的睡眠；养成良好的饮食习惯，应吃刺激性小的清淡食物，应该多吃些含镁丰富的食物，增加大脑中的镁含量，如小米、荞麦面、黄豆、蚕豆等等。

▶ **肌紧张性头痛**

肌紧张性头痛（即肌收缩性头痛）是慢性头痛中最常见的一种，是由不同原因的头颈部肌肉持久性收缩所引起，多见于伏案工作或长期操作电脑者，是白领阶层常见的职业病。在工作中，如果长期保持一种姿势，

就会造成颈部肌肉持续紧张，酸性代谢产物堆积刺激压迫头部神经，再加上精神和心理紧张、抑郁和焦虑就会导致持久性头、面、颈、肩部肌肉痉挛及（或）血管收缩引起的牵扯痛或扩散痛。

肌紧张性头痛的主要表现部位是头的两侧，患者常感有压迫感、沉重感，自述头部就像绳索捆上一样地痛。由于颈部长期的紧张酸痛不适，会造成精力难于集中，记忆力下降，还会影响睡眠质量。这类让人烦恼异

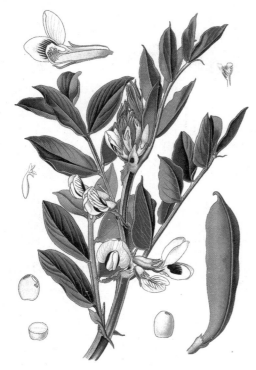

蚕豆

蚕豆中含有大量蛋白质，在日常食用的豆类中仅次于大豆，还含有大量钙、钾、镁、维生素C等，在传统医学中有补中益气，健脾益胃，清热利湿，止血降压，涩精止带等食疗作用。

常的头痛会日夜连续存在，没有中间的缓解，持续时间短的数小时，长的可达数日，因生气、失眠、焦虑或忧郁、月经来潮等原因，还会使头痛阵发性加剧。

按摩方法：在8分钟内，用双手中指或拇指分别按揉印堂、太阳、风池、百会穴90—120次，力度要重一些，使局部产生较强的酸胀感为宜；在2分钟内，用拇指和食指掐按合谷穴60—80次，以有酸痛感为宜；在3分钟内，用双手食指的第二指节的内侧缘推抹前额30次左右，再用拇指指腹或拇指指端沿颞部两侧向后推抹30次左右；

温馨提示

保持良好的精神状态；不要贪杯，因为酒精更容易引起头痛；不吃或少吃高脂肪的食物，多吃新鲜蔬菜、大豆、全谷食物、海产品、核桃等含镁元素丰富的食物；饮食要有规律，忌过饱过饥。

▶ 失眠

人的一生有三分之一的时间是在睡眠中度过的，但许多人总在为失眠而苦恼。失眠又称入睡和维持睡眠障碍，指无法入睡或无法保持睡眠状态，导致睡眠不足。失眠是一种"普遍症"，几乎每个人都会在一生中或长或短地受到失眠的困扰。偶然的失眠会引起短期不适，症状会很快地消失；长期失眠则

给人们带来了巨大的痛苦，经常表现为半睡半醒，入睡困难，早醒、醒后难以再入睡以及浅睡眠多梦等，早晨醒来会感觉头昏脑涨、颈部酸痛、乏力、食欲不振，如果不重视，会引发其他的疾患。

良好的睡眠是恢复精力，使生命充满活力的前提，也是健康长寿的重要因素。睡眠良好，就会感到头脑清醒，精力充沛，从而可提高生活的情趣与学习的效率。睡眠如果出现了障碍，就会抑制生长激素的分泌，导致衰老和器官功能衰退。失眠归根结底是睡眠节律的紊乱造成的，躯体因素、精神心理因素与药物因素等都可导致失眠。

现代生活的快节奏、巨大的生活压力、激烈的竞争、紧张的情绪以及心理冲突等都会影响睡眠的质量，进而引起各种形式的失眠。如起居没有节制，以致晚上睡不着觉；白天睡眠时间过长，从而扰乱了生物钟，破坏了正常的生活规律；夜生活过度，深夜或凌晨入睡，过了"入睡最佳期"；经常思考某一问题，不能安下心来使心境平静；盲目依赖安眠药。

据调查，85%以上的失眠是由精神心理因素而引起的。有时候，要细心地确认失眠，不要只有一天出现失眠，便惊慌失措地自认为是失眠，造成了心理性失眠，反而引起真的失眠。极少部分的失眠是因躯体因素引起的，如肺部疾患引起的咳嗽、风湿病引起的疼痛、心源性或肺源性疾病、甲状腺功能亢

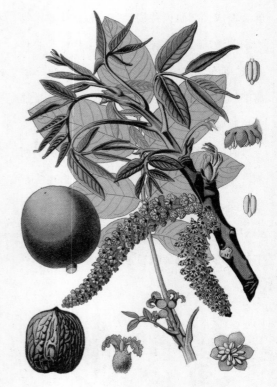

核桃

核桃的药用价值很高，中医应用广泛，具有健胃、补血、润肺、养神等功效。

进引起的心慌等均可导致失眠。

按摩方法：在3分钟内，用拇指、食指和中指分别按压百会、风池、睛明穴60—80次，以酸胀感为宜；在2分钟内，用双手的拇指分别按揉足三里、三阴交穴60—80次，以酸胀感为宜；在2分钟内，先用右手的拇指按压左脚涌泉穴30—60次，再用左手的拇指按压右脚涌泉穴30—60次，以酸痛为宜；在2分钟内，先用右手拇指按压左脚失眠穴30—60次，再用左手拇指按压右脚失眠穴30—60次，用力宜轻缓一些。

善于保持豁达、乐观的心态，善于解除压力，用一颗平常心看待人生得失，尽量排除各种心理因素；失眠一旦光临，最好不要轻易服安眠药，不想睡的时候不要强迫自己去睡，熬到了有睡意时才安然入睡；克服失眠最接近自然的办法就是调整生物钟，居室要整洁、光线须柔和；养成良好的生活习惯，注意加强身体和心理素质锻炼，睡前1小时内不宜做脑力劳动或过多言谈。

▶ 眩晕

眩晕俗称"头晕"、"头昏"等，是目眩和头晕的总称。眩晕是一种运动错觉，不同的患者对眩晕的叙述也是不同的，主要症状是有天旋地转的感觉，觉得房屋在摇晃、室内的家具在摇晃，以及所有看到的物体都在摇晃。眩晕来临时，轻的走路不稳，稍重的无法站立，最为严重的是患者连眼睛都不敢睁、头部必须维持在一个自觉最能减轻眩晕的地方。眩晕患者还可伴有恶心、呕吐、冷汗、面色苍白等症状，血压与脉搏也常有异常。眩晕可分真性眩晕与假性眩晕两类。

真性眩晕由前庭神经系统病变所引起，因此，称为前庭系统性眩晕。真性眩晕的症状重，病情发作时，患者会感觉周围物体或自身向一定方向旋转、移动和摇晃，并常有平衡失调、站立不稳、眼球震颤、指物偏向之感，伴有恶心、呕吐、面色苍白、冷汗、脉搏和血压改变等植物神经调节功能紊乱等症状。真性眩晕持续的时间较短，从数十秒至数小时不等，很少超过数天的。

假性眩晕因脑部功能的改变，常由心血管系统疾病、全身疾病和神经官能症所引起，又称非前庭系统性眩晕。假性眩晕的症状比真性眩晕的症状轻，病情发作时，病人并没有明确的周围环境或自身旋转的运动感，只有眼前发花、头部发昏、头重脚轻、走路脚下没根的感觉，在注视活动物体时或嘈杂环境下会加重，有时走路会摇晃不稳，甚至跌倒的情形发生。假性眩晕持续的时间较长，可达数月之久。

血液循环受阻所引起的头晕目眩，可用穴位刺激即时防止，因此只要稍微用力按压足部的足三里和手部的手三里、合谷，血液便会遍布全身，缓解眩晕。需要注意的是，在按摩时，不宜使用摇法、抖法、拍击法等按摩手法，其他手法操作时，力度也应轻缓平稳。

按摩方法：在2分钟内，用双手指按压百会穴60次左右，力度要轻缓；在3分钟内，用食指或中指分别揉按天枢、风池、完骨穴30—50次，力度以酸痛为宜；在3分钟内，用食指或中指分别按揉足三里、曲池、手三里穴30—50次，力度要重一些，以胀痛为宜；在3分钟内，用食指或中指分别掐按丘墟、太冲、合谷穴 30—50 次，力度不要太重。

温馨提示
◆ ◆ ◆ ◆

要保持良好的精神状态，在发病时，不要惊慌失措；发作时应卧床休息，室内要保持安静与光线暗淡，在间歇期不宜单独外出；戒除烟酒，不吃刺激性食物。

▶ 昏厥

昏厥又称晕厥、虚脱、昏晕、昏倒，是大脑一时性缺血、缺氧引起的短暂的意识丧失。昏厥具有致残甚至致死的危险，表现为突然发生的肌肉无力，姿势性肌张力丧失，不能直立及意识丧失。此病具有一定的发病

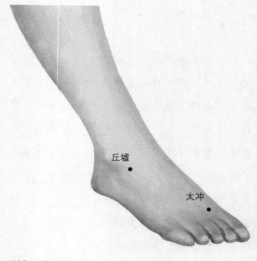
丘墟、太冲穴

丘墟穴在足外踝的前下方，当趾长伸肌腱的外侧凹陷处；太冲穴在脚拇指与第二趾骨结合处。

率，甚至在正常人也可能出现。

由于昏厥指肌肉无力伴有不能直立将要跌倒的感觉，但意识尚保留，因此，有时称"晕厥前状态"。昏厥比更为严重的晕厥的状态要轻一些，但在用按摩的方式进行急救的手法却是基本一致的，在其他治疗条件不具备的情况下，按摩治疗就显得及时而必要了。由于在发生昏厥的情况时，本人失去知觉，需周边的人进行及时抢救。

按摩方法：20 秒钟内，用拇指指端用力掐按患者人中穴，然后用两手拇指同时按揉其两手腕处的内关穴，力量宜沉而重，用强刺激使患者苏醒；用一手握住患者的左手腕，另一手用力拿合谷穴 20 下，然后再以同样做法拿右手合谷穴；一手托住其手腕背侧，另一手用拇指在前臂掌侧面做揉推，具体做法

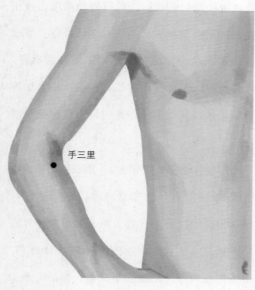
手三里穴

在前臂背面桡侧，当阳溪与曲池连线上，肘横纹下 2 寸。

就是从肘弯处开始，边揉动边往下移到手腕，每侧做3—5次。

温馨提示

昏厥发生后，应立即将患者平卧，头部放低，尽量不要搬动，如果必须搬动则动作一定要平稳而轻；在按摩治疗后，不论患者苏醒与否，都应送往医院再对症治疗。在治疗的同时，可喂服热浓茶或糖盐水一杯。

▶ 面瘫

面瘫俗称"歪嘴巴"、"歪歪嘴"、"吊线风"等，学名面神经麻痹、面神经炎、贝尔氏麻痹等，是以面部表情肌群运动功能障碍为主要特征的一种常见病、多发病，不受年龄和性别限制。在病情严重时，患者面部往往连最基本的抬眉、闭眼、鼓腮、努嘴等动作都无法完成。

引发面瘫的主要原因是疲劳与面部及耳后受凉后出现面神经麻痹。多数病人往往在清晨洗脸或漱口时，才惊讶地发现自己的一侧面颊动作不灵、嘴巴歪斜，病情严重者，会出现前额皱纹消失、眼裂扩大、鼻唇沟平坦等现象。患者在进食时，病侧的齿颊间隙内常滞留着食物的残渣，并常有口水从该侧淌下。按摩疗法是治疗面瘫的首选，往往在治疗过程中，会收到意想不到的奇妙结果。

按摩方法：在3分钟内，用双手的拇指分别按压风池、太阳、攒竹穴60—80次，以酸胀为宜；在5分钟内，用双手的食指分别按揉颊车、地仓、下关、四白穴60—80次，以酸胀为宜；在2分钟内，先用右手拇指按压左手的合谷穴30—50次，再用左手的拇指按压右手的合谷穴30—50次。

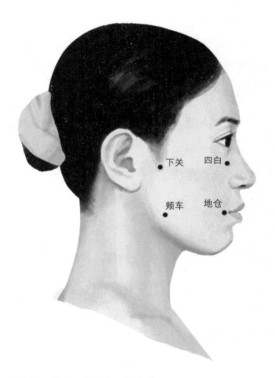

颊车、地仓、下关、四白穴

颊车穴位于头部侧面下颌骨边角上，向鼻子斜方向约一厘米处的凹陷中；地仓穴在嘴角外侧，上直对着瞳孔；下关穴位于头部侧面，耳前一横指，闭口时凹陷，张口时隆起处；四白穴在瞳孔正中央下约二厘米处。

手到病除

推拿按摩治百病

注意劳逸结合，避免过劳及不良精神刺激；坚持每天用温水洗脸，并用热毛巾搓脸3分钟，直到脸上发热为止。冬天外出时戴好帽子、口罩，避免风吹，诱发面瘫；注意预防，在夏天睡觉时，应避免让风直接吹拂面部；注意饮食，不要吃刺激性的食物。

▶ 面肌痉挛

面肌痉挛也称面肌抽搐症，指面神经所支配的肌肉发作性、无痛性、阵挛性收缩。一般发病于眼轮匝肌随即波及口轮匝肌，随着病情的加重，整个面肌及同侧颈阔肌均可发生痉挛，眼轮匝肌严重痉挛时使眼睛不能睁开。面肌痉挛多是一侧，双侧的患者很少，精神越紧张，激动痉挛越严重。

面肌痉挛在发病时，自己不能控制，半侧面肌强劲地、阵发性抽搐，眼睑紧闭，口角歪斜，抽搐时间短则数秒，长则十多分钟，严重地影响到了视力、语言、饮食和工作。

按摩方法：在3分钟内，用食指指端分别点按地仓、颊车、瞳子髎穴30—60次，逐渐加力，至面部有明显胀痛感或动脉跳动感时为宜；在4分钟内，用拇指端分别点揉承泣、瞳子髎、地仓、颊车穴60—80次，以局部产生较强的酸胀感为宜；手掌分别贴于患病的面颊，揉摩5分钟，至局部有热感为宜；双手搓热后，自上而下地干搓脸3分钟，直到皮肤微红、发热为止。

保持良好的心态，忌过劳及避免不良精神刺激；每天用热毛巾敷在脸上，保持面部的温热；饮食要清淡，避免吃刺激性的食物。

▶ 神经性皮炎

神经性皮炎又名慢性单纯性苔藓，是一种主要以瘙痒和苔藓样变为特征的慢性皮肤病，常反复发作。病因还没有完全明确，一般认为系大脑皮层兴奋和抑制功能失调所致，常因情绪波动、过度紧张、神经衰弱等发病或加剧。

神经性皮炎好发于颈后、肘、膝等部位，病程漫长，容易复发。发病初期，有阵发性剧烈瘙痒而没有皮疹，搔抓摩擦后形成粟粒至绿豆大小的扁平丘疹，日久局部皮肤增厚粗糙，呈苔癣样变，皮损干燥会出现碎小的鳞屑，皮疹时间长了会融合成片。可分为局限型和泛发型两种，多见于成年人。

按摩方法：在5分钟内，用食指或中指分别揉摩合谷、曲池、血海穴90—120次，以局部有热感为宜；在3分钟内，用拇指指端分别点揉曲池、脾俞、血海穴60—80次，以使局部产生较强的酸胀感为宜。

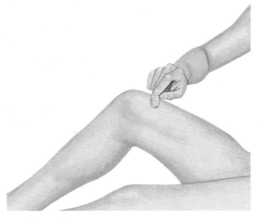

血海穴

血海穴位于大腿内侧，从膝盖骨内侧的上角，上面约三指宽筋肉的沟，一按就感觉到痛的地方即是。

温馨提示

经常进行体育锻炼，增强体质，增强抵抗力；患部要避免搔抓和热水烫洗，避免用刺激性药物外涂；远离过敏源，避免受到花粉、尘土等物的刺激；多食新鲜蔬菜、水果等，每日要食入足量的蛋白质，富含维生素E的食物。

▶ 帕金森病

帕金森病又名震颤麻痹，是一种比较常见的中枢神经系统变性疾病。此病起病缓慢，有一个缓慢的、进展性的发展过程，不会一下子就发展到非常严重的程度，主要症状为运动减少、肌张力强直和静止性震颤。

运动障碍、震颤与强直是帕金森病的三大症状：运动障碍是指无法随意运动，或患者自发、自动运动减少，运动幅度减少，尤其是开始活动时表现为动作困难吃力、缓慢，有些会出现语言困难及吞咽困难；震颤表现为缓慢节律性震颤，往往是从一侧手指开始，波及整个上肢、下肢、下颌、口唇和头部，典型的震颤表现为静止性震颤；强直就是肌肉僵直，致使四肢、颈部、面部的肌肉发硬，肢体活动时有费力、沉重和无力的感觉。

帕金森病发展到后期，患者连穿衣、洗脸、刷牙等日常生活活动都会出现困难，有的可出现植物神经功能紊乱，也可出现忧郁和痴呆的症状。

按摩方法：在3分钟内，用食指按揉风池、风府、阳关穴30—50次，力度要逐渐加大，以酸痛感为宜；在3分钟内，用拇指或中指掐揉血海、三阴交、太冲穴30—50次，力度要大，以酸痛为宜；在5分钟内，用手掌依次横擦前胸、肩背、腰部，以透热为宜。

温馨提示

适当加强体育锻炼，例如太极拳、慢跑等，可以缓解症状，延缓脑神经组织衰老；适当加强脑力劳动，比如阅读一些有意义的书籍；保持良好的饮食习惯，多食谷类和蔬菜瓜果，适量吃奶类和豆类，不吃肥肉、荤油和动物内脏。

▶ 老年性痴呆

由多种原因造成的脑器质性疾病的统称，以呆傻愚笨为主要临床表现，具有不同程度的痴呆表现和明显的生活自理能力减退。老年性痴呆在发达国家被列为第四位最常见的死亡原因，被称为世界上当前的"流行病"之一。

老年性痴呆的表现复杂多样，善忘、呆傻愚笨以及性情改变为其共有的特征：健忘是最早出现的症状，并逐渐加重，对最近经过的事情，记忆不全，进而发展为近事及远事记忆能力均减退，严重到连自己的年龄、出生年份等都不能记起；呆傻愚笨的表现为对周围的事物漠不关心、注意力集中困难，直至常发生错穿衣服、系错纽扣等现象，重者可出现分辨不清昼夜，外出不知归途、不知饥饱、大小便失禁等；性情改变致使情绪变化无常，不修边幅，自私多疑，在大多时候连自己的情绪都无法控制，或表现抑郁、终日不语或寡言少语，或表现亢奋、忽哭忽笑与言辞颠倒，严重的表现为攻击行为、妄想、幻听幻视等。

按摩方法：在亲人的指导下，在6分钟内，用双手拇指指端分别点按肺俞、肝俞、肾俞、心俞、脾俞、委中等穴60—80次，有酸胀感为宜；在6分钟内，用双手拇指指端分别点揉关元、中脘、天枢、伏兔、足三里、丰隆等穴60—80次，以局部产生较强的酸胀感为宜；在6分钟内，用拇指或中指指端分别按揉印堂、神庭、四神聪、脑户、太阳、风池等穴60—80次，以局部产生较强的酸胀感为宜。

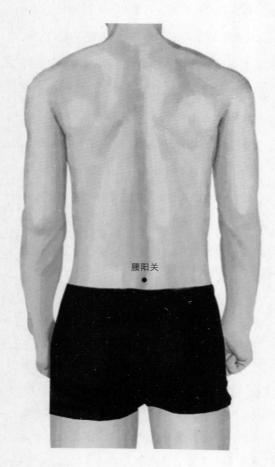

腰阳关穴

该穴位于第四腰椎棘突下凹陷处。

温馨提示

经常咀嚼口香糖，预防老年性记忆衰退；经常朗读和背诵一些简短的诗歌，预防大脑萎缩；常吃对脑神经有良好保健作用的食品，比如核桃、臭豆腐、鱼和大豆等。

代谢系统疾病

人类生命的活动异常繁杂，一时不停地与周围环境之间进行着物质交换和能量交换，这种为了生长、发育、生殖等进行的一系列的生理活动，就叫作物质代谢。新陈代谢包括合成代谢和分解代谢两个方面：合成代谢指人体从外界环境中摄取营养物质，通过消化、吸收、在体内进行一系列化学变化后，转化为机体自身的物质；分解代谢指人体把自身的物质进行分解，转化为代谢废物排出体外。

人体内的腺体分为两类，一类是有导管的腺体，另一类是没有导管的腺体，它们负责着代谢任务的完成。合成代谢是吸收能量的过程，分解代谢是释放能量的过程，新陈代谢的过程就是一个能量的释放、转移和利用的过程。糖、脂肪、蛋白质是人体必须的三种营养物质，在经过合成代谢后，变成了人体的组成成分或更新衰老的组织，分解代谢随后把这些营养物质蕴藏的化学能释放出来，变成了机体各种生命活动的能源。一旦新陈代谢停止了，人体就失去了存在的基本条件，生命也就走到了尽头。

能量代谢是个很复杂的过程，影响的主要因素有肌肉活动、精神活动、食物和环境等。大多数中年人的体重比较稳定，体力和精神也相对比较充沛，是因为具备合成性代谢和

分解性代谢的相对平衡状态。而大多数老年人由于分解性代谢大于合成性代谢，体重也就越来越轻，如果神经、激素以及酶等调节失常，糖尿病、风湿病、肥胖症以及痛风等各种代谢疾病就会自然而然地找上来。

在不幸患上代谢系统的疾病后，除进行必要的药物治疗外，还要养成保持良好的精神状态与生活习惯。在生活上，要穿松软而弹性良好的运动鞋，戒除烟酒，经常食用一些低糖、低脂肪、高蛋白、高纤维食品以及桃子、杨梅、菠萝等新鲜水果。忌食用过量

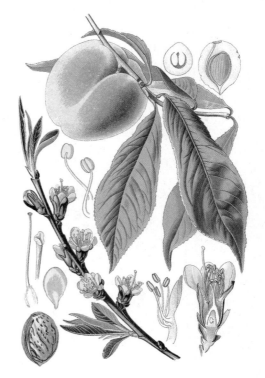

桃

桃果肉鲜美，营养丰富，还具有养阴、生津、润燥活血的食疗功效。

的动物脂肪以及胆固醇含量高的食物，进食后最好不要立即躺卧。

▶ 胰腺炎

胰腺主宰着内分泌和外分泌，胰腺炎就是胰腺因胰蛋白酶的自身消化作用而引起的疾病。胰腺分泌的胰液含有丰富的消化蛋白质、脂肪、碳水化合物的酶，如果胰腺的功能受到阻碍，使分泌机能受损，胰液便分泌

不足，体内无法正常吸取营养，时间长了就有转变为糖尿病的可能。

胰腺炎可分为急性及慢性两种：急性胰腺炎发病速度很快，来势迅速，症状表现为突然发作的急剧上腹痛，向后背放射，恶心、呕吐、发烧、血压降低，血、尿淀粉酶升高；慢性胰腺炎则表现得反反复复，病情发展很慢，使胰腺外、内分泌功能出现不同程度的不足，症状从轻微至严重需要经过很长的一段时间，是由于急性胰腺炎反复发作造成的。胰脏炎患者一般以中年人居多，急性胰脏炎患者以女性居多，慢性胰脏炎患者以男性居多。

按摩方法：在 5 分钟内，用食指分别按压中脘、天枢、阴陵泉、足三里穴 60—80 次，以酸胀感为宜；在 10 分钟内，用单掌先按揉脐水平线以下的腹部区域 200 次，再按揉脐水平线以上的腹部区域 200 次；在 5 分钟内，用两掌分别揉搓两胁 120—160 次，两手的动作应协调一致。

温馨提示
● ● ● ●

积极预防胰腺炎的复发，预防的途径可以从引起胰腺炎的胆道疾病与管梗阻两类疾病入手；在日常生活中，饮食要注意荤素搭配得当，不可过多的食用那些油腻性食物，在疾病初愈的 2 个月内也应进行低脂肪饮食，以后逐渐恢复正常饮食；由于酒精对胰脏的损害非常严重，因此，要杜绝饮酒。

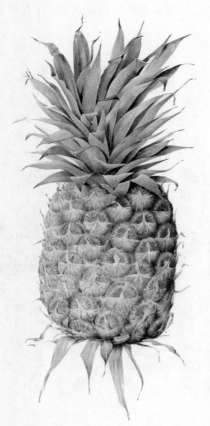

菠萝

味甘性温，具有解暑止渴、消食止泻之功，是夏季医食兼优的时令佳果。

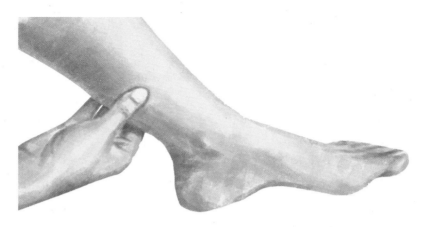

按压三阴交穴

三阴交穴在内踝尖直上三寸，胫骨后缘。

▶ 甲状腺功能亢进

甲状腺功能亢进简称甲亢，由甲状腺素分泌过多引起，是一种常见病、多发病。起病原因主要是患者受到过较为严重的精神创伤，如长期未能释怀的悲伤、忧虑、惊恐等以及由发育、月经、妊娠、感染性疾病等因素而导致生成的。

甲亢的主要症状为多食、消瘦、畏热、多汗等高代谢症候群，神经和血管兴奋增强，以及不同程度的甲状腺肿大和眼突、手颤、胫部血管杂音等为特征，甲亢严重者可出现昏迷甚至危及生命。在中医学属于瘿气范畴。

甲亢按病因可分为原发性甲亢、继发性甲亢与高功能腺瘤。原发性甲亢最为常见，是一种自体免疫性疾病；继发性甲亢由结节性甲状腺肿转变而来，比较少见。甲亢是一种较难治愈的疑难杂症，患病年龄大多在二十

至四十岁左右，男女均可发病，女性患者比男性患者要多。在发病时的食欲会出现明显增加，但是体重却反而下降，人也变得消瘦，女性可能会出现闭经或月经不调，男性可能会出现阳痿。

按摩方法：在5分钟内，用拇指分别点按双风池、手三里、合谷、足三里、三阴交等穴30—50次，以酸胀为宜；在3分钟内，用食指分别点揉内关、外关、神门等穴60—80次，以酸胀为宜；在4分钟内，用双手拇指分别点压肝俞、心俞、内关、合谷等穴60—80次，以酸胀为宜；在1分钟内，用指尖叩打全头部。

温馨提示

积极参加适当的体育锻炼，以提高身体素质，如早起慢步跑或散步、打太极拳等，但不宜过度剧烈的运动；减少精神紧张，避免情绪激动，要尽快调整好自己的精神状态，

豁开心胸，远离忧郁、苦恼、悲愁的境地，早日达成康复的愿望；为了满足机体因代谢亢进而引起的消耗，要注意多增加高热能的食物，以及足量的糖类和蛋白质、维生素C、维生素B等含量丰富的食物；出汗多的患者，要经常保持皮肤清洁，出汗后要及时抹身更衣，以防感冒及其他感染。

▶ 糖尿病

糖尿病是由于体内胰岛素分泌绝对或相对不足，引起糖、脂肪、蛋白质、水和无机盐代谢紊乱，而导致血糖增高和排泄糖尿的一种慢性疾病，是一种常见的内分泌代谢系统疾病。本病发生的直接原因是胰岛素分泌减少，与精神状况或其他疾病的困扰具有直接的关系。如果一个人精神受到强烈刺激，或者因为脑震荡、脑炎、脑溢血等疾病，均可以引起高级神经活动功能障碍，影响到脑垂体、肾上腺、胰腺等，产生神经体液调节功能失常而发生糖代谢紊乱，从而形成糖尿病。

糖尿病在发病初期没有什么很明显的症状，一般都是在出现了症状较为明显的并发症时才被发现。轻度糖尿病的症状为食欲旺盛，经常感到口渴，身体急剧发胖或消瘦，常感软弱无力，头昏嗜睡，腰痛腿酸，皮肤干燥或发痒，男性有可能出现阳萎，女性则可能出现月经不调，小便有股酸味；随着病情

的加重，还会出现皮肤病，在腔、臂外侧以及颈项上会有很痒的肿块斑点出现，病情严重者，甚至可能出现剧烈疼痛甚至昏迷等而危及生命。此病有遗传倾向，多发生于中年人。

按摩方法：在9分钟内，用食指分别推摩内关、中脘、期门、梁门、水分、天枢、气海、关元、中极等穴60—80次，以酸胀感为宜；在5分钟内，一条腿屈膝并搭在另一条腿上，用食指分别按揉阴陵泉、足三里、三阴交、然谷、涌泉等穴30—50次，以酸痛为宜；将一手放在另一手臂内侧，以手腕部至腋部推20—30次，两臂轮流进行。

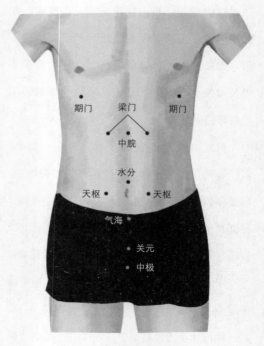

糖尿病胸腹部按摩穴位

保持乐观积极的情绪，有足够的勇气和耐心与病魔作斗争，为确保体内糖量已受到适当控制，要经常验尿及验血，不要提早或延迟服食药片或注射胰岛素；糖尿病作为一种慢性疾病，在确诊前不宜在家护理。确诊后，患者就要遵从医生的指导饮食，定期到医院接受检查；养成良好的饮食习惯，要控制蛋白质、脂肪、碳水化合物的提取量。每日要定时吃饭，要多吃新鲜的蔬菜，以及蛋白质含量较高的食品，如豆制品、鸡蛋、瘦肉等。

▶ 再生障碍性贫血

贫血并不是像一般人所理解的只是身体里缺少血液那么简单，它是指全身循环血液中红细胞总量减少至正常值以下，是内科临床上常见的综合征。在正常的情况下，成人的血红蛋白量男性为 12—16 克 /100 毫升，女性为 11—15 克 /100 毫升；红细胞数男性为 400—550 万 / 立方毫米，女性为 350—500 万 / 立方毫米。贫血的主要症状为面色苍白，伴有头昏、乏力、心悸、气急等。

引起贫血的主要原因是人体内造血功能出现障碍，红血球过度遭到损害以及失血等三大类型。一个人在失血过多的情况下，血液中的红血球和血红蛋白自然地就会减少，因而也会导致暂时性的贫血。当出现贫血时，红血球以及血红蛋白数量就会减少，带氧的能力就相应地减小，全身组织就会出现缺氧情况，症状也由此产生。贫血出现时，脸色、指甲都会呈现出苍白色等，严重者会导致心力衰竭。

再生障碍性贫血简称再障，指某种病因导致骨髓造血组织减少、造血功能衰竭而引起的一组综合病症，分为原发性和继发性两种。原发性占再生障碍性贫血的绝大多数，至今还没有查清具体的原因；继发性仅占少数，其致病原因主要有：接触某些有毒化学物质，服用某些化学药物，放射线的影响，某些严重细菌感染等。此病以青壮年居多，发病率男性高于女性。

按摩方法：在 5 分钟内，用拇指或食指分别点按肝俞、肾俞、太溪、太冲、足三里等穴 60—80 次，以酸胀为宜；在 1 分钟内，用拇指点揉大椎数次，力度要逐渐加重，以酸痛感为宜。

注意休息，在生活中不要过于劳累，防止出血、感染及体力消耗；严格控制使用有损造血系统的药物，必须使用时，要严格按照医生的嘱咐实行；在饮食中，要及时补充体内铁质，应常吃鱼、瘦肉、动物肝脏等食物，忌偏食，忌喝浓茶，防止过食油腻，影响消化吸收功能。

▶ 白细胞减少症

人体外周血液中的白细胞计数持续低于正常，提示患上了白细胞减少症。因血液中的主要成分是中性粒细胞，在大多数情况下，白细胞的减少就是由粒细胞减少所致，因此，白细胞减少症也称为粒细胞减少症。

造成白细胞减少的原因多种多样，像病毒或细菌感染、化学药品中毒、肿瘤和遗传等原因均可引起，此外，还有不明原因的慢性粒细胞减少也可引起。一般症状有乏力、头昏、低热、盗汗、恶心、失眠等，大多没有明显的恶化现象。

按摩方法：在10分钟内，用食指或中指分别推按心俞、胆俞、肝俞、脾俞、肾俞等穴120—150次，以酸痛为宜；在3分钟内，用食指分别推气海、关元、血海穴60—80次，以酸胀为宜；在2分钟内，用单手拇指推按胫骨的前内面，从近端推向远端10次左右，动作要缓慢，力度应适当，以酸痛为宜。

温馨提示

积极采取各种治疗措施，使白细胞回升，以控制病情；适当调节生活和工作的节奏，进行适当的体育锻炼，以增强体质；尽量少上公共场所和接触有传染病的患者，防止继发感染；要积极预防出现口腔及上呼吸道感染，出现口腔及上呼吸道感染，尤其要保持口腔卫生。

泌尿系统和生殖系统疾病

泌尿系统的主要功能为排泄，由肾、输尿管、膀胱及尿道组成。被排泄出的物质一部分是营养物质的代谢产物，另一部分是衰老的细胞破坏时所形成的产物。如体内有多余的水和无机盐，也会被排泄出去。排泄的方式主要有如下几种：呼吸器官主要排出二氧化碳和一定量的水（水蒸气）；汗腺分泌出汗，其中除水外，还含有氯化钠和尿素等；以尿的形式由肾脏排出。

泌尿系统主要患的是肾脏类疾病。肾在人体中是一个极其重要而又包含多种功能的脏器，关系着人的生长发育，正是由于肾中精气的盛衰变化，人才会呈现出生、长、壮、老的不同生理状态。因此，在饮食上，需要少吃刺激肾脏实质细胞的食物，具体就是减少饮食中的盐分，限制液体量，以有利于排尿、保护肾脏、消炎和减缓代谢。所选食物要尽量对肾脏实质细胞没有或减少刺激性，以减轻其负担；在必要的时候，还要补肾填精，这是延缓衰老和治疗老年性疾病的重要手段。

生殖系统的主要功能是产生生殖细胞，繁殖新个体，分泌性激素和维持副性征，是生物体内的和生殖密切相关的器官成分的总称。人体的生殖系统按性别，可分男性和女

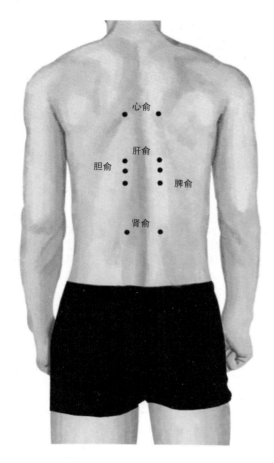

心俞

肝俞

胆俞　脾俞

肾俞

心俞、胆俞、肝俞、脾俞、肾俞穴

性两类。按生殖器所在部位，又可分为内生殖器和外生殖器两部分。男性的外生殖器有阴茎和阴囊，内生殖器包括睾丸、附睾、输精管、射精管、前列腺等。女性的外生殖器有阴阜、阴蒂、阴唇、处女膜和前庭大腺等，内生殖器包括卵巢、输卵管、子宫和阴道等。

男性生殖系统疾病的常见症状有排尿异常、脓尿、尿道异常分泌物、疼痛、肿块、性功能障碍及男性不育症等，其中一些病与

泌尿外科疾病息息相关；女性生殖系统疾病的常见症状有外阴炎、阴道炎、宫颈炎、输卵管炎及盆腔炎等，严重的急性盆腔炎可引起败血症危及生命。

▶ 前列腺病

前列腺病是男性的"专利"病，在不同的发病时期，会出现感染所致的急慢性炎症，从而引起全身或局部症状。前列腺在儿童时期的发病缓慢，发病率不高；随着年龄的不断增长，前列腺的发病率也在迅速地增高。年龄段的不同，前列腺发病的种类也有所不同，青壮年主要是前列腺炎症，老年时期主要是前列腺增生。

前列腺炎可分为急性前列腺炎和慢性前列腺炎：急性前列腺炎可有恶寒、发热、乏力等全身症状，会阴或耻骨上区域有重压感；慢性前列腺炎是成年男性的常见病，约占泌尿科疾病的三分之一左右，此病或全无症状或症状明显，如果久治不愈，会引起持续或反复发作的泌尿生殖系感染。

前列腺增生作为老年男性的常见疾病，是一种退行性病变，指由于前列腺实质细胞数量增多而造成的体积增大。男性到了50岁以后，随着性激素水平的下降，神经内分泌失调及饮食因素成为其发病的原因，它是由机械因素引起的尿路梗阻性疾病，即前列腺

增生症。前列腺增生可分为两类：一类是因增生前列腺阻塞尿路产生的梗阻性症状；另一类是因尿路梗阻引起的并发症。

按摩方法：在3分钟内，用右手的食指和中指分别按压气海、中极、会阴等穴60—80次，以酸胀为宜；在2分钟内，用双手的拇指分别按揉足三里、三阴交等穴60—80次，以酸胀为宜；在5分钟内，用掌根贴于神厥穴用力按揉，至腹部有热感为宜。

温馨提示

患者应保持轻松的精神状态，注意保暖，加强体育锻炼；在治疗期间，应注意休息，避免过度劳累，节制性生活；多排尿是肾脏保护的好办法，浓度高的尿液会对前列腺产生较多的刺激，应多喝水来稀释尿液；用温水，最好是用中药煎煮的热药水，坐浴半小时，也可经常在局部用热敷法治疗；在治疗期间，忌食辛辣刺激性食物，尽量少饮酒，不宜喝浓茶、咖啡。

▶ 肾炎

肾炎的全称是弥漫性肾小球肾炎，是常见的一种泌尿系统疾病。由于病变开始主要在肾小球，并且是弥漫性的，许多肾小球都被侵犯到，故称为弥漫性肾小球肾炎。由于病程的不同，肾炎分为急性肾炎和慢性肾炎。

急性肾炎一般是在上呼吸道感染已经痊

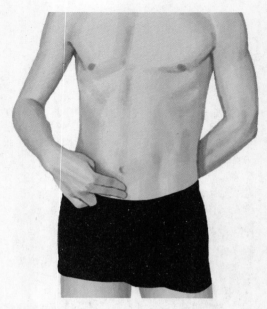

点按气海穴

气海穴即通常说的丹田，该穴被认为与人的元气相通，是元阳之本、真气生发之处，更是人体生命动力之源泉。

愈了，又突然出现量少而色深的血尿，有的像红茶，有的像葡萄酒，也有的呈现出鲜红色。在出现急性肾炎后，要及时治疗，如果漫不经心就会导致慢性肾炎。急性肾炎一般经过几天到一个月的时间，可痊愈，而少数症状比较严重的患者甚至会出现并发症，如并发高血压症、心力衰竭以及尿毒症等。青少年是患急性肾炎的主要群体，占70%左右。

慢性肾炎一般都是由急性肾炎转变而来，指双侧肾小球弥漫性或局灶性炎症改变，起病隐匿，病程冗长，病情多发展缓慢的一组原发性肾小球疾病的总称。慢性肾炎的共同特征是水肿、高血压和尿异常改变。水肿严重者可出现全身水肿，只有极少数患者在患病过程中不出现水肿；高血压是慢性肾炎的一个显著特征，只是出现的时间不同，有持续性的，有间歇性的而已；尿异常几乎是慢性肾炎患者必有的现象。

按摩方法：在5分钟内，用拇指分别点按中脘、中极、水分、大赫、气海等穴60—80次，力度由轻到重，以酸胀为宜；在15分钟内，用拇指分别揉摩三焦俞、肾俞、脾俞120—160次，然后用掌根搓擦腰背部数遍，手法不要过猛，以有热感为宜。

温馨提示

注意适当休息，保持良好的心态，生活要规律，不要有过大的心理压力，当发现有水肿、血压升高、血尿时，应卧床休息2—3个月；适当地在氧气充足的地方锻炼身体，多出汗，帮助排除体内多余的酸性物质；在饮食结构上，要有针对性地补充营养，适当地补充蛋白质，要少吃盐，另外还要限制水分的吸收，并增加维生素的补充；烟、酒作为典型的酸性食品，一定要远离。

▶ 肾盂肾炎

肾盂肾炎是细菌侵入肾盂及肾间质而引起发炎的一种常见病，大都是细菌侵入肾盂、肾小管及间质所引起的化脓性炎症，一般伴

下泌尿道炎症。可分为急性及慢性两期，慢性肾盂肾炎是导致慢性肾功能不全的重要原因。

由于女性尿道短，细菌容易侵入，发病较多，因此，急性肾盂肾炎以育龄妇女尤为多见，患者常有腰痛、肾区压痛、叩痛，伴寒战、发热、头痛、恶心呕吐等全身症状；急性肾盂肾炎治疗不及时、不彻底，就常会引起慢性肾盂肾炎，病程超过6个月以上就可视作慢性，如果慢性肾盂肾炎不及时清除，严重者会导致尿毒症。

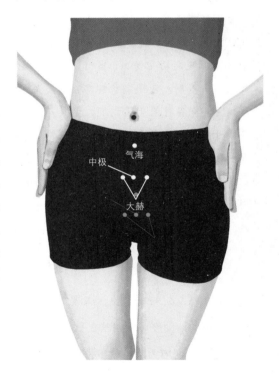

大赫穴

大赫穴位于脐下4寸（即中极穴）旁开一指宽处。

按摩方法：在8分钟内，用中指或食指、拇指分别点按神阙、关元、曲骨、肾俞、志室、阴陵泉、足三里、三阴交穴60—80次，以酸胀为宜；在10分钟内，先用手掌擦揉腰骶，以透热为宜，然后分别点、按、揉三焦俞、肾俞、八髎穴60—80次，以酸痛为宜；在2分钟内，用右手掌反复推摩腹部，手法要逐渐加重。

温馨提示

当急性肾盂肾炎发作时，要以抗菌药物迅速治疗，使症状得到迅速控制，应卧床休息，直至体温正常，小便检查阴性，一般需2周左右；慢性期要避免过度劳累，治疗过程中注意保暖，切勿受凉；当出现少尿、无尿或血钾升高时，应限制含钾丰富的蔬菜及水果；应补充各种维生素制剂，尤其是每日不应少于300毫克的维生素C；根据肾功能状况和蛋白尿的程度来确定饮食的用量，应限制蛋白质饮食。有水肿和高血压的病人应采用低盐、无盐膳食。

▶ 肾下垂

人体在站立位与平卧位、深吸气或深呼气时，肾脏的活动度可以相差2—5厘米。如果肾脏的移动度增大，超过正常范围甚至直立时降至下腹部或盆腔内时，称为肾下垂。造成肾下垂最常见的原因有以下几种：体形瘦长，腹壁肌肉薄弱，肾周围组织减少；先天性肾蒂过长，韧带松弛；多次妊娠后腹壁松弛。

此病一般多见于20—40岁的女性，右肾下垂的一般多于左侧，有极少数的为两侧都下垂。

肾下垂在早期没有明显的症状。腰部酸痛是最为常见的症状，久立、行走或劳累后腰部酸痛明显，平卧后症状减轻或消失。如果发生便秘，肾下垂的症状还会增加，部分患者可有或仅有腹胀、嗳气、嗳酸、厌食、呕吐等。在肾盂积水时，可发生肾绞痛，痛感会向输尿管放射；肾下垂还会导致尿频、尿急、尿痛、发热等症状的产生。

按摩方法：在2分钟内，用食指或中指分别指揉足三里、三阴交穴60—80次，以酸痛为宜；在5分钟内，用双手掌根用力按压双侧肾俞穴30—50次，以局部温热舒适感为宜；在3分钟内，用拇指和其他四指夹住肩井穴部位的肌肉，相对用力，反复提拿，结束时，再用手掌轻揉30—50次。

温馨提示

注意休息，不要过于劳累；适当地进行体育锻炼，尤其是对腹肌的锻炼；为增加腹内压力防止肾脏下垂，可在平时用肾托或布带将腹肌扎紧；体质差的患者，应注意营养，以增加体内脂肪的堆积。

▶ 泌尿系结石

泌尿系结石又称尿石症，包括肾、输尿管、膀胱和尿道的结石。泌尿系结石的形成与营

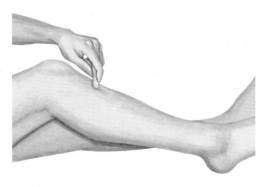

指揉足三里

压中极、关元、大横、腹结穴60—80次，以酸胀为宜；用拇指尖先压肾俞穴1分钟，然后再用拇指腹以顺时针方向按摩左右肾俞穴30次，以酸痛为宜；在3分钟内，用拇指依次按压足三里、三阴交、巨虚穴60—80次，以酸胀为宜。

温馨提示

应适当地参加一些体育锻炼，少动及卧床不利于结石向下移动；洗热水澡可放松全身的神经和肌肉，有利于排石，在洗澡时，如果突然感到腰部及下腹部疼痛，此时不要紧张，这说明结石正在向下移动，当痛感突

养状况有密切关系，如果尿中缺乏磷酸盐容易发生膀胱结石，如果饮食营养丰富容易发生含钙肾结石。泌尿系统的梗阻、异物和感染可促进尿结石的形成，而尿结石又会成为梗阻、感染的一个重要原因。大部分的肾结石患者在患侧肾区有压痛、叩击痛，长期梗阻的还可在患侧摸到积水包块。

泌尿系结石的大小不等、数量不同及形状各异。结石较小时，可自动排出而不会出现任何症状；结石表面光滑，如固定在肾盂内不向他处移动，没有并发感染，也会多年不出现症状；如结石移动而擦伤肾盂和输尿管的黏膜时，可出现血尿，严重的引起输尿管部分梗阻而痉挛时，腹部可出现阵发性剧痛，并沿输尿管向膀胱、大腿内侧放射，称为肾绞痛；结石移动停止或进入膀胱后，疼痛可突然消失，在感染时，可出现寒战、发热、脓尿等现象；尿路完全梗阻时，会引发让人恐慌的尿毒症。

按摩方法：在4分钟内，用拇指尖分别按

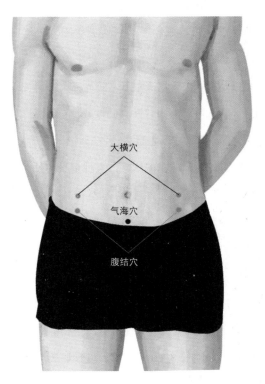

大横穴

气海穴

腹结穴

大横、腹结穴

然消失时，说明结石已到了膀胱；感染可使结石复发，加重对肾脏的损害，因此，要积极预防感染；多饮水是最简便有效的防石方法，增加尿量可使尿结石大幅度地下降；要根据需要限制营养以及动物蛋白的摄入，忌食菠菜、动物内脏等。

▶ 膀胱炎

膀胱炎是由细菌经尿路感染以及临近的器官炎症引起的黏膜红肿，甚至出血溃疡及坏死，是常见的感染性疾病，具有治疗时间长，复发率高的特点，主要表现为尿频、尿慢、尿痛、血尿、脓尿、腰腹酸痛等。男性患膀胱炎多数是由尿路梗塞引起；女性患膀胱炎多数是由久治不愈的慢性尿道炎引起。更年期的女性在膀胱炎急性期间，会出现尿痛、尿频以及尿浑浊等三大症状。

膀胱炎可分为急性与慢性两种：急性的发病突然，排尿时有烧灼感，并在尿道区有疼痛，有时有尿急和严重的尿频，女性多于男性；慢性的症状与急性的相似，但没有高热，症状可持续数周或间歇性发作，患者会出现乏力、消瘦、腰腹部及膀胱会阴区不舒适或隐痛等症状。

按摩方法：在 7 分钟内，用食指或中指分别按揉膀胱俞、肾俞、三阴交、足三里、次髎、中封、曲池等穴 60—80 次，以酸胀为宜；在 2 分钟内，用拇指缓缓按压中极穴，此穴对泌尿系统有特效，因此，以一面吐气一面慢压 6 秒钟为一个时段，要重复 20 次左右。

温馨提示
◆ ◆ ◆ ◆

注意身体卫生，尤其是生殖器官的卫生，以防止尿道上行感染，每天在上床以前都要先洗澡，并且更换内裤；在饮食上要少吃刺激性的食物，要戒除烟酒；女性在月经期、妊娠期以及过度疲劳时，最好先服用一些相关的药物来加以预防。

▶ 遗尿症

遗尿症通常指小儿在熟睡时不自主地排尿，这是一种受大脑排尿中枢控制的反射性活动，是一个非常复杂的生理过程，俗称尿床。当尿在膀胱中达到一定的容量时，膀胱内压力就会急剧升高，在脑子里的反映称为"尿意"，强烈的感觉冲动传到反射中枢脊髓，这种运动性冲动会引起逼尿肌收缩，外括约肌及会阴肌松弛，尿被排出膀胱，称为反射性排尿。

遗尿症的少数患者可把症状持续到成年期。如果小儿在长到三岁以后，还不能控制排尿，即为遗尿，患儿除夜间尿床外，日间常有尿频、尿急或排尿困难、尿流细等症状。遗尿症的病程时间拖延较长，可伴有面色苍白或萎黄、头晕、精神萎靡、智力减退、体倦乏力、四肢不温与食欲减退等。

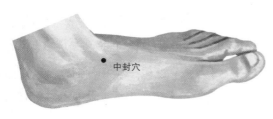

中封穴

中封穴在足背内侧,胫骨前肌腱的内侧凹陷处。

按摩方法:在 5 分钟内,将手掌分别贴于关元、中极穴周围揉摩 90—120 次,以腹部有热感为宜;在 2 分钟内,用拇指端分别点揉肾俞、命门穴 60—80 次,以局部产生较强的酸胀感为宜;父母用手掌贴在患儿的小腹部,做逆时针方向的环旋摩动,手法宜轻柔和缓,操作时间稍长,直至小腹部有温热感为宜。

温馨提示

患儿可能有害羞、焦虑、恐惧及畏缩的心理,父母要给予高度关心和爱护,不要责难和打骂儿童,使孩子增强治好遗尿的信心;要尽可能地在睡前为孩子洗澡,使其能舒服地入睡,这样可减少尿床;饮食起居要有规律,晚饭尽量少吃流质,忌食生冷食物,在晚饭后禁止饮水,入睡前排尿,夜间定时唤醒患儿起床排尿。

▶ 阳痿

阳痿是指虽有性的要求,但阴茎不能勃起,或勃起不坚,或坚而不久,以致不能完成正常性交的一种病症,为最常见的男性性

功能障碍之一。造成阳痿最主要、最常见的原因是精神性因素,如夫妻感情淡漠,性生活环境不佳,或过于紧张、兴奋、恐惧,或长期手淫或纵欲过度,都可引起阳痿。此外,各类生殖器的器质性病变都可造成阴茎勃起障碍。

男子在日常生活中,由于极度疲劳、饮酒过度等,偶尔有几次性生活中出现阳痿不算病态,只有长期、经常的阳痿才是病。有了心理障碍,从而导致性机能反射障碍的阳痿患者,应抛弃不必要的思想负担。如果由于女方表现为厌弃和不能容忍,而造成病情加重,可进行充分的情感交流,放下不必要的包袱,以防形成恶性循环。部分患者还会

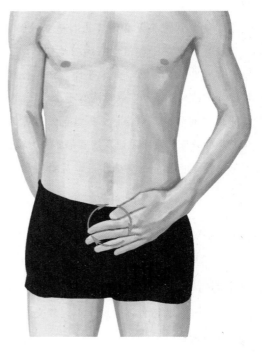

顺时针揉按小腹部

伴有早泄，或失眠、神经衰弱等症状。

按摩方法：在 5 分钟内，用手掌顺时针方向揉按小腹部数次，然后用食指和中指分别点按气海、关元、中极穴 60—80 次，直至有感觉传至阴茎为宜；在 3 分钟内，用拇指分别点按命门、肾俞、次髎等穴 60—80 次，以局部有热感为宜；在 2 分钟内，用中指指腹逐渐用力按压会阴穴，同时收缩肛门，每次提肛 15 次为宜；在 2 分钟内，用手抓握睾丸，要先轻后重，力度适宜，不痛为宜；在 3 分钟内，用双手扶住阴茎用力揉搓 30—50 次。

温馨提示

多数阳痿是因为心理因素造成的，应先解除心理问题，妻子要充分了解丈夫的心理状态，使其焦虑公开化，多进行感情交流，让其树立起自信心和治愈疾病的迫切感；应多参加一些体育活动，如果条件允许，可积极参加一些旅游活动，纵情陶醉于山水之间，解除内心的焦虑与烦恼；不要过于劳累，保证充足的睡眠，戒除手淫及烟酒等不良习惯；如果阳痿是由器质性病变引起，应针对病因进行治疗。

▶ 遗精

遗精是指不因性交而精液自行泄出的病症，因梦交而遗精者称梦遗，不因梦交而精自出者为滑精。成年未婚男子或婚后夫妻分居，每月 1—2 次遗精，一般没有明显的症状，属正常的生理现象；如果 1—2 天就遗精 1 次，或是有异常的性冲动并有精液排出，就属于病态了。遗精多由性生活过度和手淫引起，另外，包茎、包皮过长、尿道炎、前列腺疾患等都可引起，伴有记忆力减退、情绪低沉、头晕耳鸣、腰酸膝软等症状。

按摩方法：在 3 分钟内，用中指或拇指端分别点压关元、中极、三阴交、足三里、心俞、肾俞等穴 30—60 次，以酸胀为宜；下肢屈曲并左右分开，在 3 分钟内，用食指或中指端点压会阴穴 100—200 次，每天早晨起床或晚上睡觉前各点 1 次为宜；在 5 分钟内，用食、中指分别揉捏两侧足趾关节，再从足掌趾关节至趾端，以酸痛为宜；每晚睡觉前，站在床前，将臀部及大腿用力夹紧，上提会阴部，同时收缩肛门 30—50 次。

温馨提示

保持良好的心态，消除所有的顾虑，积极配合治疗；多找一些能自娱的活动，以使精神的紧张状态松弛下来，避免过度的脑力紧张与劳累；在性生活方面要有适当的节制，最好建立有规律的性爱方式，非做爱时间应禁止刺激性敏感部位；每晚应坚持进行全身性冷水浴，或在睡前用冷水冲洗阴囊 2 分钟；由于器质性疾病引起的，必须治疗原发病。

▶ 早泄

早泄是指成年男性在性交时，性交时间极短即排精，甚至性交前即泄精，以致不能进行正常性交的一种疾病。主要是因过度紧张、焦虑、恐惧等性心理障碍，不正常的性生活，或性心理唤起过快而使情欲高潮出现过早等原因而引起的。另外，泌尿与生殖系统的一些疾病，如尿道慢性炎症、龟头炎、精囊炎、尿道下裂等也可导致早泄。

早泄主要是精神、生理方面的病变，极少是器质性疾病，有下列情况的，即可诊断为早泄：只要一有性交的意愿或念头，就马上射精的；准备同房或刚刚开始同房，就出现了射精；刚同房，没有经过较强烈的摩擦，精液即射出的。

按摩方法：腰带松开，全身放松，在20分钟内，用食指或中指分别点按心俞、肝俞、肾俞、命门穴150—180次，以酸胀为宜；在10分钟内，用食指或中指分别按揉气海、关元、中极、足三里、三阴交、涌泉等穴120—160次，以酸胀为宜；在2分钟内，用两个手掌的小鱼际部分别擦两个脚底涌泉穴50次，左手擦右脚，右手擦左脚，以酸痛为宜。

温馨提示

要积极锻炼身体，注意休息，保证足够的睡眠；在站立时，要保持身体挺直，腰稍微前突，双脚自然分开，双膝关节轻微屈曲，然后用双手交替拍打腰骶部，直到发热为止；新婚时一旦发生早泄，要保持情绪稳定，不要有心理负担，逐步训练控制能力；婚后早泄次数过频时，要暂时停止一段时间的性生活，避免性刺激带来负面影响。

▶ 急性乳腺炎

急性乳腺炎多见于初产妇，属于细菌侵入乳腺和乳管组织而引起的急性化脓性炎症，于产后3—4周时发病者较多。发病的主要原因有婴儿口含乳头入睡、乳头被咬破、婴儿患有口腔炎而吮乳、乳腺管阻塞、乳汁留滞等。初期症状有乳房局部肿胀、疼痛、发生肿块，继而相关皮肤发红、发热。脓肿浅的，用手触动会有波动感，脓肿深的，皮肤发红及波动感不明显。伴有发烧、怕冷、全身关节酸痛、不思饮食等症状。

按摩方法：在5分钟内，用食指或中指分别按揉膻中、曲池、少泽、足三里、三阴交等穴60—80次，以酸胀为宜；在10分钟内，先用食指分别按揉肝俞、胃俞、尺泽、合谷穴60—80次，然后一手托乳房，另一手以四指掌面先后从患者腋下、锁骨下、胸骨旁和肋缘上紧贴皮肤顺抹至乳晕部，重复5—7次；在2分钟内，自上而下，用力捏拿腋窝前筋20—30次，如有明显疼痛，提示病已接近痊愈。

患病期间禁止婴儿吮吸，用吸乳器吸尽乳汁，并用胸罩将乳房托起，以保持乳房清洁，减少活动和疼痛；炎症早期宜局部冷敷，以减少充血和乳汁分泌，使炎症消退，3—4日后可以热敷或理疗，促进血液循环，达到消肿止痛的目的；每次哺乳要将乳汁吸尽，如有淤积，可用吸乳器或按摩排出乳汁，养成定时哺乳、婴儿不含乳头而睡的良好习惯。

▶ 产后缺乳

产妇生育孩子后，如果在1—2天内乳房分泌的乳汁量不多，属于正常现象，过了2—3天后乳房就会变得充盈坚硬，奶水也就会相应地多起来。由于种种原因，如果产妇在生育孩子一周后仍没有乳汁分泌或分泌太少，不能满足婴儿的需要，就称为产后缺乳。缺乳现象可在整个哺乳期出现，以初产妇更为多见。主要是由于产妇精神抑郁、睡眠不足、营养失调、哺乳方法不当等原因引起的，主要表现为产妇分娩2—3天后，乳房柔软而乳汁甚少，或没有点滴乳汁，或乳汁虽稠但量少。

按摩方法：在8分钟内，用拇指或食指指端分别按揉膻中、脾俞、足三里、三阴交、血海、合谷、内关、支沟等穴60—80次，以局部出现明显酸胀为宜；仰卧位，在2分钟内，用拇指指腹紧按于膻中穴处，其余四指帮助固定，

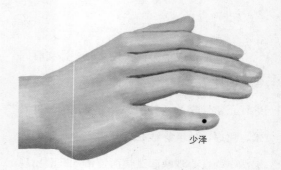

少泽

少泽穴

少泽穴位于小指末节尺侧，距指甲角一分。

拇指来回揉动30—50次，使局部有明显酸胀感，然后用同样方法揉按乳根穴30—50次，以乳房部有舒适感为宜；将两个拇指分别放在乳房上，与皮肤平行做轻缓的反复摩擦动作，手腕逐渐加力，以感觉舒适为宜。

保持精神愉快，善于调整情绪；产后要注意休息，不要过分操劳；产后8—12小时就要哺乳，只要有奶就要按时让婴儿在15分钟左右吸吮一次，哺乳时用一手扶托和挤压乳房，以促使乳汁外流通畅；在奶多的情况下，可用吸奶器将剩余的奶全部吸出，这样才有利于乳汁的分泌，如乳房胀硬，可用热毛巾温敷；保持良好的饮食安排，在产褥期应加2—3次小餐，正餐饮食以含有钙、磷、矿物质及维生素等的高蛋白、高脂肪、高汤饮食为主，忌用麦芽、谷芽、麦芽糖、麦乳精一类的食品。

▶ 产后腹痛

产后腹痛是由于子宫收缩引起下腹疼痛，故称"宫缩痛"。此病以经产妇为多见，产妇在分娩后，小腹部可以感觉到程度不同的疼痛，一般都在可以忍受的范围内，而且逐日减轻，满月时可恢复到正常。腹痛轻的，没有必要进行治疗，一般可逐渐自愈；个别严重者，会让患者痛苦不堪，需要治疗。一般认为产后腹痛是由于产妇精神过度紧张、植物神经功能紊乱、内分泌失调等因素引起，主要表现为产后下腹疼痛不止、空痛、坠痛、酸痛等。

按摩方法：在6分钟内，用双手的食指和中指分别按压肾俞、血海、肩井、天枢、归来、阳关等穴60—80次，以酸胀为宜；在2分钟内，先用双手在上腹部推摩，然后把拇指伸直按压左右章门穴30—50次，以酸痛为宜；在2分钟内，用一手或双手掌心紧贴下腹部进行横行摩动，以腹部有温热感为宜，可止局部疼痛。

温馨提示
✿ ✿ ✿ ✿

保持愉快的心情，产后注意休息及避寒保暖；在伴有出血多时，腹部治疗不能做，腰部也宜轻柔，主要以远端部位治疗为主；妊娠及产后注意加强营养，饮食宜清淡而富有营养，多食补益气血的食品。

▶ 痛经

痛经指女性在每月经期或行经前后的小腹部疼痛，多见于青年女性。疼痛剧烈时可波及整个腹部、腰骶部或股内前侧，并出现面色苍白、冷汗淋漓、手足发冷、恶心呕吐等症状，常伴有乳胀、尿频、便秘、腹泻等症。可分为原发性痛经、继发性痛经、膜样痛经与充血性痛经四种。

原发性痛经又称功能性痛经，在月经初潮时即有下腹部疼痛，没有明显的生殖器官疾病，有半数患者伴有面色苍白，四肢冰冷，恶心呕吐，胃痛，头晕乏力；继发性痛经指行

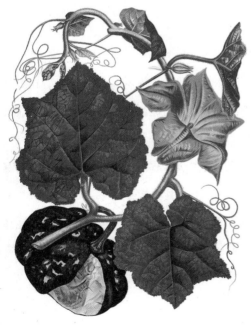

南瓜

南瓜营养丰富，南瓜含有淀粉、蛋白质、胡萝卜素、维生素B、维生素C和钙、磷等成分，具有"补中益气"的食疗功效。

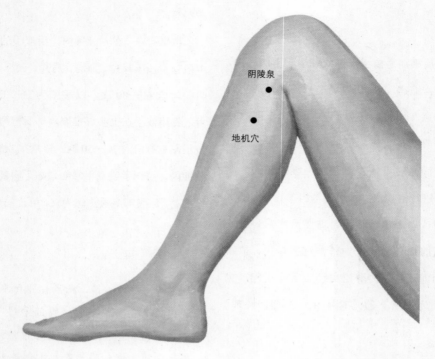

阴陵泉

地机穴

地机穴

地机穴在小腿内侧，内踝尖与阴陵泉的连线上，阴陵泉下3寸。

经以后常由于盆腔炎、子宫肌瘤、子宫内膜异位症等生殖器官疾病引起，月经开始后成为痉挛、撕裂性疼痛或绞痛；膜样痛经可发生于育龄期任何1次月经，或数月至1年以上发生1次，在发作时呈痉挛性下腹疼痛，内膜型排出后疼痛消失；充血性痛经在经前一两天即出现紧张症状，如乳房胀痛、头痛、情绪不稳定、下腹和背部的胀痛，临经时渐渐加重，待月经干净后即消失。

按摩方法：在10分钟内，用拇指指端分别按压合谷、关元、中脘、足三里、地机、内关、太冲等穴60—80次，力度应由轻到重，由慢到快，以酸胀为宜；在4分钟内，用双手的食指和中指分别按揉气海、三阴交、八髎、肾俞穴60—80次，以酸胀为宜；在2分钟内，用两手五指屈曲成空心拳，由上而下有节奏地叩打腰椎部，以酸痛为宜；在2分钟内，两手搓热，在小腹部做顺时针旋转摩擦，以腕部连同前臂做缓和协调的动作，然后用手将小腹纵向抓起摆动20—30次。

温馨提示

在行经期间，要保持情绪安宁，避免暴怒与忧郁；平时注意锻炼身体，行经期间注意保暖，避免寒冷刺激，注意经期卫生，不要过度疲劳；经期禁止过性生活，以免发生子宫内膜异位症及盆腔感染；对于继发性痛经，要着重治疗原发病；注意饮食调理，要摄取足够的营养，尤其是蛋白质、维生素类食物，如各种肉类蔬菜、水果等，不宜食用生冷、寒凉、油腻的食品。

▶ 闭经

闭经是妇科比较常见的现象，凡女子年龄超过18周岁，从来没有来过月经或者在月经周期建立之后，又连续闭止3个月以上，除妊娠、哺乳等生理性闭经外，均称之为"闭经"。闭经的症状有腰背胀痛、全身无力、容易疲倦，严重者头晕、失眠、毛发脱落。没有处女膜和阴道闭锁者，每月相当于月经期时，可感到下腹部疼痛和腰酸，其症状逐渐增剧，腹部渐渐出现硬块。

引起闭经的主要原因与慢性疾病（如营养不良与内分泌功能紊乱等）、先天性生殖器官发育不全（如子宫发育不全与没有处女膜）、生殖器结核或肿瘤、精神因素等有密切的关系。闭经可分为以下两种：女子如果18岁以后，还没有来月经的，叫原发性闭经；如果月经已经来过，中途又3个月以上不来月经，称继发性闭经。如果女子在青春期以前，绝经期以后，妊娠期及哺乳期，月经不来潮，这是一种生理性闭经，属正常现象。

按摩方法：在10分钟内，用食指和中指分别按压足三里、血海、关元、阳关、三阴交穴120—160次，以酸胀为宜；在2分钟内，用拇指按揉归来穴120—160次，此穴名有使月经来潮之意，主治妇女病、月经病；在2分钟内，用两手大鱼际部位按压两侧气冲穴120—160次，以两下肢有温热感为宜。

温馨提示

保持乐观向上的生活状态，避免精神刺激，尤其要避免过度的悲伤、忧愁、焦虑及恼怒；一旦发生闭经，应尽早查明原因，及

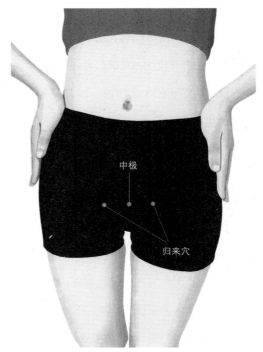

中极

归来穴

归来穴

归来穴位于下腹部脐中下4寸（即中极穴），左右旁开2寸处。

时进行治疗；尽量减少官腔手术，有效预防闭经；饮食宜清淡易于消化，多食具有活血通经、滋补作用的食物，忌吃辛辣刺激与生冷的食物。

▶ 月经不调

月经不调是妇科常见病，表现为月经周期或出血量的异常，或是月经前、经期时的腹痛及全身症状。月经不调与内分泌失调所致的性激素过度分泌，子宫内膜反应性增生过厚或子宫内膜中螺旋小动脉收缩功能不佳等有关，包括了月经提前、月经退后、月经周期无规律、月经经量过多、月经经量太少、月经淋漓不断等好几个方面。子宫的器质性病变以及全身性疾病都可引起月经不调。

按摩方法：在 5 分钟内，用食指和中指分别按压天枢、关元、合谷、后溪、内关等穴 60—80 次，以酸胀为宜；在 3 分钟内，用双手的拇指分别按揉血海、三阴交、足三里等穴 60—80 次，以酸胀为宜；取仰卧位，在约 5 分钟内，用摩法以顺时针方向摩小腹；在 2 分钟内，以两手手掌在腰骶部上下往返反复按摩 50 次左右，以透热为宜；在 5 分钟内，用拇指指腹分别按压肝俞、肾俞、大肠俞、小肠俞穴 30—50 次，此法适用气虚血淤患者。

温馨提示

按摩时间一般应在经前的 5—7 天开始，

至经后 2—3 天为 1 疗程，每月治疗 1 疗程；要善于缓解精神压力，保持心情舒畅，避免精神刺激，可从事一些全身运动，如游泳、跑步等；经期要防寒避湿，尤其要防止下半身受凉，注意保暖，尽量减少对噪声的接触；饮食要富有营养，易于消化，经期忌食生冷寒凉、辛辣刺激性食物。

▶ 功能性子宫出血

功能性子宫出血简称"功血"，也可称"崩露"，是由于卵巢功能失调引起子宫内膜过度增殖或剥脱不全，造成月经不调、大出血或出血淋漓不断的一种疾病。发病原因与神经系统和内分泌系统的机能异常有密切关系，主要表现为月经周期紊乱，出血时间延长，经量增多，甚至大量出血或淋漓不止，伴有面红口干、心中烦躁、容易恼怒等多方面的症状。

功能性子宫出血可分为无排卵型与有排卵型两类。无排卵型多见于青春期或更年期妇女，表现为卵巢不能正常地排卵，月经紊乱，周期缩短或延长，经血过多或淋漓不断，甚至大出血等；有排卵型与黄体发育状况有密切的关系，如黄体萎缩不全可出现经期延长，经量或多或少，但月经周期尚正常。如黄体发育不全可出现月经提前来潮，经期延长，经血量多少不等等现象。

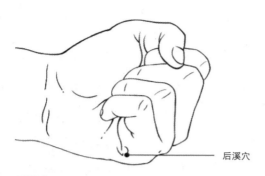

后溪穴

后溪穴位于第5指掌关节下尺侧的掌横纹尽头赤白肉际；或者，把手握成拳，掌指关节后横纹的尽头即是该穴。

在用按摩手法治疗功能性子宫出血时，一定要对时机与部位有一个良好的掌握。在治疗期间，如果发生出血现象，一般不可在腹部和腰骶部用手法治疗。因为局部治疗肯定要加重出血状态，施用手法要在肢体远端进行为宜。最好的按摩时机，就是在无出血期间。

按摩方法：在5分钟内，用食指和中指分别按压关元、血海、三阴交、八髎、足三里、风府、角孙、百会穴60—80次，以酸胀为宜；在6分钟内，以拇指或食指指端分别按揉肾俞、肝俞、脾俞、胆俞、合谷、内关等穴60—80次，力量要由轻到重，以酸胀感为宜；仰卧位，在2分钟内，将手掌放于丹田穴，以大、小鱼际着力按顺时针方向轻柔缓和地回旋揉动，以腹内有温热感为宜。

温馨提示
●●●●

保持良好的精神状态，充分的睡眠，经血过多时要卧床休息；积极参加体育锻炼，最好的方法是散步、打太极拳，青春期月经过多的，尽量避免剧烈活动；在经期要注意预防感染，注意清洁卫生，不要涉水、游泳，以免引起痛经、月经不调或子宫出血；经期不能服避孕药，在有出血情况下决不可行房事，否则容易引起细菌感染，发生生殖及泌尿系统的炎症。

▶ 子宫脱垂

子宫脱垂又名子宫脱出，是指子宫从正常位置沿阴道下降，子宫颈外口达坐骨棘水平以下，甚至子宫全部脱出阴道口外。此病多发生于劳动妇女，尤以多产妇为多见，一般是由于生育过多，不合理的接生，产后过早参加体力劳动，长时间保持一个姿势劳动和慢性咳嗽等增加腹压的因素，使支持子宫的韧带逐渐松弛和其他多种原因所致。主要表现为自觉阴道有物下坠，轻者腰酸与下腹有重坠感，重者宫颈及宫体全部脱出阴道口外，常伴有月经过多、带下淋漓、排尿困难、尿频与尿失禁等。

按摩方法：在8分钟内，用食指或中指分别点压百会、中极、肾俞、脾俞、维道、归来、八髎等穴60—80次，以酸胀感为宜；仰卧，双膝屈曲，在2分钟内，用拇指与其余四指相对提拿小腹部肌肉 20—30 次，以酸痛为宜；在 6 分钟内，用拇指指腹分别按揉关元、气海穴 150—200 次，以酸胀为宜；仰卧，屈膝，在 2 分钟内，用手掌根自耻骨向脐部方向推按 20—30 次，动作要缓慢柔和。

温馨提示

适当注意休息，避免过早从事体力劳动，尽量少走路，重症患者或伴有局部感染者应尽量卧床休息；产后三个月要特别注意休息，哺乳期不宜超过现年，以免子宫及其组织萎缩，宜多做产后运动，以保持正常子宫位置；睡觉可采用膝胸式睡眠姿势或将臀部抬高，不宜多仰卧；及时治疗能引起腹内压增高的疾病，如有慢性咳嗽或便秘等；养成合理的饮食习惯，多吃新鲜蔬菜和水果，防止大便秘结，忌食辛辣食物。

▶ 慢性盆腔炎

盆腔炎是指女性内生殖器（如子宫、输卵管、卵巢）及其周围的结缔组织、盆腔腹膜发生炎症。盆腔炎多见于已婚妇女，炎症可局限于某一部分，也可同时存在，可分为急性和慢性两种。急性盆腔炎多发生于流产、分娩及月经期机体抵抗力减弱时，少数可继发于其他器官感染；慢性盆腔炎绝大部分系急性盆腔炎没有彻底治疗，或患者体质较差病程迁延所致，主要表现为腰骶部和下腹部疼痛，常于劳累、性交、经期前后、排便时加重，

可伴有月经增多、白带增多、尿频、乏力等症状。

按摩方法：在 8 分钟内，用双手的食指和中指分别按压肾俞、气海、三阴交、关元、八髎、大椎、太冲、膀胱俞穴 60—80 次，以酸胀为宜；在 2 分钟内，用掌按顺时针方向缓慢揉动小腹 30—50 次，以腹内有温热感为宜；如果小腹坠胀疼痛剧烈，可在 2 分钟内，用掌横擦腰骶部 30—50 次，使热感透达小腹为宜；横擦腰骶部后，可在 2 分钟内，再用掌直擦腰部督脉，使热感透达胸部任脉为宜。

温馨提示

要保持良好的生活规律，进行适当的体育锻炼；急性盆腔炎时，宜取半卧位休息，以利分泌物外溢，促使炎症及炎性渗出物局限于盆腔内；注意经期、产期、流产、术后的卫生，告别是产褥期的卫生，要常洗淋浴，勤换内衣裤，经期注意适当劳动和休息；注意性生活时的卫生，防止将病菌、霉菌、滴虫等病原体带入阴道，进而引起盆腔炎；性生活要有节制，经期和产后 60 天内，严禁性生活。

▶ 白带异常

女子随着发育的成熟，阴道内常有少量的白色透明无臭的分泌物，称白带。白带异常就是在量、色、质或气味上异常的病症，可分为生理性和病理性两种。生理性白带在

酸胀为宜；在 2 分钟内，用手掌按揉大腿内侧 30—50 次，痛点部位多施手法，以皮下组织有热感为宜；在 2 分钟内，用手掌搓摩腰骶部 30—50 次，使皮下产生的热感传至小腹部为宜。

温馨提示

养成良好的生活习惯，增强抗病能力，少食辛辣之品；积极防治阴道炎、子宫内膜炎等原发病，这些病症是引起白带异常的最主要根源，防治这些疾病就是从根本上防治白带异常；注意保持外阴清洁、干燥，内裤应用柔软、通气好的纺织物，并经常洗换；禁止经期同房，避免生殖系统感染。

▶ 不孕症

不孕症是指夫妇同居 2 年以上，有正常规律的性生活、没有采取避孕措施而没有妊娠者。同居 2 年没有妊娠的，称为原发性不孕；曾有生育或流产，但又连续两年以上没有受孕的，称为继发性不孕。不孕不是独立的疾病，而是许多疾病造成的后果，有男方的性功能障碍，精液异常等因素，但以女方因素为主。不孕的原因主要有三个方面：患有慢性疾病、内分泌系统疾病和功能紊乱、营养不良、情绪过分紧张等；生殖器官发育不全或患有某些炎症性疾病与肿瘤；性交次数过于频繁或过于稀少，性交时间离排卵时太远等。

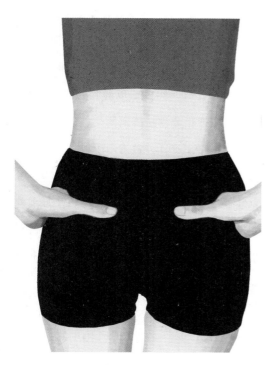

按揉膀胱俞

膀胱俞穴位于第二骶椎左右二指宽处。

月经干净后量少，色白，呈糊状，行经前后白带量多，上述白带没有臭味，同时没有任何不适症状；病理性白带多由于子宫糜烂、阴道炎、盆腔炎、肿瘤以及生殖器官感染所引起，量多，甚至终日淋漓不断，颜色、性质、气味等也有异常变化，并伴有面色微黄、精神疲倦、乏力、腰酸腹冷、小腹坠胀等症状。

按摩方法：在 8 分钟内，用左手的食指和中指分别按压神阙、三阴交、带脉、归来、足三里、八髎、肾俞、膀胱俞穴 60—80 次，以酸胀为宜；在 4 分钟内，用拇指分别按揉气海、血海、大巨、阴陵泉穴 60—80 次，以

按摩方法：在 10 分钟内，用拇指指端分别按揉内关、合谷、曲池、中脘、气海、关元、足三里、三阴交、阴陵泉、地机等穴 60—80 次，每次选 2—3 个穴位，以局部有明显酸胀感为宜；在 3 分钟内，用右手掌心平贴于田穴处作顺时针抚摩 90—150 次，力量由轻渐重，以有明显酸胀感为宜；在 5 分钟内，用掌心大力按压肾俞穴，待按到一定深度时缓慢揉动，再慢慢放松。

温馨提示

要有良好的精神状态，消除不良的精神刺激，保持愉悦的情绪，增强体质；不要过度劳累和剧烈运动，注意预防寒冷；注意经期卫生，保持外阴清洁，防止生殖器官炎症的发生；掌握预测排卵的方法，排卵期是下次月经前的 14 天，利用排卵前后最易受孕的日期，合理安排性生活，以达到理想的受孕目标。

▶ 更年期综合征

更年期综合征是指由雌激素水平下降而引起的一系列症状，此期月经发生变化，最终停止来潮，称为绝经，由生殖旺盛期转入老年期，发生年龄在 45—55 岁之间。主要症状为月经变化、面色潮红、心悸、失眠、乏力、抑郁、多虑、情绪不稳定，易激动，注意力难于集中等，有时有头晕现象发生，每天可发生几次或几十次，并多在夜间发作。

按摩方法：在 6 分钟内，用右手的食指或中指分别按压百会、太阳、内关、膻中、中脘、气海穴 60—80 次，以酸胀为宜；在 3 分钟内，用拇指分别按揉三阴交、失眠、涌泉穴 60—80 次；在 5 分钟内，用拇指指腹按揉风池、攒竹、阳白、四白、迎香穴 60—80 次，以酸胀为宜；在 2 分钟内，用手掌在下肢前外侧推揉 20—30 次，以胀痛为宜；在 5 分钟内，用手掌搓揉心俞、肝俞、脾俞、肾俞穴 60—80 次，以酸胀为宜。

温馨提示

要保持精神愉快以及豁达、乐观的情绪，多参加一些文娱活动，以丰富生活乐趣；生活应有规律，注意劳逸结合，保证充足的睡眠；因为进入更年期后，局部抵抗力减低，容易感染，因此，要注意阴部清洁，预防感染；饮食要做到合理营养，要限制高脂肪食物及糖类食物，少吃盐，戒烟酒，多食富含蛋白质的食物及瓜果蔬菜等。

运动系统疾病

运动系统疾病是骨质疏松、关节炎以及肌肉萎缩这三个相互关联的疾病的统称。骨质疏松、关节炎与骨折互为影响，其中的一个病可以引发另外的两个病，在治疗其中一

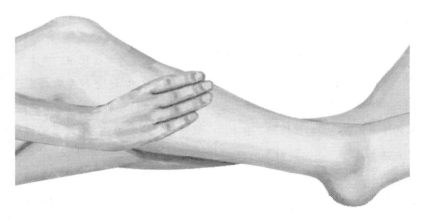

推揉下肢前外侧

个病时，就要注意另外两个病是否同时存在，如果骨质疏松的人不幸骨折，那么骨折就相对地难治。运动系统的疾病几乎威胁着每一个人的健康，几乎所有的人都在一生中或轻、或重、或早、或晚地受到这个病的威胁。

骨质疏松症是以骨量减少，骨组织微细结构受到破坏为主要特征的。此病最常见、最主要的症状是系统性、全身性骨骼疼痛，引起的原因是由于骨转换过快，骨小梁的破坏、消失，骨膜下皮质骨的破坏等。由于骨质疏松导致骨头的承重能力明显下降，而肌肉必然承受更多的力，长久必然引起肌肉疲劳、劳损，严重时会导致骨折的后果。由于骨折后必须要卧床，因此，容易引起肺炎、静脉炎、泌尿系统感染及心脑血管异常等疾病。

外伤也是运动系统疾病的一个重要原因，是指人体受到突然的或持续的外力作用，破坏了受伤部组织或器官的完整性，并发生局部及全身反应的损伤。外伤只是一个笼统模糊的说法，分机械性损伤、单纯性损伤或闭合性损伤，如果这两个特征同时具备，则被称为复杂性损伤或开放性损伤。不论是什么原因造成的运动系统疾病，都要保持良好的精神状态，除进行必要的药物治疗外，按摩也是一个美好的选择。

▶ 颈椎病

颈椎病又称颈椎综合征或颈肩综合征，是指颈椎退行性改变或颈部软组织病变所引起的综合征。发病原因主要是由于颈椎间盘退变，颈椎增生，颈椎周围软组织劳损、变性所致，颈部的急、慢性损伤或过度疲劳是本病的诱发因素。颈椎病的起病缓慢，开始时仅为颈部不适，有的表现为经常"落枕"，经过一段时间，轻者出现颈项或肩臂麻木疼痛、头晕等，严重的可致肢体酸软无力，甚至二便失禁、瘫痪，发病年龄一般在40岁以上。

颈椎病可分为神经根型、脊髓型、椎动脉型、交感神经型及混合型五种类型，其中以神经根型及混合型最为常见。神经根型以神经根受累为主要表现，颈肩部疼痛、麻木、酸胀、烧灼可牵涉头部，也可放射到前臂和手部；脊髓型以颈部脊髓受损为主要表现，严重的可四肢瘫痪、小便无力、便秘等；交感神经型以交感神经受累为主要表现，有枕部疼痛或头晕头沉，视物模糊、心慌等症状；椎动脉型以椎动脉受压为主要表现，会出现头痛头晕，颈后伸或侧转时眩晕加重，恶心呕吐、耳鸣、耳聋等症状；混合型最为常见，指同时存在两型或两型以上的各种症状。

颈椎病是一种十分顽固的慢性疾病，因此，在按摩治疗时不能急于求成，须坚持不懈方能见效。一个疗程一般是10次，疗程之间可连续治疗也可间断休息数日。

按摩方法：在7分钟内，用食指和中指分别按压风池、大椎、风府、肩井、天宗、神堂、缺盆穴60—80次，力度柔和，以酸胀为宜；在2分钟内，用右手拇、食、中三指对称，从风池穴起捏拿至肩背部，反复20—30次，使颈项酸胀和发热为宜；在2分钟内，把一手的食、中、无名三指并拢微屈，指端放在颈部正中和两边的颈肌上，从上至下用力弹拨20—30次，以有酸胀与发热为宜；在2分钟内，用手掌擦颈部、上肢部，以皮肤发热为宜。

温馨提示

在日常生活与工作中，应注意劳逸结合，一般连续工作45分钟左右就应适当休息一下，从而放松颈肩部及全身，使颈部的肌肉、韧带得到适当的休息；每日的休息时间要定时，并按时进行体育锻炼，枕头不可过高或过低，一般以10厘米为宜；应注意保持头颈正确的姿势，坚持每天做颈部活动，如做头

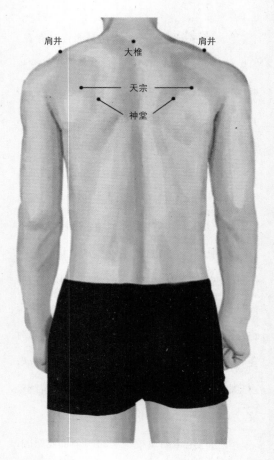

天宗、神堂穴

天宗穴位于肩胛骨中央凹陷处，神堂穴则在第5胸椎棘突下，旁开3寸处。

颈前屈、后仰、左右旋转等，但要避免剧烈转动；注意颈肩部的保暖。

▶ 落枕

落枕是一侧颈项及肩背肌肉酸痛，活动受限的病症，多因睡眠时姿势不正或枕头高低不合适所致，也可因睡卧时颈肩部外露感受风寒或颈肩部外伤（如突然扭转等）引起，是生活中的一种常见病，属颈部常见的损伤。主要表现为晨起颈项疼痛，俯仰及左右转动不利，动则疼痛加剧，疼痛呈牵扯状，甚至可牵引及头部、背部、上臂疼痛，在受累肌肉内可摸到条索性或硬结性的肌腹，此处压痛尤为明显，有时颈椎棘突两侧也有明显压痛点。

按摩方法：在 8 分钟内，用食指和中指分别按揉阿是、风池、天柱、养老、落枕、外关、

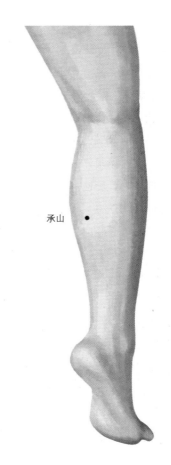

承山

承山穴

该穴位于小腿背正中，当伸直小腿或足跟上提时，腓肠肌肌腹下出现的尖角凹陷处即是。

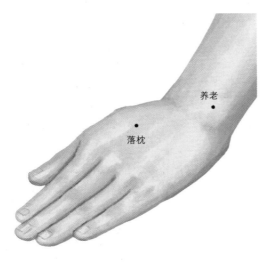

养老穴、落枕穴

承山等穴 60—80 次，以酸胀为宜；在 5 分钟内，拇指与四指相对捏拿肩筋 30 次，拍打颈部 30 次，再分别按压颈中、落枕、肩中穴 60—80 次，以酸痛为宜；在 2 分钟内，用大拇指在颈部自上向下推 30 次左右，以酸痛为宜；在 3 分钟内，用拇指指腹按压颈项部最为明显的痛点，力量由轻到重，以能忍受为宜。

平日睡卧时，应注意枕头的高低及睡眠的姿势，枕头以自己一拳头的高度为宜；积极进行体育锻炼，做肩的外展、外旋、背伸、上举及环转运动，活动范围应由小到大，逐步增加运动量；做颈椎拔伸旋转复位法时，以有响声为宜，但决不能勉强迫求；对严重高血压、颈椎有器质性病变等患者进行按摩时，慎用或禁用扳法，其他手法也要轻柔；按摩治疗时，可同时配以局部热敷，可以提高疗效。

▶ 肩周炎

肩关节周围炎又称为肩凝症、五十肩，是以肩部疼痛和肩关节功能受限为主症的一种常见疾病。在发病初期，常感肩部酸楚疼痛，疼痛可急性发作，但多数呈慢性，昼轻夜重，以后疼痛逐渐向颈项及上肢扩散，肩关节活动及着凉时疼痛明显，后期则因肩关节广泛粘连、肩关节活动受限而出现疼痛减轻。此病与外伤、遭受风寒和肩部活动过少有关，多发于 50 岁左右，女性发病率略高于男性。

肩关节周围炎可根据肩关节功能受限的情况，分为早期、中期与后期三期：早期也叫冻结进行期，以疼痛为主，功能受限不太明显；中期也可叫冻结期，疼痛逐渐呈持续性扩展，功能受限逐渐加重；后期也叫解冻期，疼痛减轻，活动范围逐渐扩大。后期因肩关节广泛

粘连，肩关节活动受限常表现为外展、内旋等动作不方便。

按摩方法：在 10 分钟内，用拇指和食指分别掐外关、曲池、合谷、少海、手三里、肩贞、肩井、肩髃、臂臑、天宗等穴 60—80 次，以酸胀为宜；在 3 分钟内，用另一手的拇指放在患肩的胛骨上，食指和中指放在患肩后，掌心贴紧三角肌处，拇指、食指和中指做对称用力捏拿 50—80 次，患肩也要配合做旋转运动；在 2 分钟内，用空拳叩击肩、背、臂部30—50 次，以手掌轻抚这些部位结束。

在按摩治疗的同时，如果能配合肩关节的功能锻炼，会取得更好的效果。爬墙法：面对墙壁直立，两手上举，然后交替向上做爬墙动作。站立位锻炼法：直立，两上肢自然下垂，先随意地做甩手动作，然后再做两上肢的外展及内收动作。双手抱头法：双手交叉抱住头后枕部，两肘尖轮流做内收、外展运动。后背牵拉法：两手背后，健康的手握住患病一侧的手，然后试着往上拉，牵拉幅度由小开始，以后逐渐加大，以疼痛能够耐受为限度。

平时应加强体育锻炼，尤其应加强肩关节的功能锻炼，方法以俯身前、后、内、外摆动法，俯身画圈法和爬墙法等为最好，每天数次；在肩周炎急性发作时，应卧床休息7—10 天，之后，可用三角巾将上肢悬吊，

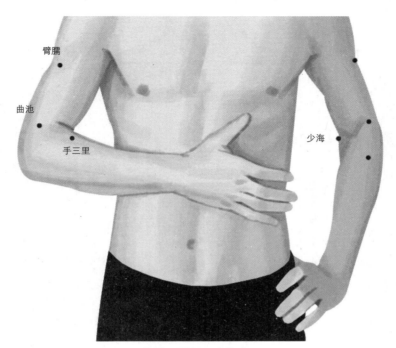

臂臑

曲池

手三里

少海

曲池、臂臑、少海穴

以消除悬垂重力，减轻疼痛；睡眠时应注意肩部保暖，日常外出注意穿着衣服，天热时不要长时间吹电风扇。

▶ 肩关节扭挫伤

肩关节由肩胛骨的关节盂和肱骨头构成，属全身最灵活的球窝关节，可做屈、伸、收、展、旋转及环转运动。肩关节扭挫伤的主要原因是肩关节活动过分剧烈，或受强力牵拉以及肩部直接遭受暴力撞击所致，具体表现为肩关节局部疼痛，可有轻度肿胀，疼痛肿胀部位以肩外侧和肩前侧为主。肩部遭遇外伤后，最好先排除骨折或脱位的可能，才能以按摩的方法进行初期的消淤止痛，后期则以活动关节为主。

按摩方法：在2分钟内，用健康一侧的食指或中指分别按压患肩曲池、大椎穴60—80次，以酸胀为宜；在2分钟内，用双手的食指和中指分别按揉肩井、缺盆穴60—80次，以酸胀为宜；在2分钟内，将健康的手放在患肩胛上，用中指按揉天宗穴120—160次，使肩及上肢有酸胀为宜。

温馨提示

做肩关节的康复运动时，一定要在疼痛、肿胀均明显缓解以后，切忌操之过急；注意患肩的保暖，以免受寒加重疼痛与粘连；可用局部热敷配合肩部的按摩治疗，有助于活

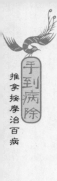
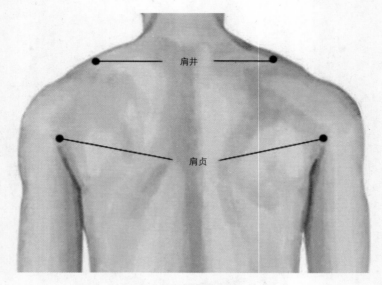

肩贞、肩井穴

血化淤。

▶ 腕关节扭挫伤

腕关节是一个由腕掌关节、腕中关节、桡腕关节和桡尺远侧关节组成的复合关节，位于手与前臂之间，具有传导应力以及背伸、偏斜、旋转等功能。当人不慎跌倒以手着地时，腕关节最先承受外力并向肢体近端传导。在外力造成腕关节扭挫伤后，如果治疗不当，会使腕骨间的关系改变，也就是腕关节不稳定。根据受力的部位与方向不同，会在腕部相应或相反的部位出现肿胀、酸痛无力、局部有压痛、功能活动受限，有时有皮下淤血斑。

腕关节扭挫伤可由急性损伤或慢性劳损引起。急性损伤主要是因在跌倒时用手掌猛力撑地，或持物时腕关节突然扭转以及暴力

直接打击所引起，表现为腕部肿胀疼痛、活动受限，在活动时，疼痛会加剧；慢性劳损主要是因腕部长期劳累过度或急性损伤迁延日久所引起，表现为腕部疼痛较轻，没有明显的肿胀，但常有乏力和不灵活的感觉，做大幅度活动时，伤处也可有疼痛。在采用按摩治疗时，在力度上要加以把握，急性的要轻柔和缓，慢性的要重沉有力。

按摩方法：在 3 分钟内，用健康一侧的食指和中指分别按压患侧的合谷、曲池、神门穴 60—80 次，以酸胀为宜；在 3 分钟内，用健康一侧的拇指和食指分别按揉患侧的内关、外关、阳溪穴 60—80 次，以酸胀为宜；在 2 分钟内，用健康一侧的拇指或掌根按压伤处的痛点 30—50 次，急性扭挫伤的要轻柔一些，慢性扭挫伤的要稍重一些。

温馨提示
● ● ● ●

如果腕部在受伤后，疼痛、肿胀严重，应先排除骨折或脱位的可能；在按摩治疗时，要做好护腕工作，在平时最好戴上有弹性的护具；在急性损伤初期，腕部禁止做剧烈活动，以免再度损伤；受伤一天后，随着疼痛的减轻，可适当地练习手指伸屈活动，3—5天疼痛消失后，练习腕伸屈及前臂旋转活动时，以不加重腕部的疼痛为宜；按摩治疗时，可同时配合消肿止痛的药水或乳膏使用。

▶ 腱鞘炎

腱鞘炎又称狭窄性腱鞘炎，主要是手腕部的屈、伸肌膜的腱鞘或足背部的腱鞘受到外伤或劳损而逐渐肿胀、触痛的常见病。由于患病部位的不同，还可分为桡骨茎突部狭窄性腱鞘炎、屈指肌膜狭窄性腱鞘炎及先天性拇长屈肌腱鞘炎。发病的主要原因是腕指经常活动或短期内活动过度，使腱鞘受到急、慢性劳损或慢性寒冷的刺激而造成。发病率女性多于男性。

腱鞘炎一般没有明显的外伤史，起病比较缓慢，常以受损关节屈伸不利，局部肿痛并向患侧肢体放射为主要症状。主要表现为局部酸痛无力，早晨起床后疼痛会加剧，活动后反而疼痛减轻，伸屈有弹响及"扳机状"现象。如果疼痛发生在桡骨茎突部位，可放射至手、肩及整个臂部。

按摩方法：在 10 分钟内，用食指或中指分别点压肩髎、肩髃、天府、侠白、曲池、合谷穴 90—120 次，以酸胀为宜；在 2 分钟内，用拇指指腹紧按于局部痛点的皮肤表面 60—80 次，做顺时针旋转揉动，力度柔和，以酸胀为宜；在 2 分钟内，用一手握住患侧的五指，轻轻牵引 30—50 次，活动幅度不宜太大；在 3 分钟内，把患病的手腕举起来，内收拇指微握拳，两个方向分别摇腕 5—10 次，然后用

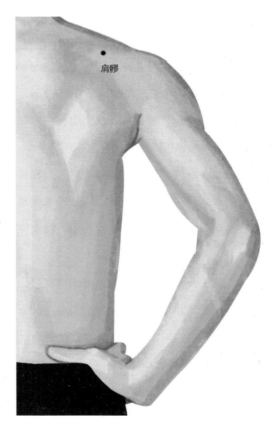

肩髎

肩髎穴

位于肩部后方，当臂外展时，于肩峰后下方呈现凹陷处。

另一手握住患侧手指，轻轻摇动 5—10 次。

尽量减少手腕、手指的活动，使手腕、手指得到充足的休息；尽量用护腕保护患处不要让患病部位吹风受凉和着凉水。

▶ 腱鞘囊肿

腱鞘囊肿是发生于关节囊或腰鞘附近的囊肿，内含无色透明或微呈白色、淡黄色的黏稠液，常见于手腕背部、腕关节的掌侧面、手指背面和掌面、足背部、膝关节的侧面等处，以腕部最为常见。此病与关节囊、韧带、腱鞘中结缔组织营养不良，发生退行性病变有关，多为劳损所致或外伤诱发，可以单个，也可以数个囊肿同时发生。一般局部有轻微疼痛或有压迫疼痛或酸胀感，部分患者疼痛有时会向周围放射，好发于青壮年，以女性多见。

按摩方法：对发病时间短，还没有经过治疗而囊性感明显的，将囊肿较为固定与凸出后，用另一手的拇指用力挤压囊壁，使囊壁裂开，使之逐渐减少或消失；对囊肿顽固的，难以压破者，可先用三棱针刺入囊中，起针后，再用力挤压，使囊肿内容物散入皮下，然后外用消毒敷料加压包扎。

局部保暖，不要使之受到风寒；手法治疗一天后，疼痛减轻即可练习腕、指活动，包括伸、屈腕及各指，旋转前臂等功能锻炼；在治疗时，囊肿变小，但局部仍肥厚的，可外擦茴香酒，或外贴万应膏，使肿块进一步消散；按摩治疗后，用大小合适的硬纸加绷带，给以适当的压力包扎固定一周。

▶ 腰椎间盘突出

腰椎间盘突出症又称腰椎间盘纤维环破裂髓核突出症，是纤维环破裂髓核突出刺激或压迫神经根、血管或脊髓等组织所引起的腰痛，并且伴有坐骨神经放射性疼痛等症状为特征的一种病变。此病是在腰椎间盘发生退行性病变之后发生的，系最常见的腰腿痛疾患之一，主要表现为腰部疼痛、下肢放射痛、腰部活动障碍、脊柱侧弯。男性发病率高于女性，好发于 20—40 岁的青壮年。

按摩方法：在 4 分钟内，用食指和中指分别按压阿是、腰阳关、肾俞、大肠俞穴 60—80 次，以酸胀为宜；在 10 分钟内，用患侧的食指和中指分别按揉环跳、承扶、殷门、委中、承山、阳陵泉、合谷、足三里、丰隆等穴 60—80 次，以酸胀为宜；在 2 分钟内，右手握成空心拳以劳宫穴压在肚脐上，顺、逆时针方向分别转 30—50 次，逐渐加力，以酸痛为宜；站立，用两手分别推摩两侧腹股沟处

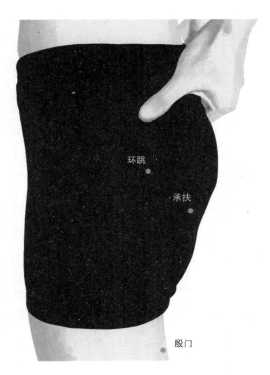

环跳、承扶、殷门穴

30—50 次，逐渐加力，以酸痛为宜。

温馨提示

腰椎间盘突出中央型的，不宜进行按摩治疗；治疗期间病人卧硬板床休息，任何有弹性的床铺，均可使腰部弯曲，引起椎管内压力增高，压迫神经根，使疼痛加重；注重功能锻炼，逐渐纠正因疾病而造成的不正确姿势，增强腰背肌肉力量，使腰部等部位肌力相对平衡稳定，逐渐恢复正常的功能；注意腰背部保暖，在寒冷的冬季，腰部如有寒冷与沉重的感觉，可自制一宽 20 厘米的棉带束腰。

▶ 慢性腰肌劳损

腰肌劳损又称为功能性腰痛，指因腰部肌肉、筋膜、韧带等软组织慢性损伤而引起的腰部疼痛、乏力，甚至活动受限的疾病，是引起腰痛的常见原因。慢性腰肌劳损的特点是病人腰背部多为隐痛，时轻时重，如果得到充分的休息可减轻，如果过于劳累可加重；弯腰工作时困难，如果勉强弯腰则腰痛加剧。在病情发作时，常喜用双手捶腰以减轻疼痛，少数的患者有臀部的大腿后上部胀痛。

腰肌劳损多见于青壮年，常与职业和工作环境有密切的关系，有时外伤史不明显。根据劳损部位的不同，可有广泛而不甚明显的压痛，在急性发作时，各种症状均显著加重，并可有肌痉挛，腰脊柱侧弯，下肢牵扯痛。如果腰肌劳损伴有风湿的，患部会喜热怕冷，局部皮肤粗糙或感觉较迟钝。

按摩方法：在 6 分钟内，用食指和中指分别按压阿是、关元、肾俞、膀胱俞、大肠俞、八髎穴 60—80 次，以酸胀为宜；在 2 分钟内，用双手掌自上而下旋转按揉腰部、骶部 4—5 次，接着推拿腰部 20—30 次，逐渐加力，以酸痛为宜；如腰部畸形者，需加腰骶部按压法，在 5 分钟内，反复按压腰骶部 3—4 次后，点按环跳、殷门、委中、承山、阳陵泉等穴 30—50 次，以酸痛为宜。

手到病除

推拿按摩治百病

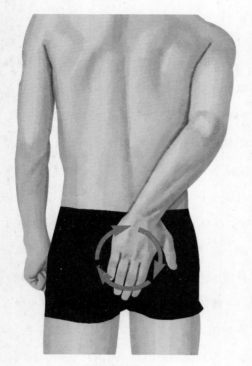

旋转按揉骶部

温馨提示

积极参加体育锻炼，尤其是进行腰背肌锻炼，以增强腰部肌肉的血液循环，提高肌肉及韧带的张力；防止腰外伤、过劳，注意保护腰部，在做重体力劳动或腰部剧烈运动时，要预先活动腰部或用宽腰带保护，以免腰肌损伤；用宽皮带束腰，坚持睡硬板床；在生活中，要尽可能变换姿势，注意纠正习惯性姿势。

▶ 急性腰扭伤

急性腰扭伤是一种以腰部肌肉、韧带、筋膜为主的急性扭挫伤，特点是突然发作，腰部剧烈疼痛，腰部活动困难，甚至呼吸、

咳嗽都可使疼痛加重。此病发生的主要原因是由于在体力劳动或搬抬重物时用力过度，姿势不当，动作不协调或暴力打击腰部所致。如果治疗不及时，可能形成宿伤，以后往往在劳累后或阴雨天疼痛加剧，治疗也较困难，要是能及时治疗，一般2—3次即可解决问题。多发于从事体力劳动的青壮年。

腰痛大体上可分为两大类：突然发生的剧痛以致完全不能活动；在初起时，仅有轻微的疼痛，以后疼痛逐渐加重，发展到活动功能受限。前者多数是有轻微疼痛的陈旧性腰痛史，由于取物或搬抬东西的姿势不正确而引起的急性腰扭伤，有时，腰部在受伤时有响声或突然断裂感，疼痛可伴有臀部、大腿根及后部的牵扯痛。急性的腰扭伤疼痛剧烈，活动受限，一般以卧床休息为主。

按摩方法：在8分钟内，用食指和中指分别按压阿是、命门、肾俞、志室、腰阳关、承山、环跳、委中穴60—80次，以酸胀为宜；在10分钟内，双手握空拳，用第二掌指关节面吸附于腰部，用力按揉200次左右，以酸胀为度；自然站立，两足分开与肩等宽，在3分钟内，用两手掌置于腰棘突两侧，由腰至臀上下来回擦动80—100次，以发热为宜。

温馨提示

急性期治疗期间，应卧硬板床休息1—2周，以防再伤，并可减轻肌肉痉挛和疼痛；

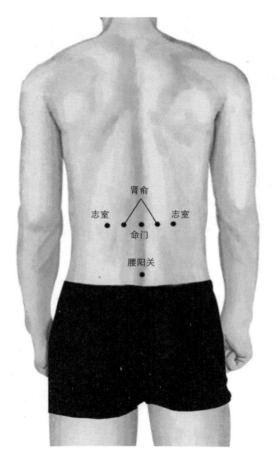

在疼痛缓解后，应加强体育锻炼，以促进血液循环，增强肌力；在治疗期间，体位可选择其肢体最能放松且较为舒适的位置，不必强求某一体位；进行体力劳动时，要做好准备活动，需要搬重物时，应取正确的姿势；在日常生活中，要注意腰部保暖。

命门、肾俞、志室、腰阳关穴

命门穴在第二腰椎棘突下凹陷处，肾俞穴则在命门穴左右二指宽处，志室穴在命门穴左右旁开3寸处，腰阳关穴则位于第四腰椎棘突下凹陷处。

▶ 腰部疼痛

腰痛并不是一种独立的疾病，而是由许多疾病或外部损伤相兼的症状。造成腰痛的原因很复杂，主要症状也会有所不同。肾虚引起的腰痛，一般都会呈现出身体两侧对称性的腰酸，症状会因劳累过度而加重；肾病引起的腰痛，除了具有原发病的症状外，局部还有叩痛；椎间盘突出除了腰痛外，还有扭伤病史；一般性的腰痛、肩胛痛等，是由过去生活中造成的肌肉疲劳而引起的。

腰痛并不是中老年人的专利，在青年人中犯腰痛的也不少，主要原因是平时缺乏运动，突然间剧烈运动所造成。腰痛一般发生在第四和第五腰椎之间，由于此处的肌肉或韧带一发炎，背骨沿线的主要肌肉就会紧张，使疼痛扩增。只要运用适当的按摩手法，腰痛一般可以治愈。

按摩方法：在5分钟内，用拇指或食指分别按揉肾俞、大肠俞、腰眼、小肠俞、膀胱俞30—50次，力度要轻缓平稳，以酸痛为宜；在2分钟内，用拇指分别按压中脘、天枢穴60—80次，力度柔和，以酸胀为宜；在5分钟内，用食指或中指分别点按足三里、丘墟、血海、阴陵泉、三阴交穴60—80次，以酸胀为宜；在2分钟内，用拇指揉搓涌泉穴100次左右，力度稍重，以酸痛为宜。

推拿按摩治百病 手到病除

出现腰痛的原因很复杂，最重要的是查明病因，才有可能对症下药，彻底治愈腰痛。如果不知道腰痛是由那种疾病引起，就是治表不治根，最终无法把腰痛彻底根治；运动不足是造成腰痛的一个重要原因，锻炼身体能够有效地预防腰痛，游泳运动治腰痛就是一个美好的选择。

▶ 膝关节扭伤

膝关节是人体最大且构造最复杂，损伤机会也较多的关节，长期从事重体力劳动、剧烈弹跳运动的人，很容易损伤膝关节。膝关节扭伤由负重行走不当、受寒、外伤挤压、活动过度等造成，是膝关节韧带部分或全部纤维撕裂或变性的病变，多数为一侧或两侧副韧带的纤维被部分撕裂。

膝关节扭伤的主要表现为膝关节内外侧疼痛肿胀、局部压痛、不易屈伸活动，严重的可有充血、水肿、浆液和纤维蛋白渗出，使膝部酸软无力，不能行走或行走后下肢沉重乏力，在遇到劳累、天气变化和受凉后会明显加重。

按摩方法：在 10 分钟内，用拇指分别点按阿是、阴陵泉、犊鼻、内膝眼、阳陵泉、血海、委中、委阳穴 30—50 次，再用拇指由上向下弹拨关节周围的肌腱和肌肉 200 次左右，用力要重，以酸痛为宜；在 5 分钟内，用两手掌

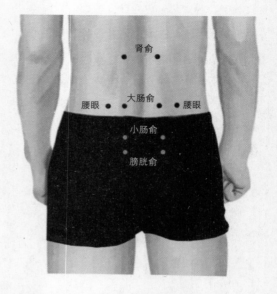

肾俞、大肠俞、腰眼、小肠俞、膀胱俞

腰眼在第四腰椎棘突下旁开 3.5 寸；小肠俞在第一骶椎左右俞线上，与第一骶后孔齐平；膀胱俞在第二骶椎左右俞线上。

用力在膝内外侧挤压、搓揉 30—50 次，再用擦法沿关节间隙推揉数次，以局部发热为宜。

在发病期间，应避免站立及行走，直至肿胀、疼痛彻底消失；可活动患侧的踝关节，缓慢地屈伸，每隔数小时，就要沿顺时针方向旋转及逆时针方向旋转 1 次；肿胀严重的，要加压包扎。

▶ 踝关节扭伤

踝关节扭伤是人体最易发生的关节软组织损伤，是由于关节部位猛烈扭转而撕裂了包裹在关节外的关节囊、韧带或肌腱等所造

成的。多因行走不慎，从高处跳下时足着地姿势不对，以及穿高跟鞋走路不小心等引起。在扭伤后，可出现踝关节外侧或内侧的疼痛，活动时加重，尤其是内翻及做跃屈活动时，疼痛会加重。局部可出现皮肤青紫、肿胀，肿胀多限于踝关节前下方。

按摩方法：在4分钟内，用患侧的食指和中指分别按压阿是、解溪、太冲、涌泉穴60—80次，以酸胀为宜；在2分钟内，用双手拇指峰用力按压足三里穴20—30次，使酸胀向踝部四散为宜；在2分钟内，用拇指用力按压足底穴20—30次，以酸痛为宜；在3分钟内，用拇指在腓骨小头的外下方用力弹拨20—30次，使酸麻感向足部放散为宜。

温馨提示

踝关节扭伤后，应排除骨折可能，立即用毛巾浸湿冷水敷在痛处或直接用冷水冲洗、浸泡3分钟；在受伤2小时内，不宜在受伤局部施行手法，不能进行热敷；不应过早负重活动，不要使踝关节强力内翻，以免加重损伤；初次扭伤后，一定要等到治愈后再活动，以防转为慢性造成日后反复扭伤。

▶ 增生性膝关节炎

增生性膝关节炎属老年退行性病变，由于膝关节经常承受体重和负重的压力，因此，膝关节病变中最为常见的是原发性变形性关

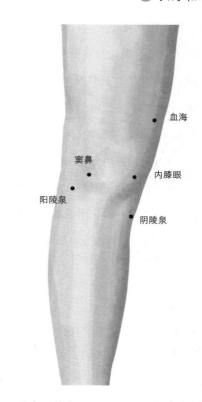

阴陵泉、犊鼻、内膝眼、阳陵泉、血海穴

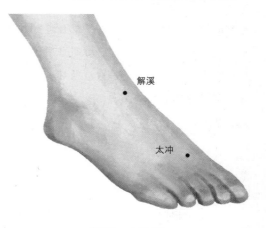

解溪、太冲穴

节症。此病的进展很缓慢，主要表现是疼痛、关节交锁和运动受限，当膝关节开始活动和过度运动时就会出现疼痛。最为常见的特征

是上下台阶，特别是下台阶时疼痛会相应地加剧，在活动时，还能时常听到骨骼摩擦的声音，多发于年老的、肥胖的女性身上。

按摩方法：在2分钟内，用双手的食指和中指分别按压血海、膝眼穴60—80次，以酸胀为宜；在4分钟内，用食指和中指分别按揉足三里、委中、阴陵泉、阳陵泉穴60—80次，以酸胀为宜；在2分钟内，用手掌用力搓揉膝盖周围10—20次，以局部发热为宜。

温馨提示

在治疗过程中，避免步行时关节过度负重磨损，如需活动时必须用"护膝"保护，勿使关节过度活动，同时应避免受风寒湿邪的侵袭；疼痛较重时，可卧床休息，将膝关节固定于伸直位制动，以减轻症状；在按摩治疗的同时，也要克服病痛并配合理疗等方法恢复关节于生理功能位；局部可用药物外敷或用中药熏洗，以促进血液循环，促进病变组织的恢复；饮食宜清淡，以减轻体重，避免肥胖。

▶ 小腿抽筋

"小腿抽筋"学名为"小腿腓肠肌痉挛"，是指小腿突然发生的痉挛。引发小腿抽筋的原因很多，根本原因是下肢动脉硬化导致腿部供血不足。中老年人在夜间睡梦中或清晨刚醒时，突然引发小腿疼痛难耐的肌肉抽筋，

历时几秒钟或数分钟而逐渐消隐。此病更青睐孕妇、糖尿病及酒精中毒者，可以单次发作，也可在同一个时期屡次发作，令人猝不及防。另外，肌肉受寒冷刺激或超负荷的强烈收缩，以及缺钙也会引发小腿抽筋。

在小腿抽筋后，如果不予以适当的治疗，就会使局部肿胀或走路时疼痛。穴位按摩是治疗小腿抽筋的最佳选择，但不能用手揉捏或按压发生痉挛的小腿，这样会使受伤的部位雪上加霜，最好是先在远离小腿的地方轻揉，等疼痛平静后，再按压小腿及其四周。

按摩方法：在5分钟内，用食指或中指分别按压殷门、委中、承筋、承山、足三里穴60—80次，以酸胀为宜；在2分钟内，用拇指分别按揉小肠俞、膀胱俞穴30—50次，力度要逐渐加重，以胀痛为宜；在2分钟内，用拇指用力按揉涌泉穴20次左右，力度要逐渐加重，以有气感为宜。

温馨提示

及早注意和实施各种防治动脉硬化，坚持适度的体育锻炼，避免腿肌长期处于"休息"状态；通过锻炼增加腿肌血流量，及时清除肌肉代谢废物；加强小腿的保暖，在做剧烈运动前要充分热身；经常选食含钙量高的食品，如牛奶、豆浆、鱼、虾皮、小米粥等；饮食要清淡，尽量减少高糖、高脂食品的摄入。

▶ 足跟痛

足跟痛是指足底跟骨跖面的疼痛，起病缓慢，开始不被觉察，逐渐出现站立或行走时感到针刺样疼痛。尤其是早晨起床后，或休息后开始走路时疼痛更明显，但休息后再走或行走过久疼痛又加重，疼痛可沿跟骨内侧向前扩展到足底。多发生于40—60岁的中老年人，可能与老年退行性病变有关系，或损伤使跖腱膜在足跟骨附着处发生劳损等原因所致。

按摩方法：在5分钟内，用双手的拇指分别按压阴陵泉、承山、三阴交、昆仑、太溪穴60—80次，以酸胀为宜，然后行走片刻，疼痛就可缓解；在2分钟内，主动活动踝关节，顺时针方向和逆时针方向交替旋转20—30次；在2分钟内，先用推法，然后用拇指、食指、中指提拿小腿后侧下1/3至足后跟腿处20—30次；在2分钟内，用右手拇指按揉足跟底部痛点20—30次，以酸痛为宜。

温馨提示
● ● ● ●

避免行走损伤和负重远行，避免风寒湿的侵袭；休息的时候，抬高患肢，以利下肢静脉血液回流；积极治疗如足跟骨骨刺、跟骨脂肪垫变性等能引起足跟痛的疾病；穿上厚布袜子，用患足往复来回地滚动横倒的瓶子锻炼，每日坚持数次；把陈醋3000毫升加热后泡患足，每晚睡前1次，用过的醋可在第二天加温后再用。

▶ 骨质疏松症

骨质疏松症是以骨普遍疏松为特征的一种代谢性骨病。主要表现为腰背疼痛，疼痛往往沿脊柱向两侧扩散，直立后伸位时疼痛加重，夜间和清晨加重，弯腰、肌肉运动、咳嗽和大便用力时疼痛加重，仰卧或坐位时疼痛会减轻，白天疼痛减轻。

造成骨质疏松最主要的原因是钙的吸收量降低，人体随着年龄的增长，对钙的吸收会有所下降，沉淀逐渐减慢，因此，步入中年以后，特别是妇女在绝经期后，男性在55岁以后，由于性激素水平低下、户外活动减少、食欲下降、摄入的营养物质不足及吸收不良等原因，导致骨中的无机盐物质逐渐减少，钙出现负平衡，从而出现骨质疏松症。与骨

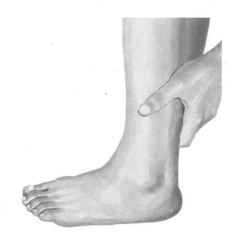

提拿小腿后侧

质疏松有关的三种最常见的骨折是桡骨远端骨折、脊柱压缩性骨折、股骨远端骨折。

按摩方法：在 8 分钟内，用食指或中指分别推揉脾俞、肾俞、气海、关元、血海、足三里、筑宾、肩井穴 30—50 次，以酸胀为宜；在 3 分钟内，用单掌揉摩背部的督脉处，从至阳穴开始到腰俞穴停止，每分钟 30—50 次，以酸痛为宜；在 2 分钟内，用单掌揉摩腰俞穴，待局部有温热感后，再持续治疗推摩 60—80 次；在 5 分钟内，用单掌反复揉摩脐水平线以下的腹部区域，次数不限。

温馨提示

保持良好的生活状态，适当增加阳光照射时间；在患上骨质疏松后，身体即使遭受轻微的外力也可能会发生骨折，因此，在生活时，应加强自我保护，以免发生意外；中老年人要多到户外锻炼，如慢跑、太极拳、剑术等就是比较好的锻炼方式，即使因疼痛卧床，也要尽可能在床上进行四肢和腹背肌肉运动，已患骨质疏松的，要避免剧烈运动，以防骨折；保证摄入足够的蛋白质，以利于食物中钙的吸收，要多食用瘦肉、蛋、鸡、鸭等动物性食物和奶制品、豆制品等。

五官科疾病

五官（眼、耳、鼻、口、舌）位于头部，具有视、听、味、嗅等特殊功能，也泛指脸的各部位（包括额、双眉、双目、鼻、双颊、唇、齿和下颌等）。五官与身体的其他脏器具有紧密的联系，对维持人体各器官的正常功能具有重要的作用。诊断五官科疾病，要善于进行综合分析，因为五官科各器官之间都有着密切的联系。如鼻、咽、喉共同构成了上呼吸道，而只有在上呼吸道功能正常时，耳部才能完成正常的生理功能；鼻和鼻窦出了毛病，可引起咽喉炎、中耳炎的发生等。

按摩对五官具有显著的疗效，可以有病治病，没病保健，可以使你耳聪目明、齿固鼻通。在对五官按摩时，要注意力集中，保持情绪稳定，肢体的位置或坐或立，以舒适为宜，呼吸平稳、舒畅、自然，操作要随着心中默数而有节律地进行。比如静心聚神后，即可进行闭嘴叩齿锻炼。对五官按摩，应选择通风良好、安静幽雅的环境，按摩前要洗手，指甲不宜过长，并先搓热双手掌。

▶ 鼻炎

鼻炎指的是鼻腔黏膜和黏膜下组织的炎症，症状主要有鼻塞、流清水涕、鼻痒、喉部不适、咳嗽等，同时伴有嗅觉减退、头痛、头昏、失眠、精神萎靡、记忆力减退或咳嗽、多痰、咽喉部不适等症状。鼻炎的表现多种多样，从发病的急缓及病程的长短划分，可分为急性鼻炎和慢性鼻炎；从鼻腔黏膜的病理

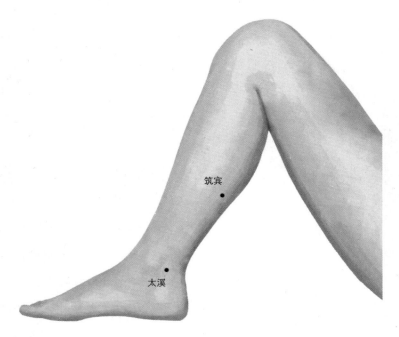

筑宾穴

在小腿内侧，当太溪穴直上 5 寸，腓肠肌肌腹的内下方。

学改变来划分，可分为慢性单纯性鼻炎、慢性肥厚性鼻炎、干酪性鼻炎、萎缩性鼻炎等。

急性鼻炎由急性感染所致，急性感染俗称"伤风"或"感冒"，可有全身症状，以秋冬或冬春季之交多见。病情一般经过 7—14 天后，便会逐渐好转，抵抗力强的患者不用治疗就能痊愈。需要注意的是，许多急性传染病的前驱症状，多数有急性鼻炎的局部表现而缺乏传染病本身的特点。

慢性鼻炎是常见的多发病，与合并细菌继发感染、治疗不彻底和反复发作有关，多数由急性鼻炎发展而来。此外，受外界有害气体、粉尘等影响，也会引发慢性鼻炎。其

主要症状是鼻堵塞，轻者为间歇性或交替性，重者为持续性，轻的称为慢性单纯性鼻炎，重的称为慢性肥厚性鼻炎。

按摩方法：在 6 分钟内，用拇指或食指分别按压百会、通天、大杼、风门、肺俞、身柱等穴 60—80 次，力度要稍重，以胀痛为宜；在 6 分钟内，用食指或中指分别按揉风池、天柱、睛明、迎香、印堂、天突穴 60—80 次，力度要轻柔平缓，以酸胀为宜；在 3 分钟内，用拇指与食指分别掐按二间、少商、足三里穴 30—50 次，力度稍重，以酸痛为宜；在 2 分钟内，用拇指与食指相对，自上而下捻鼻梁两侧 20—30 次，以酸痛为宜。

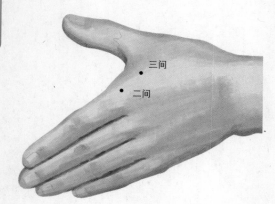

三间

二间

二间穴

该穴位于微握拳，当手食指本节（第2掌指关节）前桡侧凹陷中。

温馨提示

要注意生活环境中的空气质量，避免接触灰尘及化学气体，特别是有害气体对鼻腔的刺激；经常运动，促使血液循环改善，鼻甲内的血流不致阻滞；肺的功能与鼻炎有很密切的关系，要重点按摩背部的肺俞穴，刺激越强烈疗效越显著；鼻炎的治疗方法有很多，最简单也是最有效的治疗法是用生理盐水洗鼻；改掉挖鼻的不良习惯。

▶ 慢性鼻窦炎

鼻窦炎的主要症状是鼻塞、经常流脓涕，易发于冬季，严重者一年四季常流脓涕，可伴有头部胀痛、嗅觉减退等症。慢性鼻窦炎多由急性鼻窦炎转化而来，与杆菌和球菌混合感染，可单发于某一窦，但常多发，凡一

侧或两侧各鼻窦均呈患者，称全鼻窦炎。全身症状轻重不一，较常见的是精神不振、易倦、头昏、记忆力减退等。此病对人体虽没有大的危害，但呼吸不通畅以致睡觉打鼾，平日常流脓涕，以及嗅觉减退等给人带来极大的苦恼。

慢性鼻窦炎的主要表现为脓涕、鼻塞与头痛。脓涕为主要症状，以患侧最为明显，多呈黏液脓性或脓性，牙源性感染者，脓涕常有腐臭味；鼻塞以脓涕滞留造成，表现为经常性鼻塞，擤出脓涕后鼻塞可暂时缓解，如果因鼻甲肥大、鼻息肉等黏膜病引发，多呈持续性鼻塞，时常会伴有嗅觉减退；因慢性鼻窦炎引起的头痛大多不太明显，部分患者可有头部沉重感、压迫感或钝痛，一般白天重夜间轻，常为一侧头痛，在两侧都痛时则必有一侧较重。

按摩方法：在2分钟内，用两手食指、中指和无名指同时按揉印堂，然后由前额移动到阳白、丝竹空直达太阳穴，反复按揉60次，以酸胀为宜；在1分钟内，用右手食指、中指和无名指按揉百会穴60—80次，以酸胀为宜；在2分钟内，用食指或中指旋转揉按迎香穴80—100次，以鼻有通气感为宜；在2—3分钟内，用右手五指指腹对按鼻根部，由上而下轻轻按揉，再换左手同样操作，以局部有轻松感为宜。

温馨提示

在寒冷的时候，把双手手掌搓热摩揉整个面部皮肤，边揉边做环旋移动，以皮肤微红发热为宜；要经常进行体育锻炼，避免受风着凉，积极治疗急性鼻炎；不要养成用力擤鼻的习惯，防止鼻腔分泌物进入耳内，引起中耳炎；养成良好的饮食习惯，戒除烟酒；避免长期使用血管收缩剂（如鼻眼净），来治疗鼻窦炎。

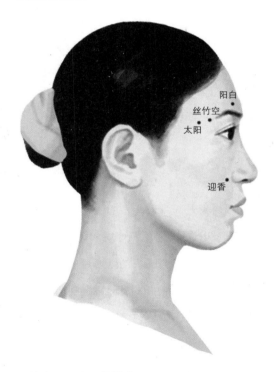

丝竹空、阳白、迎香穴

丝竹空穴位于眉梢外侧凹陷处；阳白穴在瞳孔直上，离眉毛外缘约 2 厘米处；迎香穴在鼻翼两侧约 1 厘米处。

▶ 鼻出血

鼻出血通常是指鼻腔、鼻窦或鼻咽部的血管破裂而致的鼻流血，是一种很常见的症状。主要由鼻部外伤、鼻腔疾病、某些全身性疾病、天气过热或干燥，以及维生素 C 或 K 缺乏等原因引起，轻者为鼻涕中带血或点状滴血，重者大量出血不易控制，面色苍白，头晕乏力，可引起失血性休克。鼻出血既是许多疾病的一种症状，也是一种单独的疾病，长期反复出血者，可出现贫血。

鼻出血发生于各种年龄，不同时间和季节，出血部位多在单侧，量少者仅鼻涕中带有血丝，多的可以一个鼻孔涌出，甚至从口中或两侧鼻孔同时流出。在鼻子发生出血症状时，要用按摩的方法及时止血，还必须去医院根据病因进行治疗，才能防止再出血。

按摩方法：在 1 分钟内，用右手的拇指和食指按压鼻根部，用口呼吸，小量的鼻出血，捏住片刻即可止住；在 2 分钟内，用拇指分别掐按上星、两合谷穴，可止住鼻血；人中穴处有一条动脉血管通向鼻腔，在 1 分钟内，用拇指尖用力掐压人中穴，可起一定的止血作用；在 1 分钟内，用拇指与食指尖对称用力掐按昆仑、太溪穴，可止住外伤引起的鼻出血；在 2 分钟内，用拇指和食指捏患者脚后跟，左鼻出血捏右足跟，右鼻出血捏左足跟，以胀痛为宜。

温馨提示
••••

在突然出血较严重时，应立即将头后仰，尽量使鼻孔朝上，然后在前额用冷毛巾湿敷，双足用热水浸泡，局部止血可用棉球蘸上白药等药粉填塞鼻孔；天气干燥时，避免剧烈运动，炎热天气不宜在阳光下暴晒，可预防性地往鼻腔里滴入油剂滴鼻液；禁止抠鼻，以免损伤出血，出血时采用半卧位休息，有助于止血；禁忌食用辛辣刺激性食物，戒除烟酒，平时多饮水，尤其在夏天要饮金银花、茅草根之类所泡的茶水。

▶ 鼻塞

鼻塞是指鼻腔狭窄或阻塞的现象，最常见的原因包括鼻炎、鼻中隔偏曲、鼻息肉、鼻窦炎等。鼻塞在一开始是由鼻腔的黏膜水肿引起的，黏膜水肿必然会阻碍呼吸通气道自然的运作，此时，会随着体位的变化而出现交替性的鼻塞，哪边向下哪边就不通气，随着病变的加重，黏膜由水肿逐渐变为肥厚，鼻塞也就逐渐成为持续性的了。四季均可发生，尤以冬春两季为多。

按摩方法：在4分钟内，用食指或中指分别按压迎香、鼻通（上迎香）、印堂穴60—80次，力度要轻柔，以酸胀为宜；在2分钟内，用食指贴近鼻孔来回横摩禾髎穴50—80次，以酸胀为宜；在4分钟内，用食指或中指分别按揉天柱、风门、肺俞、合谷穴60—80次，以酸

胀为宜；在2分钟内，用双手食指与中指并拢，中指贴触鼻的左右两侧，由迎香至印堂上下推按30—50次，要逐渐加力，以酸痛为宜。

温馨提示
••••

鼻塞严重影响睡眠时，不可强行擤鼻，宜用热水洗脚，促使鼻黏膜充血消退；用拇指外侧沿笑纹及鼻子两侧做上下、呈正三角形方向按摩1分钟，结束后喝一杯热开水；不要长期使用血管收缩类西药滴鼻；饮食宜易消化吸收食物，保证充分的维生素和矿物质的供给，适当增加动物性食物，保证优质蛋白的摄入，以提高免疫力；戒除烟酒，忌食生冷、辛辣的食品。

▶ 牙周炎

牙周炎是一种破坏性的慢性疾病，发生在牙龈、牙周韧带、牙骨质和牙槽骨部位，是导致成年人牙齿丧失的主要原因。此病多由长期存在的牙龈炎发展而来，细菌附着于牙齿或软组织上形成菌斑，并产生许多毒性因子，引起牙龈红肿、出血，并由龈上向龈下扩延，最终导致牙齿的松动和脱落。除细菌外，局部牙结石、食物嵌塞、不良修复体的刺激、营养不良等全身性因素都可导致牙周炎。

按摩方法：在3分钟内，用拇指端分别点压在颊车、合谷、牙痛点60—80次，以局部

产生较强的酸胀感为宜；在 3 分钟内，用双手中指或食指指腹分别按揉下关、风池、少海、阳溪穴 60—80 次，以酸胀为宜；刷牙后，在10 分钟内，用洁净的双手食指在牙齿和牙龈表面做环形的转动按摩，也可以从上下颌后牙开始，逐渐移向前方，力度要轻柔，以酸胀为宜，需要注意的是，此法在炎症急性发作、牙石较多时不宜使用。

温馨提示
● ● ● ●

注意口腔卫生，养成良好的卫生习惯，树立正确的口腔健康预防意识，选用保健牙刷和药物牙膏，运用正确刷牙方法，坚持做到早起及睡前刷牙；用淡盐水漱口，食后必漱口，漱口液反复在口内鼓动，以减少致病菌在口内的存在；养成健康的饮食习惯，注意饮食结构要营养均衡，宜多吃清胃火及清肝火的食物，如南瓜、荸荠、芹菜、萝卜等；戒烟限酒，睡前不宜吃糖、饼干等淀粉之类的食物。

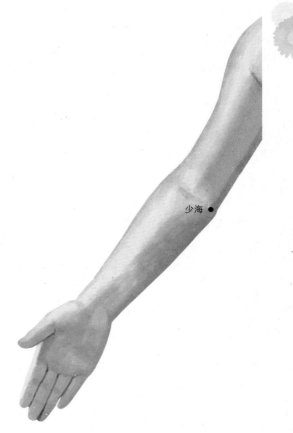

少海

少海穴

屈肘，当肘横纹内侧端与肱骨内上髁连线的中点处即是该穴。

▶ 牙痛

牙痛是指由牙体或牙周等疾病累及感觉神经引起的疼痛等症状，如龋齿、急性牙髓炎、急性牙周炎、急性智齿冠周炎等都可造成牙痛。牙痛的主要表现为龋齿及周围牙龄疼痛，常反复发作，遇冷、热、酸、甜等刺激的时候，会使疼痛加剧，如有炎症扩散，会肿胀严重或有脓肿形成。"牙痛不是病，痛起来要了命。"在牙痛来临之际，就要采取措施加以急救，用按摩止痛的效果就很好。

按摩方法：在 6 分钟内，用拇指或食指分别按压颊车、曲池、行间、内庭、外关、三阴交等穴 60—80 次，力度轻柔，以酸胀为宜；在 2 分钟内，用一手拇指与食指相对，揉拿另一手合谷穴 30—50 次，两手交替进行，常可起止痛作用；在 4 分钟内，用食指与中指分别按揉面部的四白、巨髎、地仓、下关 60—

80次，力度适中，以有胀酸为宜；在2分钟内，用食指或中指分别按揉手部的手三里、内关穴30—50次，以胀痛为宜。

温馨提示

在按摩治疗的过程中，如果疼痛已经止住，则可不必将手法操作完，或者减轻力度，以使患者少受痛苦；养成良好的卫生习惯，坚持早晚刷牙与饭后漱口，特别是睡前刷牙更为重要；掌握正确的刷牙方法，刷牙时顺着牙齿的长轴上下刷，要把牙齿的各个面都刷到；睡前不吃零食，经常吃零食口腔不清洁，有利于细菌的繁殖；多吃含氟较高的海产动植物及含有纤维的食物，忌食辛辣油炸、烘炒等食品，尽量避免强烈的冷热酸甜刺激。

▶ 口疮

口疮即口腔溃疡，是发生在口腔黏膜上的表浅性溃疡，任何年龄都可发生，但以小儿发病率最高。此病可发生于口腔黏膜任何部位，特别好发于唇、颊、齿服、舌面等处，大小可从米粒至黄豆大小、呈圆形或卵圆形，可因刺激性食物引发疼痛，一般一至两个星期可以自愈。引起口疮的原因还没有最终确定，一般认为是胃功能紊乱、维生素缺乏、精神因素、高热、急性传染病等引起。

口腔溃疡成周期性反复发生，医学上称"复发性口腔溃疡"，在口腔溃疡病中最为常见，可一年发病数次也可以一个月发病数次，

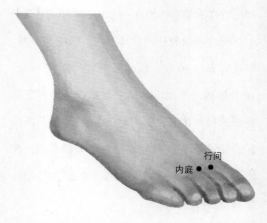

行间、内庭穴

行间穴在脚大拇指、二指合缝后方赤白肉分界处凹陷中；内庭穴则在足背当第2、3跖骨结合部前方凹陷处。

甚至新旧病变交替出现，主要表现为口腔黏膜出现绿豆或黄豆大小的浅在的小溃疡，患处有烧灼痛感。自限性溃疡一般持续7—10天可不治自愈，复发性溃疡指间隔一段时间又复发，两次发作期间称间歇期，间歇期的长短因人而异，在不断复发过程中，间歇期逐渐缩短，甚至没有间歇期，溃疡此起彼伏，连续不断。

按摩方法：在4分钟内，用拇指或食指分别按压合谷、足三里、三阴交、太冲穴60—80次，以酸胀为宜；在5分钟内，用手指腹点按百会、命门、涌泉、牵正、承浆穴60—80次，手法要轻柔，以酸胀为宜；在4分钟内，用拇指指端分别点揉外关、太溪、复溜、劳宫穴60—80次，以局部产生较强的酸胀感为宜；用拇指点按后颈部、肩部20—30次，重

点在风池、风府、大椎、肩井一带，以酸胀为宜。

温馨提示

合谷穴治疗口腔疾病非常有效，要随时按揉双手合谷穴；要按时作息，不要睡得太晚，牙刷毛不要过硬；注意保持口腔的卫生，经常用淡盐水漱口；妇女月经期前后要保持心情愉快，避免精神刺激；进餐时细嚼慢咽，饮食要清淡，多食新鲜蔬菜、水果等，忌食辛辣油炸、烤、煎的食品；口含新鲜西瓜汁，在 2—3 分钟后咽下，反复多次。

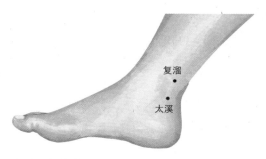

太溪、复溜穴

太溪穴在足内侧，内踝后方与脚跟骨筋腱之间的凹陷处；复溜穴则在太溪穴直上二指处。

▶ **慢性咽炎**

慢性咽炎是指慢性感染所引起的弥漫性咽部病变，常为上呼吸道慢性炎症的一部分。发病原因十分复杂，急性咽炎或急性扁桃体炎反复发作，长期鼻阻塞用口呼吸，龋齿，烟酒嗜好，不良生活习惯，有害气体刺激等，均可导致慢性咽炎的发生。主要表现为咽部异物感、烧灼感、干痒或有轻微咳嗽、咽痛等，可因过于劳累、受凉、多语、烟酒过度及精神刺激等原因而加剧。

按摩方法：在 4 分钟内，用食指或中指分别点按太冲、三阴交、阴陵泉、合谷穴 60—80 次，以酸胀为宜；在 4 分钟内，用食指或中指分别点按屏风、扶突、哑门、色际穴 60—80 次，以酸胀为宜；在 2 分钟内，用全掌分别按揉关元、肾俞穴 20—30 次，要先逆时针，后顺时针，以酸胀为宜；在 5 秒钟内，用拇指指甲分别重掐两侧少商穴数次，同时

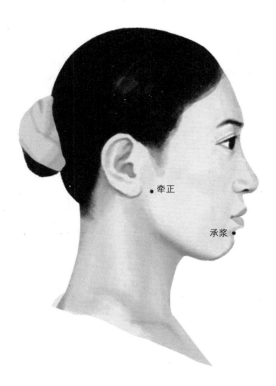

牵正、承浆穴

牵正穴在面颊部，耳垂前方 0.5 寸，与耳中点相平处；承浆穴在颏唇沟的正中凹陷处。

做吞咽动作；在 2 分钟内，用拇、食、中指揉捏咽部两侧 20 次左右。

保持良好的卫生习惯，室内要湿润清洁，冬季干燥时，可适当使用加湿器，或用脸盆烧开水后熏蒸居室，生炉取暖的家庭，可在炉子上放置一盆水，以改善干燥环境；尽量避免过多发声、说话；不要吸烟，不要把有刺激气味的物品放在室内；饮食要清淡，少食油腻的食品。

▶ 慢性喉炎

慢性喉炎是指喉黏膜及声带慢性炎性改变，多因急性喉炎反复发作，过度使用声带或过度吸烟等刺激性因素所致，是引起长期声音嘶哑的主要原因之一。声音嘶哑作为此病的主要症状，轻的可使嗓音低沉变粗，发声易于疲劳，伴有喉部不适、异物感，重的可持续性声嘶，甚至失音。邻近器官的慢性炎症如鼻窦炎、扁桃体炎、支气管扩张，以及全身各种慢性病如贫血、便秘、下呼吸道炎症、心血管疾病等均可成为诱因。

按摩方法：在 5 分钟内，用食指或中指分别点按风池、大椎、大杼、风门穴 60—80 次，以酸胀为宜；在 5 分钟内，用食指分别拨揉捏合谷、鱼际、中府、三阴交、足三里穴 60—80 次，以酸胀为宜；在 4 分钟内，用食指点

按推揉肾俞、肺俞、气海俞、关元俞穴 60—80 次，以皮肤发热为宜；在 2 分钟内，用手或按摩刷推擦手太阴肺经、手阳明大肠经循环部位 5—10 次；两手握成空拳，交替拍击前胸、后背数次。

保持良好的精神状态，合理安排生活；

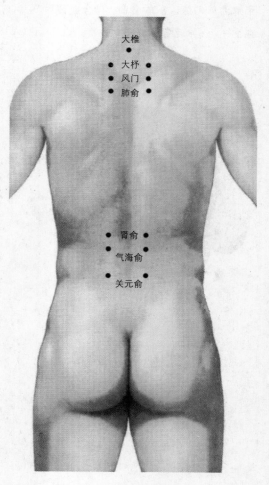

大椎、大杼、风门、肾俞、肺俞、气海俞、关元俞穴

经常含服四季润喉片、金嗓子喉宝等；戒烟限酒，避免粉尘的刺激；饮食要清淡，多吃水果、新鲜蔬菜等。

▶ 扁桃体炎

扁桃体炎是指咽部淋巴组织的感染性疾患，主要症状是咽痛、发热及咽部不适感等，由细菌和病毒感染，以细菌感染的机会更为多见。此病可分为急性和慢性两种。急性扁桃体炎是一种伴有全身症状的常见病。扁桃体受溶血性链球菌等的感染，引起急性炎症，表现为突然咽痛，吞咽食物时尤为明显；慢性扁桃体炎可有低热，干咳，扁桃体肿大，咽喉明显充血，挤压扁桃体或见隐窝内流出脓性分泌物。此病可引起耳、鼻以及心、肾、关节等局部或全身的并发症，因此，要加以重视。

按摩方法：在 3 分钟内，用拇指端分别着力按压天柱、风府、哑门穴 30—50 次，以酸

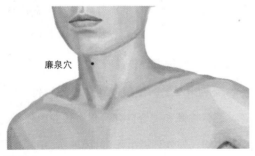

廉泉穴

该穴在颈部前正中线上，喉结上方，舌骨上缘凹陷处。

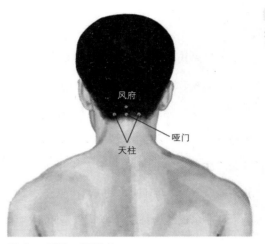

风府、哑门、天柱穴

风府穴位于颈顶凹窝处，哑门穴位于第一颈椎下，天柱穴在哑门穴旁开 2 厘米处。

胀为宜；在 2 分钟内，用拇指或食指指腹挟按廉泉两旁，沿喉结或气管旁、动脉内侧，自上而下推抹 30—50 次，以酸胀为宜；用手拇指峰按压鱼际、尺泽、照海、太溪、合谷穴 60—80 次，以酸胀为宜；在 3 分钟内，用右手拇指与食指对称，在下颌下面两扁桃体处轻轻揉捏 30—50 次，以酸胀为宜。

温馨提示
◎ ◎ ◎ ◎

养成良好的卫生习惯，坚持早晚刷牙，经常用清水及淡盐水洗漱口腔及咽部，晨起及饭后要小口仰头频漱；扁桃体炎如果反复发生，特别是已发生并发症者，在炎症消退后应进行扁桃体摘除手术；饮食要采用流质或半流质，不要吃肥腻、油炸等食品，以免使感染加重，并发其他疾病。

▶ 美尼尔氏综合征

美尼尔氏综合征又称迷路积水，发病原因可能与植物神经功能紊乱、变态反应、代谢和内分泌功能障碍等有关，由于内耳的膜迷路发生积水，以致出现发作性眩晕、耳鸣、耳聋、头内胀痛的症状。多发生于中青年，初期多为单侧，两耳同时发病者少见。

美尼尔氏综合征的主要特点是眩晕、耳聋及耳鸣。眩晕一般为突发性，患者会感觉自身或周围物体在旋转，好像浮在空中一样，失去自控能力，稍动或睁眼可使眩晕加剧，伴有恶心、呕吐、出冷汗等，可反复发作；大多数患者在眩晕发作前已有耳鸣，眩晕发作时耳鸣会相应地加重，反复发作耳鸣变为高音调，间歇期耳鸣减轻；耳聋在早期时常被忽视，反复发作后开始感到耳聋，多为一侧性，眩晕发作时耳聋加重，间歇期减轻或恢复正常。

按摩方法：在3分钟内，用拇指分别点按头维、角孙、耳门穴60—80次，力度轻柔，以酸胀为宜；在2分钟内，用两手拇指放于前额攒竹穴处，其他四指放于后头部推按攒竹穴120—160次，以酸胀为宜；在2分钟内，用拇指指尖或食、中指指尖着力于内关穴处，逐渐加大力度，使指端掐入肌肤之间，以局部出现酸胀感为宜；在2—3分钟内，将两拇指指面紧贴听会穴处做旋转按揉，每分钟60—80次，以酸胀为宜。

温馨提示

保持良好的精神状态，平时避免过度疲劳，生活有规律，积极配合药物治疗；远离危险区域（如高空地带、井边、水边等），发作时应卧床休息，减少活动，以免跌倒；居室要保持安静，减少噪音，光线尽量暗些，不宜过于温暖；如从事高空、车床及机动车驾驶等工作，如病情严重、发作频繁，可考虑调换工种；如果眩晕由化脓性中耳炎引起，应该即时手术，避免发生严重的颅脑并发症。

▶ 耳聋

当听觉系统的传音功能或感音功能异常时，就可发生耳聋与耳鸣。耳聋即不同程度的听力减退，甚至失听，造成耳聋的原因很多，有遗传、产伤、感染、药物应用不当、免疫性疾病、生理机能退化、某些化学物质中毒等等。耳聋会为美好的生活带来巨大的影响，对耳聋要做到早确诊早治疗，要及早查清病因，进行彻底的治疗，改善中耳内环境和传音功能，最大限度地恢复听力。

按病变发生的部位，耳聋可分为传音性聋、感音性聋和混合性聋。传音性聋由外耳、中耳疾病（如外耳道疖肿、鼓膜外伤、中耳炎）引起；感音性聋又称感音神经性聋，由听觉感受器、听神经及听觉中枢病变引起；混合性聋

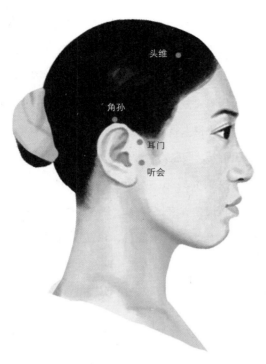

头维、角孙、耳门、听会穴

按摩方法：在 3 分钟内，用食指或中指按揉听宫、翳风、风池穴 60—80 次，以酸胀为宜；在 5 分钟内，用两手掌心紧按外耳道口，同时以四指反复敲击枕部和乳突部，使外耳道口有规律地一开一合 200 次左右；在 2—3 分钟内，用两拇指置于额前正中线处，自内向头部外侧分推 30—50 次；在 2 分钟内，用两手食指插入耳道内，颤动 10 余次后迅速外拔，反复 10—20 次；在 2 分钟内，用四指分别由两侧头维穴揉摩至后顶穴 20—30 次。

温馨提示

保持良好的精神状态，并加强体育锻炼；

的发病部分包括了外耳、中耳和内耳，由传音部分和感音部分均出现病变所致。

造成感音神经性耳聋的原因非常复杂，主要有以下几种原因：各种急慢性传染病均有可能使中耳、内耳及其神经受损而致聋；许多具有强烈耳毒性的药物，长期使用或一次大量使用而致聋的；由于受到外界受冷、受热、疲劳、精神刺激等因素刺激，致听力突然下降；长期遭受大于 90 分贝噪声刺激，对缓慢的、进行性的听觉造成损伤的；为空气猛烈震动所造成的听觉损伤；由于机体衰老，听觉器官发生退行性变化造成的；由于头部外伤、额骨骨折的因素造成的。

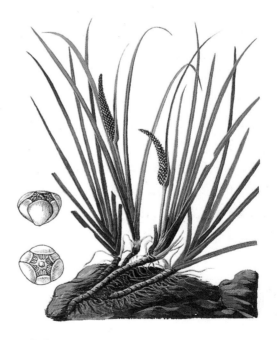

石菖蒲

干燥根茎能入药，具有开窍醒神、化湿和胃、宁神益志的功效。

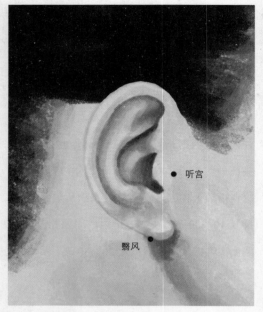

听宫、翳风穴

听宫穴位于头部侧面耳屏前部，张口时凹陷处即是；翳风穴在耳朵下方耳垂后遮住之处。

注意防止噪音的长时间刺激，可以随时用双手食指和拇指按揉耳朵，从耳尖往下一直到耳垂，每次直到耳朵发红为宜；将石菖蒲捣烂取汁，滴耳孔几滴，可起到开窍聪耳的神奇效果；戒掉烟酒，避免尼古丁与酒精对听神经及中枢神经的损害；注意补充营养成分，饮食宜清淡而富有营养，多食富含胡萝卜素和维生素 A 的食物，如胡萝卜、南瓜、番茄、西葫芦等。

▶ 神经性耳鸣

耳鸣因听觉机能紊乱而引起，是在没有任何外界刺激条件下所产生的异常声音感觉，常常是耳聋的先兆。患者总是自觉耳内或头部发出蝉鸣声、嗡嗡声、嘶嘶声、滋滋声等单调或混杂的响声，而且愈是安静，感觉鸣声愈大，但其所处的环境中并没有相应的声源。耳鸣可以间歇或持续不停地出现，严重的可以扰得人寝食不安，可伴有发热，头痛，烦躁不安，腹胀，腰酸乏力等多种全身症状。

按摩方法：在 5 分钟内，用拇指指端分别按压耳门、听宫、听会、中渚、合谷穴 60—80 次，压力要轻重交替，以酸胀为宜；在 2 分钟内，用两手心按压在两耳孔处，手指放在枕部，两手做一按一松动作 30—50 次，以酸胀为宜；在 2 分钟内，用双手食指和拇指按揉耳朵，从耳尖往下一直到耳垂，直到局部发红透热为宜。

温馨提示

保持良好的精神状态，避免过度精神刺激或劳累，注意休息；用水滴声治疗耳鸣，是一种简便、安全的生理性疗法，不论何种因素引起的耳鸣都值得一试；在高强度噪声环境中工作，要注意噪声防护，如减少噪声源或佩戴防护耳罩、耳塞等；注意补充营养成分，饮食宜清淡而富有营养，补铁与锌能有效预防和延缓中老年人耳鸣、耳聋的发生；要戒除烟酒，忌饮浓茶、咖啡、可可等刺激性饮料。

▶ 急性结膜炎

急性结膜炎俗称"红眼病"，是因细菌、

病毒感染而引起的急性传染性眼病。主要通过手、手帕、毛巾、脸盆等直接接触传染，如果眼睛分泌物呈脓性可能是由细菌感染所致，如果分泌物多而呈水样则很可能是因病毒引起，也有混合感染和原因不明的情况发生。在发病时，眼内有异物摩擦感，常有怕光、流泪、疼痛、眼睛红肿等症状，常一眼或双眼发病，伴有发热、头痛、流涕等全身症状。全年均可发生，多发于春季。

按摩方法：在5分钟内，用拇指分别按压患侧攒竹、丝竹空、太阳穴、四白穴60—80次，再按压合谷穴30次，以酸胀为宜；在4分钟内，用拇指或食指指尖按揉丝竹空、瞳子髎、太阳、

合谷穴30—50次，以酸胀为宜；在2分钟内，用左右手大拇指指腹分别按揉左右眉头下面、上眶角处的天应穴30—50次，按揉面不宜过大；左右大拇指腹面按在阳白穴处，以左右食指第2节轮刮眼眶，先上后下，重复20—30次。

温馨提示

患病后必须加以隔离，洗漱用具要主动与健康人的分开；单眼患病，在睡觉时要采用侧卧位，即患眼最低位，以防止污染健眼；保护眼周皮肤清洁干燥，不要用手揉眼，以防止交叉感染，手帕和毛巾用后煮沸消毒；滴眼液需一人一瓶，滴用眼药前后均要用肥皂洗手，不要包扎眼睛，以免分泌物排出不畅；患有急性结膜炎的，要到医院就诊冲洗；外出时，需戴有色眼镜，以免阳光直射患病部位。

▶ 屈光不正

屈光系统通过对平行光线的屈折，而在视网膜上聚焦的过程，称为眼的屈光。眼的屈光系统由角膜、房水、晶体和玻璃体组成，有集结光线（聚焦）的作用，通过折射与反射作用，从而完成一个屈光的反应过程。当眼睛处于静止状态时，平行光线入眼后，如果不能在视网膜上聚焦而产生模糊物象，则称为屈光不正。屈光不正可分为近视、远视、散光三类。

近视：以视远物模糊不清，视近物清晰为

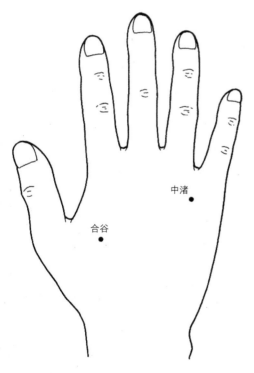

中渚、合谷穴

中渚穴小指与无名指指缝向里约2厘米处。

特征，是最常见、最普遍的眼部疾患。近视眼的患者常感往远处看物体模糊，往近处看时感到清晰，严重者常眯目视物，或视近距离细小物体时，须将目标移近眼前才能看清楚。近视眼在看东西时，头往往努力向前伸，咽喉也在往外突，近视的度数越高离目标越近。近视可由先遗传或后天用眼不当所致，如长期学习工作时，光线不足，读书、写字时姿势不正等均可造成近视。

远视：远视与近视相反，是指眼在不使用调节时，平行光线通过眼的屈光系统屈折后，焦点落在视网膜之后的一种屈光状态。患者常感看远处的物体清晰，而在近处看细小物体时却十分模糊，在远视严重发作时，感到看远近的东西都不清楚，有眼球疼痛、头痛和眉心重坠等症状。远视眼在看东西时往往头向后眼朝下，咽喉缩到里边。远视并不是什么疾病，只是眼球形状有些改变而已。

散光：散光与角膜的弧度有关，是眼睛的一种屈光不正常状况。造成散光的原因，就是由于角膜面弯曲度异常，当眼处于静止状态时，平行光线进入眼内，不能在视网膜上聚焦成一个清晰的物像。患者不论是在远处还是近处，都看不清东西，严重者还有疲劳、头痛、眼球酸痛等症状。

眼镜是矫正屈光不正的一个主要手段。近视的矫正主要以配戴合适的凹透镜为主，也可配戴隐形眼镜或进行放射状角膜切开术

等；远视可用凸透镜矫正，学龄前儿童如果远视度高就必须予以矫正。青少年如有视力疲劳和内斜视，即使度数不高，也应尽早戴镜矫正。成年远视者可根据不同的情况再具体作出相应的矫正；散光在轻度无症状时不需矫正，如果有症状、度数高或有视力障碍者，可用圆柱镜矫正。

按摩方法：在5分钟内，用食指分别点揉攒竹、鱼腰、承泣、四白、睛明穴60—80次，以眼球有发胀的感觉为宜；在2分钟内，用双拇指自印堂穴向两侧做推摩数次，再用双拇指自内侧角经下眼眶至外眼角推摩数次，以酸胀为宜；在2分钟内，用拇指分别按揉两侧的风池穴20—30次，以酸胀为宜；闭眼后，在2分钟内，轻轻地用食指与中指抚摩眼球30—50次，力量要轻柔；在1—2分钟内，用拇指与食指相对提捏眼眶周软组织20—30次。

温馨提示

眼睛的具体表现往往反映着全身的症状，在平时，就要劳逸结合，保护好心灵的窗户；平时养成良好的用眼姿势和习惯，不在光线太强或太弱的条件下看书、写字，不躺下看书，长时间用眼时要注意休息，向远处眺望2分钟，然后闭目养神3分钟；每天早晨起床后，要眺望远处景物10分钟，完毕闭上眼睛，将两手掌搓热轻轻捂盖在两眼上约1分钟；多吃新鲜蔬菜及富含优质蛋白的食物，要戒掉烟酒等不良嗜好。

▶ 视神经萎缩

视神经萎缩是由于多种原因所造成的视神经纤维的退行性变和传导功能障碍，不是一个具体的疾病名称，而是多种原因和疾病引起的后果，为一种难治的眼病。主要特征为视神经纤维的变性和消失，传导功能障碍，造成视力下降、视野缩小和眼底的视神经乳头苍白，单眼或双眼发病，如不及时治疗，会导致视力减退并丧失。常见的原因有颅内眶内肿瘤、血管疾病、炎症、外伤和营养不良等引起。

视神经萎缩一般可分为原发性和继发性两类：眼底除视乳头颜色苍白萎缩而没有其他眼征可见者称原发性萎缩；有其他眼底改变者称继发性萎缩。视野的改变常发生在视力下降之前，因此，防止本病的最重要措施是做早期的视野检查。由视神经萎缩导致失明的，可见瞳孔散大，对光反应消失。

在各个年龄段，引起视神经萎缩的原因是不尽相同的：一般来讲，儿童以脑部肿瘤、颅内炎症较多；青年以遗传性较多；中年人则多为视神经炎、视神经外伤或颅内视交叉区内肿瘤多见；老年人多与青光眼或血管性病因有关。

按摩方法：在 5 分钟内，用食指或中指尖分别按揉睛明、攒竹、承泣、四白、丝竹空穴 60—80 次，以酸胀能够忍受为宜；在 10 分钟内，用食指或中指分别按压神庭、百会、曲差、天冲、太阳、瞳子髎、阳白、风池、头维、合谷穴 60—80 次，以酸胀为宜；在 2 分钟内，用食指、中指、无名指指尖按于目外眦处，闭上眼睛轻轻地叩 100 次左右，力度要由轻渐重，不可用力过猛。

温馨提示

要心境平和，安心静养，充满战胜疾病的勇气，切忌急躁、郁怒，以免加重病情；增强体质，注意眼的休息，并避免再患其他眼病，做保健操、气功等在某些病例中均有一定效果；养成良好的饮食习惯，多食富含营养而易于消化的食物，如豆制品、蛋、鱼、花生、水果、蔬菜等；禁止吸烟及饮烈性酒，禁食辛辣食物。

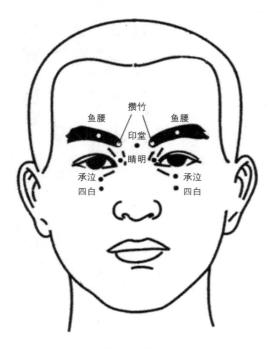

屈光不正按揉穴位

▶ 眼睑跳动症

每个人在生活中都可能遇到眼睑跳，大部分人可以在短期自行消失，这是由于眼轮匝肌抽搐痉挛而引起的眼睑皮肤不自主地抽动的眼病。对绝大多数单纯眼睑跳的人来说，主要原因是用眼过度或劳累，精神过度紧张，此外，眼睛屈光不正、眼内异物、倒睫、结膜炎、角膜炎等也可导致眼睑跳。此外，像强光、药物产生的刺激，眼睛被吹进了异物，以及常常抽烟喝酒等也都会刺激眼睛，引起眼睑跳动。

按摩方法：在2分钟内，用拇指指腹紧按攒竹穴，力量要由轻渐重，待局部有明显酸胀感时再慢慢放松，如此往复20—30次；在3分钟内，用食指或中指分别按揉阳白、太阳、头维、风池、合谷穴30—50次，以酸胀为宜；在2分钟内，将拇指指腹放于眉头，沿眉毛推向眉梢，推动的力量可适当地重一些，如此往复150—200次；在2分钟内，用食指按揉睛明穴30—50次，缓缓回旋揉动，以局部有舒适感为宜。

温馨提示

当眼睑刚刚跳动时，不要马上去治疗，而是要多注意休息，保持良好的心态；神经应放松，合理安排工作、学习和休息，保证足够睡眠，避免用眼太过；要注意观察眼睑跳动是逐渐减少还是增加，有没有向下扩大的趋势和从眼周围向口角的线状牵拉感，如果长时间跳动，要到医院进行确诊；养成良好的饮食习惯，要以含维生素的食物为主，如苹果、白菜、萝卜等。

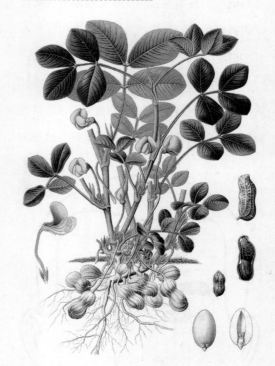

花生

花生滋养补益，有助于延年益寿，民间又称之为"长生果"，与黄豆一同被誉为"植物肉"、"素中之荤"。

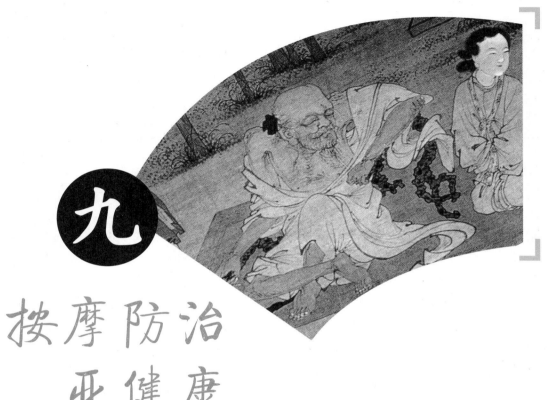

九

按摩防治
亚健康

健康是指一个人在身体上、精神上、心理上、社会活动上完全处于正常的状态。那么，什么是亚健康呢？世界卫生组织将机体无器质性病变，但是有一些功能改变的状态称为"第三状态"，我国称为"亚健康状态"。亚健康发出的信号很多：有失眠、乏力、无食欲、易疲劳、抵抗力差、经常性感冒等。患者年龄多在18至45岁之间，其中以城市白领，尤其是女性占多数，这个年龄段在紧张的生活中，如果不能科学健身，就极容易进入亚健康状态。

亚健康介于健康与疾病之间，科学健身是改变亚健康的最积极的办法。按摩作为一种绿色的物理疗法，没有任何副作用，对治疗亚健康具有特有的优势。按摩不仅可以有效地消除亚健康患者的疲劳、紧张、精神不振等现象，还可以通过经络系统调节机体脏腑的虚实，平衡机体的阴阳，从而达到事半功倍的疗效。掌握科学的按摩方法，把亚健康抛到九霄云外，让生活的每一天变得更加愉快，更加美好。

亚健康的按摩原理

亚健康作为健康与疾病之间的临界状态，也称"早衰综合征"。患者在身心两方面都存在着程度不同的未老先衰的征象，似乎哪一种症状都不会对身体造成致命的危害，因此，有人对自己的亚健康症状还不够重视，没有采取任何措施。殊不知，亚健康是身体发出的一个警钟：如果措施得当，身体可向健康转化；如果没有加以重视，轻则会因身体的损伤而导致疾患的发生，重则会在积劳成疾中过劳死。

亚健康是机体潜在的危险，作为大多数慢性非传染性疾病的疾病前状态，已严重地影响到了个人的工作效率、生活及学习质量；多数亚健康状态与生物钟紊乱有因果关系，睡眠质量受到严重影响，身心疲劳在不断地加重；心理亚健康极易造成心理疾患，严重者会走上自杀之路，为社会与家庭带来了诸多不良后果。因此，正确地理解与防治亚健康，已到了刻不容缓的地步，需要加以重视。

按摩是治疗亚健康最简捷的途径，可以不分时间与地点进行，通过作用于体表的特定部位，以调节机体的生理、病理状况，达到防治亚健康的目的。看似简单的按摩蕴藏着无穷的奥秘，有平衡阴阳、调节气血的功能，并可通过经络脑穴效应达到内病外治、调节脏腑机能的作用。因此，按摩对处于亚健康的群体可起到调节平衡、强身健体的保健康复作用。

▶ 亚健康的内涵

亚健康是个内涵非常丰富，外延非常广泛的概念。据世界卫生组织的一项全球调查显示，全世界亚健康患者达到了惊人的75%，找医生诊病者约占20%，而真正健康者只有可怜的5%。因此，对亚健康的界定也成了一个众说纷纭的话题，有的按亚健康概念的构成要素分类，有的按身体的组织结构和系统器官分类，最为流行的是按照世界卫生组织对健康新概念的诠释，对亚健康进行的有针对性的分类。

亚健康状态是预防医学领域提出的一个新概念，以健康新概念为依据，可以把亚健康划分为身体亚健康、心理亚健康、社会适应能力亚健康与道德亚健康四类。身体亚健康指周身有不适的感觉，但排除疾病的体力疲劳、虚弱等；心理亚健康的原因极其复杂，主要表现为原因不明的脑力疲劳、思维混乱、自卑以及神经质、冷漠、孤独等，甚至会产生自杀念头；社会适应能力亚健康是指对正常的社会生活无法适应，甚至是排斥；道德亚健康是指在世界观、人生观和价值观上有着明显的缺陷。

亚健康还可以根据表现，分成"紧张型"与"放任型"两种。造成亚健康的原因是多种多样的，但过度疲劳是首要的原因，人们在无休止地为生活与理想而奔波的同时，也为亚健康的爆发埋下了祸根。随着社会的发展、生活节奏的加快以及物质生活巨大变化，亚健康状态已从过去的青睐中老年群体，变成了困扰着社会各阶层的不同年龄的男女老幼。长期的缺乏体育锻炼、不健康的饮食习惯与激烈的社会竞争都成了造成亚健康状态的重要诱因。

亚健康处于既不属于健康又尚未染病的中间状态，这种介于健康与疾病的第三种状态也称灰色状态、病前状态等，此时人体虽没有发现器质性病变，但功能上已经出现改变。此时，要及时地用按摩的方法干预亚健康的萌芽与发展。按摩疗法可以清除衰亡的上皮细胞，从而改善皮肤腺体功能；可以通过对经络脑穴的刺激提高免疫力；可以使毛细血管扩张，增加局部皮肤和肌肉的营养供应及血液循环，促进损伤组织修复等。因此，要及时地运用按摩的方法，让生命总是闪烁着健康的光泽。

▶ 亚健康形成的原因

人们在繁忙的生活中，每时每刻都面临着学习的压力、工作的压力与生活的压力，

久而久之就对健康形成了威胁。亚健康形成的原因很复杂，主要有不良的生活方式、潜在心理紧张、社会环境因素导致的压力和环境污染等方面。有的人自我心理调节能力强，在面对压力时，能及时地舒解，而有的人面对各种压力却愁绪满怀，无法排解生活的压力与心中的烦恼，日积月累就形成了威胁生命安全的亚健康。

随着人们的工作、生活节奏加快，压力增大，处于亚健康群体的人越来越多。人们在面对诸如住房紧张、环境污染、交通拥挤、抚养孩子与照顾父母的生活压力之余，还要面对复杂的人际关系，即使遭遇了困难和挫折，也找不到地方宣泄，久而久之，就会出现身体不适、情绪不佳、心神不安等症状。

亚健康群体的主要表现是疲劳过度，人们在激烈的社会竞争中劳心费神，使五脏功能长期处于超负荷的状态之中，随着时间的推移，就会出现疲劳、注意力不集中、记忆力减退、睡眠质量差、颈肩腰背酸痛等亚健康症状。比如人们长时间地伏案工作，会造成肌肉劳损，又称"颈、肩、腕综合征"。因此，注意适当地休息，使疲惫的身心及时地得到调整，是预防亚健康出现的好措施。

饮食的不合理是造成亚健康的又一重要原因，随着生活条件的不断提高，人们往往摄取的热量过高，这会直接导致机体的失调，对健康形成危害。脂肪类营养是大脑运转必

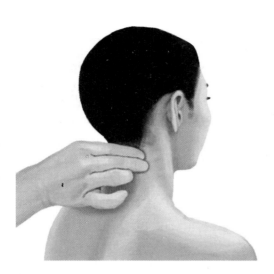

长期伏案工作容易造成颈部劳损，平时应经常做局部按摩

需的，在享用脂肪类食物时不可多食亦不可不食。人在承受巨大的工作压力时，会大量地消耗维生素 C，因此，要注重在饮食中适当地补充维生素。

大气污染、恶劣气候或噪音等污染，也会在不知不觉中对生命造成巨大的伤害。如果人体长期处于污染的环境中，血液中的氧浓度就会相应地降低，影响组织细胞正常的生理功能；如果人体总是处于噪音的干扰之下，也会对心血管系统和神经系统产生很多不良影响，容易使人烦躁、心情郁闷；不论是严冬还是酷暑，都要重视天气对身体的影响。

▶ 亚健康群体的形成

亚健康涉及的群体非常广泛，可以出现在任何职业、任何人群之中，也可以说亚健康与人类如影随形，随时都会出现在我们的身边。如果不保持良好的精神状态与合理的饮食习惯，亚健康状态还可能成为许多疾病的根源。随着都市生活节奏的加快，越来越多的人加入了亚健康的行列，越来越多的人感觉自己很不舒服，到医院却检查不出什么毛病。据调查，公司白领、媒体工作者、公务员和教师等成了"亚健康"的易患人群。

都市白领们最常见的亚健康状态是感觉在生活中打不起精神，全身乏力，工作时的注意力不能集中，去医院检查却查不出什么毛病。白领中的女性是亚健康状态的常客，她们在激烈的竞争环境中与男性一起打拼，有时需要做出比男性更优秀的成绩才能得到承认，因此，在很多时候，成绩与亚健康会相伴而来。城市的白领阶层患紧张综合征、慢性疲劳综合征、心脑血管及代谢方面异常的情况最突出。像广播电视业、新闻业、金融业等白领云集的地方，自然是亚健康状态的"重灾区"。

人到中年，人体的各种生理机能由成熟稳定逐渐转向衰退，而在家里又必须扮演顶梁柱的角色，在社会上要承受来自各方面的压力和肩负多方面的重任，也是一个亚健康频繁光顾的时期。在工作与生活的双重压力下，中年人往往会表现得疲乏无力、情绪不宁、失眠、头晕、健忘、胸闷、心慌等典型的亚

手到病除
推拿按摩治百病

健康状态，许多优秀的知识分子，由于长时间超负荷地工作，以致身心负担过重、心力交瘁，最终积劳成疾，甚至英年早逝。

勤奋学习的学生们也是亚健康青睐的一个群体，他们在紧张的学习节奏之中，面临着升学和就业的压力，时间长了，会有一种挥之不去的疲劳感，这是精神上的压力太大而导致的。尤其是当代的大学生们，人际交往的困惑、感情生活的波折、理想和现实的冲突等造成了巨大的心理压力，成了一个不可忽视的社会问题。

▶ 预防亚健康的措施

在用按摩防治亚健康的同时，必须强化自我防护意识，深刻地领会预防亚健康的"十字方针"的丰富内涵，才能使亚健康不会向下游疾病转变。"十字方针"即平心、减压、顺钟、增免与改良，会在现实生活中有效地预防亚健康。

"平心"即平衡心理、平静心态、平稳情绪。人们在生活中，要清楚地认识到自己水平能胜任什么样的工作和学习任务，只有准确地定好自己的人生坐标，才能从工作与生活中获取乐趣；能从困苦和磨练中寻找乐趣，获取信心，在总结经验教训的同时，得到快乐；遇事要想得开，欢乐会自然来；人在生活中只有心态平衡了，才能享受到健康、

快乐的人生。

"减压"即适时缓解过度紧张和压力。大多数的人在生活的快节奏中，有着过度压力，导致了身心疲劳和严重失眠困扰。过度紧张和压力来源于攀比心理、失衡心态、超负荷工作和多任务负担以及生物钟紊乱、生活节奏加快等。这个时候就要适时地调整，用积极的心态对待压力，增强自信心和承受力。减压首先要从心理减负开始，不要带着太多的欲望生活与工作，始终把身心健康放在心上。

"顺钟"即顺应好生物钟，调整好休息和睡眠。生物钟也就是每个人养成的生活习惯，如果生物钟紊乱，就会引发亚健康及心

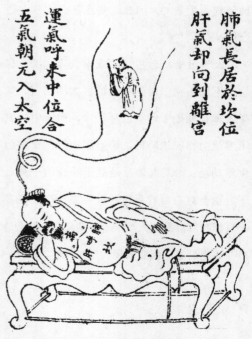

运气呼来中位合　五气朝元入太空　肺气长居于坎位　肝气却向到离宫

规律的睡眠是顺应生物钟的重要方面

身疲劳。因此,要制订并遵守科学的作息时间,保证充足的睡眠,防止生物钟紊乱引发亚健康。

"增免"即通过有氧代谢运动等增强自身免疫力。在做好计划免疫,养成良好卫生习惯的同时,要注意环境污染给身心带来的危害。

"改良"即如果想从源头上堵住亚健康的光临,就得通过改变不良生活方式和习惯来抓起。做到合理膳食、适量运动、戒烟限酒、心态平衡,让生命的每一天都充满阳光。

▶ 按摩调理亚健康

当人们在各种生活与精神压力之下出现亚健康状态时,大部分不会去医院诊断病情,即使去看医生,医生可能也不能有效地诊断出。一些人更是被动地调节身心平衡,维系健康水平,比如蒙头大睡一觉、加强膳食营养等。除了科学合理的运动外,按摩就是一种最简捷、最好的治疗办法,可以随时随地调整状态、振作精神,走出亚健康状态,使生命总是保有旺盛的精力。

按摩治疗亚健康是一种简单、有效并极易为人接受的方法,根据整体观念和辨证施治的原则,通过一定的手法作用于体表的穴位或部位,从而改变和调节机体的生理状况,达到预防或治疗亚健康的目的。人体在正常情况下,保持着阴阳相对平衡的状态,当自我感觉亚健康状态来临时,就可以用按摩的方法来调节人体的阴阳平衡。按摩可以调整经络系统,联系脏腑肢节、沟通上下内外的通路。

按摩预防与治疗亚健康,是运用各种手法刺激一定的部位来完成的,通过一系列特定的动作,在经络系统的调节下达到消除疾病的效果。如阳虚的患者可用揉法、擦法、擦法作用于督脉和背俞等穴,通过较强的刺激量以助其阳;如感冒引起的疼痛,可通过按摩使机体发汗,经络疏通后,相应的症状自然消失。

经常运用灵活的、适当的手法进行按摩,可鼓舞人体正气,从而消除种种亚健康的威胁。如按摩能增强心肌功能,加速血液运行,促进血氧和营养物质的吸收,使心脏得到充分的营养,从而可以预防冠心病及手足麻木等;按摩能调节神经功能,改善大脑皮质兴奋和抑制过程,解除大脑的后顾之忧;按摩能增加肺的弹性,提高肺活量,从而使人体增强抗病能力,进而达到延缓衰老、延年益寿的目的。

亚健康按摩的常用穴位:

头面颈项部:印堂、太阳、百会、上星、风府、大椎、风池。

背部:肩井、肩中俞、肩外俞、天宗、秉风、肾俞。

手到病除

推拿按摩治百病

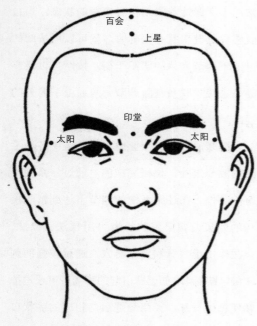

印堂、太阳、百会、上星穴

腹部：中脘、关元、天枢、大横。

上肢：曲池、手三里、合谷、内关、外关。

下肢：环跳、殷门、委中、承山、昆仑、悬钟、冲门、伏兔、犊鼻、足三里、上巨虚、三阴交。

▶ 亚健康按摩常用手法

　　运用按摩治疗亚健康，在具体手法上需运用技巧，技巧运用的娴熟与适当会直接影响到治疗的效果。只有熟练地掌握了按摩的力量与技巧，才能使手法技术得到充分发挥，运用起来得心应手，从而彻底根治亚健康。下面介绍的几种按摩手法，简单、安全、实用、针对性强，是按摩治疗亚健康状态的最常用

手法。

　　滚法：由腕关节的屈伸运动配合前臂的旋转来完成，在操作时，要紧贴体表，不可拖动、跳跃，动作要均匀协调。因为此法压力大，接触面积大，非常适用于肩、背、腰、臂、四肢等肌肉丰富的部位，具有舒筋活血、缓解痉挛、促进血液循环及消除肌肉疲劳等作用，在调治亚健康状态的按摩中常用。

　　揉法：轻柔缓和，刺激量小，适用于全身各部位，可分为掌揉法和指揉法。在操作时，压力要轻柔，动作要协调均匀，节律性要强，腕部要放松，速度不宜过快。

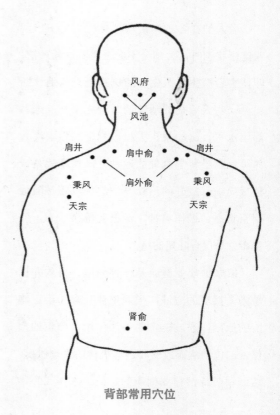

背部常用穴位

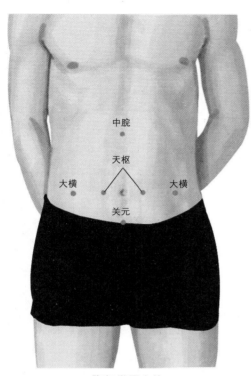

腹部常用穴位

摩法：可分为掌摩法和指摩法两种，在操作时，要肘关节自然屈曲，腕部放松，指掌自然伸直，动作要缓和而协调。由于本法轻柔和缓，刺激轻微，故常用于腹胁、头面等部位，适用于亚健康状态中有腹胀、胁胀、厌食、失眠等症。

擦法：用掌根、大鱼际或小鱼际在施术部位进行直线来回摩擦，操作时，可涂一些润滑油或药膏等按摩介质，动作要均匀连续，用力要稳，呼吸要自然。擦法刺激量柔和，能够迅速产生温热感，可灵活施用于胸胁、肩背、腰腹及四肢，比较适用于亚健康状态中体弱乏力、气血不足者。

推法：用指、掌或肘部进行单方向的直线推动，比擦法的用力较大，速度较缓慢。适用于全身各部，能够提高肌肉的兴奋性，促进血液循环，能够缓解亚健康状态中的疲劳和无力等感觉。

搓法：用双手掌面夹持住治疗的部位，在用力快速搓揉的同时，做上下往返移动。操作时，用力要对称，搓动要快，移动要慢，多用于四肢、胁肋、腰背。此法作为结束手法，能够很好地放松肌肉、缓解紧张感，对于亚健康状态中的抑郁、紧张者比较适用。

抹法：用单手或双手拇指腹部紧贴皮肤，

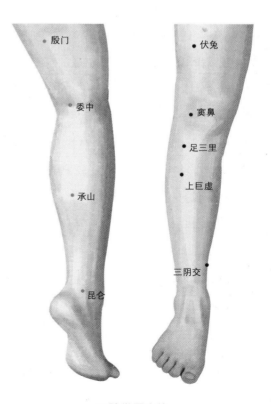

下肢常用穴位

做上下或左右往返移动，操作时，用力要轻而不浮、重而不滞。常用于头面及颈项部的按摩，适用于亚健康状态中有头晕、头痛、两目胀涩者。

振法：用手指着力称指振法，用手掌着力称掌振法。操作时，力量要集中于指端或手掌上，振动的频率较高，着力较重。可适用于全身各部，常用于腹部或背部，亚健康状态中如有胃肠功能紊乱、厌食及腰部酸痛者，适用此法。

按法：可分为指按法与掌按法。操作时，手指或掌部要紧贴体表，不能移动，用力由轻而重，不能猛然按压。按法常与揉法组成按揉手法，适用于全身各部，具有放松肌肉、活血止痛作用，体弱者要保持轻柔的力度。

点法：以指尖或指关节进行点压，与按法相似，但作用面积小而刺激量更大，因此，要用力均匀，由小而大，以病人能够承受为准。适用于全身所有的穴位，是比较常用的治疗亚健康的手法。

拿法：用五指相对用力，在作用部位上进行有节律性的提捏，操作时，力度要由轻而重，连贯和缓，多用于颈项、肩、四肢的治疗。

捻法：用拇指与食指相对快速搓揉指趾等小关节，操作时，要灵活快速但不呆滞，以达到通经活络、滑利关节的作用。

拍法：手指自然并拢，掌指关节微屈，要有节律地拍打治疗的部位，在亚健康状态的

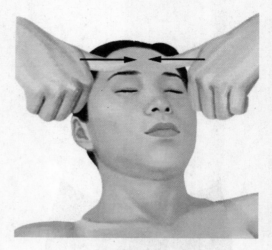

左右抹法

治疗中，多用于腰酸背痛、精神紧张者。

▶ 亚健康的头部按摩

头部是机体异常重要的组成部分。详细地观察头部，就可以察知肾、脑的病变和脏腑精气的盛衰。头部密如蛛网的穴位保持着与机体脏腑器官的紧密联系，比如：面部润泽丰满，毛发稠密光泽，提示有着良好的健康状态。按摩头部的特定部位，可促进人体的血液循环，在改善局部血液循环的同时，还能促进全身的血液循环；可增加皮肤对氧气及其他营养物质的供给，改善面部皮肤的自然条件。

头部按摩在治疗亚健康状态时，也占据着重要的地位，能有效地治疗和缓解头痛、失眠、耳鸣、健忘、心烦、焦虑、紧张等亚

健康症状。需要加以注意的是，头部的血管、淋巴、神经都很丰富，肌肉也较薄弱，因此，治疗时的手法要轻巧灵活而不浮浅，并以指腹和掌面的按、揉、摩、压为常用手法。头部按摩治疗亚健康时，可把指掌摩法、指掌揉压法、颤动法等几种方法作为主要的手段来进行。

指掌摩法：用左手中指的指腹从鼻尖开始向上指摩至鼻根处，再以食指、中指和小指的指腹前端稍向下按，并逐渐用指腹发力，沿额部一直摩至前发际。当左手摩至前额时，右手要同样重复左手的操作，如此双手反复交替指摩 3—5 次，最后将摩力放松于发际的

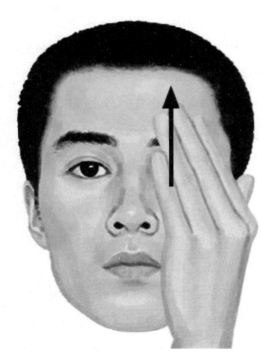

指掌摩法

上方；右手拇指指腹从左鼻翼开始，沿左鼻背向上指摩至左眼内侧角上方的凹陷处，用指腹前分向下深按，按后将摩力用到指腹再继续向上指摩，最后将摩力放松于额上部，左手与右手交替做同样的动作 3—5 次。

指掌揉压法：用双手中指指腹交替从鼻尖开始，沿鼻背向上指摩至眉间时各指向下深按，并将力度散于额部，重复 3—5 次。接下来，把双手拇指重叠按压于眉间片刻，在向上按揉至头顶正中处时，用力揉压片刻，再将两手拇指指腹分别按于瞳孔直上方发际处，由此依次向上平行按压至头顶两侧，用力揉压片刻，如此反复操作 3—5 次。

头部按摩治疗亚健康的手法要持久、有力、均匀、柔和、深透，对选取穴位、手法轻重、作用时间长短、次数多少等具体事项，要根据自己所处的时机加以选择，以感觉舒适为度。在按摩时，一定要在呼吸通畅、气血顺利的情况下，才能达到事半功倍的完美效果，让生命远离亚健康的困扰。

▶ 亚健康的手部按摩

通过手部按摩来预防与治疗亚健康，应用恰当可以起到意想不到的奇效。比如：如果用强手法按摩刺激手部两侧的合谷穴，可以起到催眠与抑制神经衰弱的作用。手部按摩有一定的规范和技术要求，只有娴熟地掌握

持久、有力、均匀、柔和、深透的特点，才能起到事半功倍的效果。

手部按摩预防与治疗亚健康，也有弱刺激与强刺激之分，可因人而异，方式方法不能千篇一律。由于人体在不同的状态下，其敏感程度也不一样，因此，在按摩时所取穴位、手法轻重、作用时间长短、次数多少等，就要根据自己的承受能力加以选择，以感觉舒适为宜。在按摩时，需要有时间、耐心与毅力，按摩结束，可轻缓地按揉穴区，以促进气血流通，增强治疗效果。

手部按摩的时间，可根据亚健康的状态来定，按照常规，在每个穴位、感应点或病理反射区按摩 2—3 分钟就可以了，如果能坚持每天按摩 1 次，效果就会更好。时间可根据亚健康状态择机选择，但以每天坚持同一时间为好，如治疗失眠可在晚上睡觉前 1 小时左右进行指压按摩，每次需按摩 30—40 分钟为宜，如果亚健康状态消失，能够再坚持按摩一段时间，效果会更佳。值得注意的是，在饱餐后和空腹时不宜按摩。

手部按摩预防与治疗亚健康，也需要对力量进行合理的把握，对多数穴位和病理反射区来说，刺激适当强一点，痛感重一点，效果就好一些，比如对骨骼、关节、肌肉、韧带等部位的亚健康，就要用较强的力量去按摩，才能取得满意的效果，但必须把握一个度，以免用力过重损伤骨膜。按摩时力量

要先轻后重，可逐渐增加，一直增加到能接受的最大限度为止，在具体按摩时，要灵活地掌握和运用。

▶ 亚健康的足部按摩

足部按摩就是通过一定的手法来刺激足部反射区，以达到强身健体的目的。随着近几年来在理论和实际操作上的不断总结、完善和创新，足部按摩在世界上得到了越来越多人的青睐。在预防与治疗亚健康时，足部按摩由于操作简单，易于掌握，具有非常明显的优势，通过对足部特定的部位施以特定的按摩手法，就会使作用部位相对应的器官发生相应的变化，来达到健康的目的。

亚健康的足部按摩有独到的手法要求，需在实践中加以体会与掌握：反射区的位置要准确，每个反射区都有一定的范围与面积，只要加以留心，就能准确找到；不同的反射区因其位置和解剖结构不同，所能接受的刺激强度也不同，因此，要掌握适宜的力度；在操作时用力要沉稳与深透，力量大小要基本保持一致，速度以自我感到舒适为宜；在按摩时，要全身放松，均匀呼吸。

用足部按摩进行预防与治疗亚健康时，需要保持正确的姿势，只有选择了正确合适的姿势，才能达到理想的效果。实践证明，用合适正确的姿势按摩，可以得心应手，舒

适省力，还能够提高点按反射区的准确度。常用的足部按摩姿势主要有：盘腿式、单伸腿式、叉腿叠足式、坐椅盘腿式、双腿侧屈式、垂直屈腿式等，需要用什么样的姿势，可根据亚健康的状态进行灵动的安排，不必过于拘泥。

亚健康的按摩疗法

亚健康没有疾病那样让人痛苦与烦恼，因此，许多人对亚健康症状不够重视，当亚健康光临时，也不会采取任何措施。殊不知，亚健康状态已严重地影响到了个人的生命质量，如果不加以重视，轻的会严重影响到睡眠质量，不断加重身心的疲劳，从而导致疾患的发生；重的会在积劳成疾中过劳死，有的会走上自杀之路，为社会与家庭带来了严重后果。

按摩可以预防与治疗亚健康，站在预防胜于治疗的角度来思考，在亚健康状态萌芽时，就要用按摩的方式加以预防，这是一种比食疗更方便、比运动更轻松的保健措施。按摩可以不分时间与地点进行，通过作用于体表的特定部位，看似简单实则蕴藏着无穷的奥秘，它可以平衡阴阳、调节气血，可以内病外治、调节脏腑的机能等，只要娴熟地掌握了按摩的诀窍，就能远离亚健康的困扰，让生命永葆健康的本色。

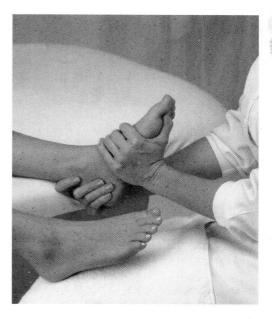

足底按摩具有防病、保健康的神奇效果

▶ 慢性疲劳综合征

随着生活、工作节奏的逐步加快，人们经常处于一种精神高度紧张、心身疲惫不堪的状态，从而引起了慢性疲劳综合征。在现代化社会生活的激烈竞争中，许多都市群体高度紧张，身心的巨大压力导致精神、心理、躯体的一系列不适症状，如焦虑抑郁、心慌气短、失眠健忘、食欲不振、男子性功能下降、女子月经不调等，严重威胁到人体的身心健康。

在灯红酒绿的大都市，知识分子成了慢性疲劳综合征主要的青睐群体，这是因为知识分子们在巨大的社会压力下，变成了不计健康后果的工作狂，他们恣意地挥霍精力，不断透支健康，对屡屡出现的危险信号漠然视之，严重破坏了人体的生理规律和节奏，致使在体力与精力上都出现了严重的透支，血压升高、动脉硬化等逐步从量变转化为质变，频频亮出红灯，把生命带到了疾病甚至是死亡的边缘。

长期的慢性疲劳会使生命陷入精疲力竭的"亚健康"状态，甚至促成了严重的疾病，心源性猝死就是由于心脏供血机能发生故障而导致的死亡，在大多数时候连抢救的时间都没有，造成这种灾难的原因主要有两个：一是有室性心动过速和心室颤动等严重的心律紊乱，二是心跳突然停止。工作压力大、生活负担重、精神包袱沉是造成慢性疲劳综合征的主要原因，而生活环境的恶化与气候的异常变化也是重要的外因。

慢性疲劳综合征如果不加以重视，会造成生命的突然凋零，也就是过劳死，有人列出其中的八大危险信号：30 岁—50 岁时，就与高血脂、高血压、脂肪肝、心脑血管疾病等形影不离；工作压力大、精神紧张造成严重脱发；30 岁—40 岁时，次数频繁的小便提示消化系统和泌尿系统开始衰退；性能力下降；记忆力减退；难以控制自己的情绪；注意力不集中，集中精神的能力越来越差；睡觉时间越来越短，醒来后也精神也不好。

对照这八大危险信号，可以轻易地得出自己是否有突然死亡的危险。具有两项或以

下者，处在"黄灯"警告期，目前还不用过于担心；具有 3 项至 5 项者，为首次"红灯"预警期，提示已具备突然死亡的征兆；具有 6 项以上者，提示已到了严重的"红灯"危险期，成为可能猝死的危险人物。造成慢性疲劳综合征的原因很复杂，需要以预防为主，进行心理和身体的综合调整，自我按摩就是很好地缓解身心疲惫症状的一种好手段。

按摩方法：在 8 分钟内，用食指或中指分别按揉外关、内关、后溪、劳宫、少府、合谷、阳池、阳溪等穴 60—80 次，以酸胀为宜；在 10 分钟内，用食指或中指分别点按肝俞、脾俞、肾俞、百会、关元、手三里、阴陵泉、阳陵泉、足三里、三阴交等穴 60—80 次，以酸胀为宜；在 3 分钟内，分别将左右脚的前足掌放在对侧的足背上，交替反复地推擦 30—50 次，以酸痛为宜；在 2 分钟内，用左右脚的脚底相互对搓 20—30 次，以足底微微发热为宜。

温馨提示

保持良好的精神状态，直面现实生活中不可避免的压力，为自己创造一个安宁的环境；拥有良好的睡眠，不要再透支体力；不可强用咖啡、浓茶、香烟等刺激神经，以免发生神经衰弱；饥饿时要立即进食，不要随便推迟进食时间；注重休闲，掌握一两种适合自己的运动，比如慢跑、爬山、散步等等；养成良好的饮食习惯，及时补充营养。

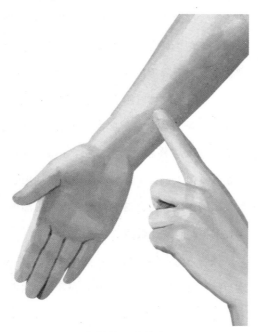

食指按压内关穴

▶ 运动性疲劳

疲劳属于一种主观不适感觉，是对人体健康的一种保护性反应。由于疲劳是亚健康的主要标志和典型表现，也是躯体、心理疾病的征兆，预防疲劳的最好办法是保持良好的心态与养成良好的生活习惯。有学者在对疲劳作了深入的研究后，将运动性疲劳分为躯体性疲劳和心理性疲劳。

躯体性疲劳表现为动作迟缓，不灵敏，动作的协调能力下降，失眠、烦躁与不安等。如果经常出现劳累，又得不到良好的休息，就可导致亚健康乃至疾病的产生，只要能够得到充分的休息，疲劳就会消失，躯体恢复活力。躯体性疲劳按程度可分为轻度、中度

和重度疲劳：轻度疲劳休息一会就能恢复，属正常现象；中度疲劳会有疲乏、腿痛、心悸的感觉；重度疲劳除疲乏、腿痛、心悸外，伴有头痛、胸痛、恶心等症状。

心理性疲劳就是感到心累了，这是由心理活动造成的一种疲劳状态，其主观症状有注意力不集中、记忆力障碍、脑力活动迟钝等。躯体性疲劳和心理性疲劳是密切联系的，因此，运动性疲劳是身心的疲劳。对运动员来讲，疲劳在很大程度上和心理因素有关，如果运动员有了运动性疲劳，一方面需要进行适当的心理干预，另一方面要采取科学的恢复手段，以加速恢复过程。

按摩方法：在 6 分钟内，用拇指指端分别点揉中脘、气海、俞府、关元、足三里、三阴交等穴 30—50 次，以局部产生较强的酸胀感为宜；在 2 分钟内，用双手中指或食指指端同时点按百会 30—50 次，待有明显的胀痛感时，再同法点按双侧太阳穴 30—50 次；在 5 分钟内，用手掌分别贴于太阳穴及其周围揉

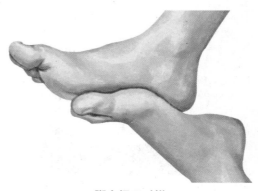

脚底相互对搓

摩 150—200 次，以局部有热感为宜。

有了疲劳之感后，要仰卧在床上，闭目养神，调整呼吸，让全身得到放松；在开始运动时，要把全身的肌肉、关节都活动开，并且运动量由少逐渐增加；恢复体力时的按摩，以四肢项背为按摩重点，头部胸腹为辅，手法宜均匀柔和，力量不宜过重；用泡精油澡或者海盐澡放松，水温不宜超过 37℃，泡 10—15 分钟即可，泡完后要立即钻进被窝，全身放松。

▶ 眼睛疲劳

眼睛疲劳是生活于现代的多数人的共同现象，大部分由长时间持续用眼或姿势不当引起，表现为眼干、眼涩、眼酸胀、视物模糊甚至视力下降等，直接影响着工作与生活。是由于或盯看物体时距离太近，或光线过强、过暗及闪烁等因素引起眼肌的疲劳。在现代生活中，大屏幕彩电、游戏机、电脑已逐步登堂入室，人们在工作与生活中大量地用眼，致使眼睛出现疲劳。这就需要在日常生活中，多加呵护眼睛，让眼睛永保健康的光亮。

按摩方法：在 7 分钟内，用食指或中指分别点揉百会、天柱、风池、睛明、瞳子髎、太阳、肩井穴 30—50 次，以酸胀为宜；在 6 分钟内，用拇指与食指分别按手部的眼点、合谷、鱼际、大陵、商阳、少冲等穴 20—30 次，以酸胀为宜；在 5 分钟内，用食指或中指分别按揉商阳、少泽、肝区、心包区（掌心）等穴 30—50 次，眼球要配合着上下左右各转动 50 次；在 3 分钟内，用食指分别按揉手部劳宫、合谷、肝穴 30—50 次，以酸胀为宜。

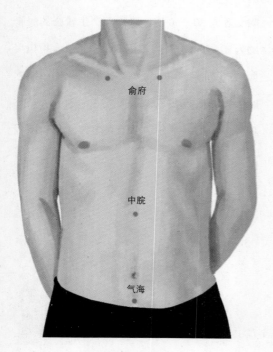

中脘、气海、俞府穴

如果长时间内，总是感到眼睛疲劳，有可能是白内障或脑肿瘤，要尽早到医院确诊；每天要在不同的时段故意眨眼 300 下，有助于清洁眼睛，这是眼睑给眼睛做的按摩保健；连续看电视、读书或电脑前工作 6—8 小时，应每 2—3 小时休息一次；把双手摩擦到发热，然后，闭上双眼，用手掌盖住眼圈，深缓地呼吸，每天这样做 20 分钟，会有效地

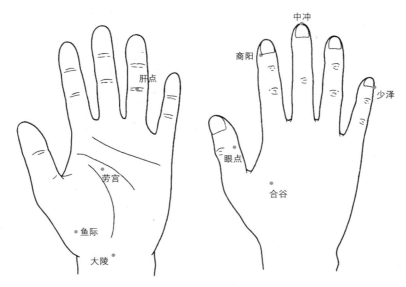

眼睛疲劳手部按摩点

减轻眼部的疲劳。

▶ 脱发

脱发是亚健康状态中比较常见的症状，指头皮部毛发发生大量脱落的病症。正常脱落的头发都是处于退行期及休止期的毛发，因此，还能维持头部头发的正常数量，而非正常的脱发主要是由紧张及内分泌失调引起，常见有局限性脱发、弥漫性脱发及男性生理性脱发。局限性脱发或弥漫性脱发一般是由感染、创伤、皮肤病如脂溢性皮炎或某些全身性疾病引起，而男性生理性脱发一般与遗传因素和雄性激素有关。

按摩方法：在5分钟内，用拇指与食指指腹反复按揉头皮，使头皮松弛，然后用指尖分别点按风池、百会、上星穴60—80次，以酸胀为宜；在5分钟内，用手掌分别在百会、膈俞穴周围揉摩，以酸痛为宜；在5分钟内，用拇指指端分别点揉百会、头维、风池、肾俞、阿是穴60—80次，以局部产生较强的酸胀感为宜。

温馨提示

平时多参加体育锻炼，养成良好的生活习惯，压力过重会使头发在几个月内都处于休眠期，因此，预防脱发应避免过重的压力；要学会细心地呵护头发，在头发处于湿润状态时，头发更加的脆弱，不能用力梳；养成良好的饮食习惯，维生素与蛋白质缺乏是导致脱发的因素之一，因此，合理的饮食既有助于头发的生长又有助于身体的健康；用砂锅煎取何首乌（30—60克）浓汁，去渣后，放入粳米100克、红枣5枚，文火煮粥，快

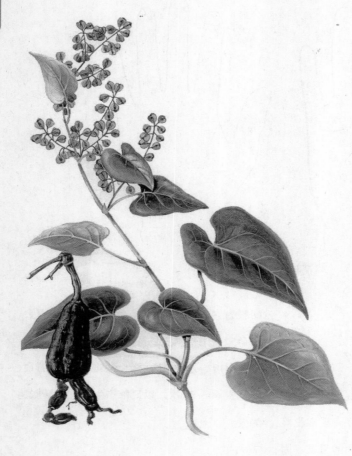

何首乌

块根入药，味苦、甘、涩，性微温，制用能补益精血；生用能解毒，截疟，润肠通便。

荡、摇晃的刺激，内耳迷路不能很好地适应和调节机体的平衡，使交感神经兴奋性增强导致的肾经功能紊乱，常见的症状有头晕、乏力，重者恶心呕吐、头痛、烦闷、面色苍白、出冷汗及不同程度的眩晕等。现代化的高速交通工具，固然使人节省花在旅途上的时间，但由此而带来的晕动的烦恼，却使很多人对出行及旅游望而生畏。

晕车与晕船的人一般在停止运动后，症状迅速缓解，而病痊愈后，再次经受运动，又可发作。许多人既想风光地出去探亲与旅游，又有晕车与晕船的烦恼，不得已之下，只好求助于"乘晕灵"之类的药物。这类药物作用缓慢，需要提前服用，而且多数人服药后会产生昏昏欲睡的感觉，因而不能尽兴地观看旅途的风光。

神奇的合谷穴就能即时帮助有晕车与晕船的人解除烦恼，这是人体手部也是人体上最著名的一个穴位，位于手背虎口处，于第一掌骨与第二掌骨间陷中，它有很多效用，称得上"穴中之穴"。这个穴位不仅对头痛、

成粥时加入红糖或冰糖，再沸片刻即可，每天服用1—2次。

▶ 晕车与晕船

晕车与晕船是最常见的晕动病之一，系个体因素加上乘车时速度较快，身体遭受震

牙痛、胃病等有疗效，而且还能治疗下痢、便秘、食欲不振等胃肠方面的疾病。当出现晕车与晕船症状时，应立即以最大的力量按压合谷穴，最好能按得麻痛难受。一般按压10—15分钟后，恶心、呕吐、头昏、乏力、心烦等症状便可得到控制。

有的人晕车与晕船的症状很严重时，按压合谷穴也不能马上见效，这时候就要想到按压眼球，用食指加中指或用掌外侧缘压迫眼球，两侧交替压迫得两眼"冒金星"为宜，这种方法能够很好地控制恶心、呕吐等。需要注意的是，患有高度近视和严重眼疾的人，不能使用这种方法。

按摩方法：在8分钟内，用食指或中指分

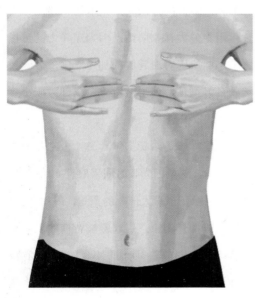

按压鸠尾穴

鸠尾穴在上腹部，前正中线上，当胸剑结合部下1寸。

别按压内关、合谷、中冲、人中、太阳、翳风、风池、天柱穴60—80次，以酸胀为宜；在2分钟内，用双手中指、食指、无名指指端点按鸠尾穴，一边吐气一边按压，可以治疗欲吐的感觉；在2分钟内，用两手拇指指腹分别按压另一侧内关穴，力量宜由轻至重，症状较轻的，可即时消除其不适与呕吐的发生，呕吐严重者，可减轻其症状。

温馨提示

平时应加强体育锻炼，增强体质，如多做转头、原地旋转、翻滚等运动，使晕车与晕船得到缓解；乘车前不宜过于劳累，要保证充足的睡眠；可坐车的前部，以减轻颠簸，打开车窗使通气良好；有晕车与晕船习惯的人，乘车或上船前可饮用些酸辣开胃的食物，勿食甜食及油腻食物，进食不宜过饱或过饥。

▶ 伏案工作者

一般长期伏案工作的人，大多有颈、肩、背酸痛的苦衷，如写字、打字及从事电脑操作等。这是因为手臂的肌肉总是保持在一种固定的姿势，使其颈、肩、背部肌肉受到持续牵拉而造成劳损，从而阻碍了一些部位正常的血液循环，使供氧量减少，代谢物堆积，也有颈椎动静脉受到牵拉而影响脑部供血的；在工作中经常弯曲颈部，也会使肌肉过度疲劳，使得肌肉充满老化的废物（乳酸），使肌肉变成坚硬的硬块，只要稍微触摸就会感到疼。

长期伏案工作的人，时间长了就会形成亚健康，主要表现有颈、肩、背酸痛，头痛，头晕，手臂麻木等症，需要引起足够的重视并采取早期自我保健，采用按摩的手法进行治疗，就是一种最为简捷的方法。

按摩方法：在2分钟内，将双手上举至颈后，拇指放置于同侧颈外侧，其余四指放在颈肌对侧，双手用力将颈肌向上提起后放松，沿风池穴向下拿捏至大椎穴30—50次，以酸痛为宜；在5分钟内，用食指或中指点压颈穴、颈区、上肢区、前头点、头区等穴30—50次，以酸胀为宜；在2分钟内，用一手的中指与拇指分别置于另一手的后溪穴与三间穴处，相对用力掐按20—30次，以酸胀为宜。

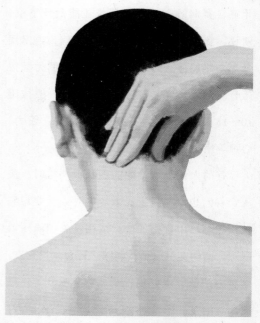

拿捏颈部，从风池向下直至大椎

温馨提示

在按摩时，要努力配合颈部转动及肩背部的伸展、旋转运动；要经常做简易的肩膀运动，如用力耸起双肩，再放松双手手臂，或双臂上下回转运动或甩手运动，可有效地预防肩膀酸痛的发生。

▶ 站立工作者

长期从事站立工作的群体，会出现下肢沉重、酸胀、乏力、膝关节酸痛等症状，如教师、交通警察、乘务员等。有的小腿皮肤下还会出现蚯蚓状的、扩张迂曲的"青筋"，

提示已经发生了治疗起来比较麻烦的下肢静脉曲张，最好的方法就是采取防范措施。女性可用穿弹力袜来防治，因为穿弹力袜可以收缩小腿肌肉对血管腔的加压，确保静脉血液的良好循环，使患肢沉重、腿部肿胀、疼痛等症状很快消失。

腰酸背痛是站立工作者另一个常见的亚健康症状，这是因为长时间采取直立的姿势，腰背部要承受全身大部分的重量，时间久了，就会造成椎骨伤害。引起腰酸背痛的主要原因有：不慎扭伤腰部肌肉；不良的身体姿势；椎骨退化、椎骨的软组织部分出现钙（俗称的生骨刺），当骨刺压着神经时就会出现疼痛；椎间盘移位压到神经引起疼痛；肌肉抽紧或腰背肌肉不够健壮，也可能引起腰背酸痛等。

按摩方法：在 3 分钟内，用拇指或食指按揉风池、肩井、大椎等穴 30—50 次，以酸胀为宜；在 5 分钟内，用五指按揉肩胛骨内侧缘上下往返 4—5 次，再分别点按肩外俞、肩中俞、秉风、天宗等穴 30—50 次，以酸胀为宜；在 3 分钟内，分别用食指或中指掐点前头点、后头点、命门点等穴 20—30 次，以酸痛为宜。

温馨提示
◦ ◦ ◦ ◦

在出现相关的亚健康症状时，必须先进行确诊，以消除其他疾病爆发的危险；在家里，可用赤足的方式，改善足部血液循环，并使肌肉得到锻炼；在午休或晚间睡眠时，应在床下或被子下垫一些东西把两腿抬高，用于缓解腿部不适；在工作之余，每天坚持双手掌根互相摩擦 20 次左右。

▶ 腰肌劳损

腰肌劳损是一种常见的亚健康状态，指

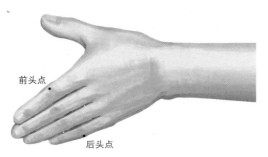

前头点、后头点

前头点在食指第一指关节（近掌的）桡侧赤白肉际处，后头点在小指第一指关节尺侧赤白肉际处。

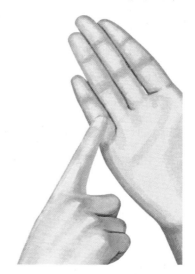

点掐命门点

命门点在小指第一、二节指骨间横纹中点。

腰部一侧或两侧或正中等处发生疼痛之症，既是多种疾病的一个症状，又可作为独立的疾病。此病可随气候变化或劳累程度而变化，特点是时轻时重，阴天及晨起加重，稍活动后减轻，劳累后又加重，而又没有明显的器质性病变。人们坐、卧、行的姿势不良或长时间一个姿势的劳作，都会使腰部负荷过重而造成腰肌疲劳和损伤，尤其是广大女性。

长期体位不正或弯腰工作等原因，都可引起腰部筋肉的慢性积累性损伤。此病让人不能弯腰工作，腰部外形及活动也没有多大异常，也没有明显的腰肌痉挛，少数患者腰部活动稍受限。在腰部造成急性损伤时，症状以酸胀、疼痛由轻到重，自感不适开始，夜间疼痛加重，如果不能进行及时治疗，会造成腰部慢性损伤。

按摩方法：在5分钟内，用食指分别按揉志室、命门、腰阳关、气海俞、肾俞穴30—50次，力度要重，以酸痛能忍受为宜；在3分钟内，用手掌揉按两侧骶棘肌，然后找出压痛点或痛性结节逐个进行点压，以酸痛为宜；在4分钟内，用一手食指分别按揉另一手腰腿区、肾区、腰穴、后溪穴30—50次，以酸痛为宜。

温馨提示

坚持做腰部前屈后伸运动，两手叉腰，两足分开与肩同宽站立，然后做腰部充分前屈和后伸各四次，运动时要尽量使腰部肌肉放松；加强腰背肌锻炼，以促进气血流通，增强腰部筋肉的力量，纠正弯腰过久或伏案过低等不良的工作姿势；防止腰部长时间遭受风寒，不要随意睡在潮湿的地方；注意节制饮食，控制体重。

▶ **体重超标**

标准体重为身高（厘米）减去100（男性减105）千克，实际体重与标准体重的百分比在10%以内属适当范围，在10%—20%间属轻度肥胖，大于20%属肥胖。体重超标指一定程度的明显超重与脂肪层过厚而导致的一种状态，实质上是一种躯体兼心理的亚健康状态。体重过于超标，会伴有乏力、气促、高血压、善饥多食、便秘腹胀等症状，还会引起心血管系统疾病、内分泌代谢紊乱、消

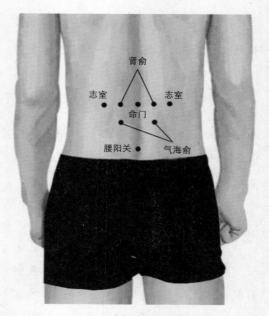

腰肌劳损背部按摩穴位

化系统疾病及腰背痛、关节痛等，对身心健康造成了巨大的威胁。

按摩方法：在10分钟内，先用两手反复推揉腹部，然后用食指或中指分别按揉中脘、神阙、中府、云门、气海、关元穴30—50次，以酸痛为宜；在3分钟内，用食指或中指分别点按脾俞、胃俞、肾俞穴30—50次，以酸胀为宜；在5分钟内，用食指或中指分别按揉合谷、外关、曲池、板门、鱼际穴60—80次，以酸胀为宜。

温馨提示

保持心情舒畅，加强运动锻炼，参加一定量的体力活动；养成良好的饮食生活习惯，合理营养的关键主要在控制饮食总量、以素

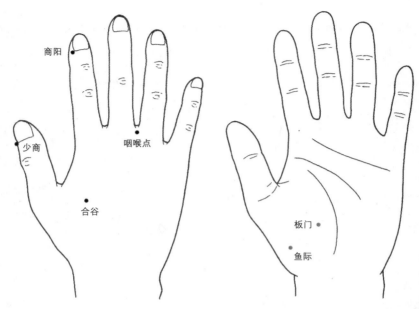

商阳

少商

合谷

咽喉点

板门

鱼际

手部穴位

食杂食为主，通过平衡膳食来实现；控制进食量，摄取饮食要"适度"。

▶ 咽喉不适

经常高声讲话或发声，长期过度用嗓，会造成咽部充血、红肿疼痛、声音嘶哑等一系列症状，总感到咽部有咽不下又吐不出的东西，堵塞、发胀、灼热、干燥、发痒、刺激咳嗽、微有咽痛等，急性较重者可见疼痛剧烈层至吞咽困难，不能发声等。按摩可有效地防止咽喉不适，可为经常用嗓的职业人员带来健康的保障。

按摩方法：在5分钟内，用食指或中指分别按压翳风、天突、合谷、曲池、外关60—80次，以酸胀为宜；在2分钟内，用拇指和食指捏揪咽喉部皮肤30—50次，以局部发红、咽喉发热为宜；在5分钟内，用拇指与食指依次用劲掐点少商、商阳、咽喉点30—50次，以酸胀为宜。

温馨提示

加强体育锻炼，增强体质，预防呼吸道感染；合理安排生活，保持心情舒畅，讲话的声音要保持正常，不要过高或过低；早上起床后要用淡盐水漱口，平时要大量喝水，保持体内水的平衡可以充分地滋润声带；禁止吸烟，即使是被动吸烟也应该尽量避免；养成良好的饮食习惯，食用能生津利喉的食品，不吃油腻和辛辣等刺激性食物。

都应适度地、健康地饮用，这才是健康与文明的保健养生之道。

按摩方法：在 3 分钟内，用手掌分别贴于天枢、中脘、气海穴周围按摩 30—50 次，以腹部有热感为宜；在 3 分钟内，用双手中指、食指、无名指指端同时点按中脘穴 120—150 次，力度要逐渐加重，以上腹部有明显胀痛感为宜；在 3 分钟内，用拇指指端分别点揉内关、合谷、足三里穴 60—80 次，以酸胀为宜。

温馨提示

在喝酒时，应先吃少量主食或者喝一杯牛奶，先把胃黏膜保护起来；喝酒不宜过快过猛，应当慢慢喝，喝白酒时，要多喝白开水，以利于酒精尽快随尿排出体外；喝酒时，多吃猪肝等动物肝脏，以提高机体对乙醇的解毒能力；吃药后，特别是在服过安眠药、镇静剂、感冒药之后，坚决不能喝酒，以免发生危险。

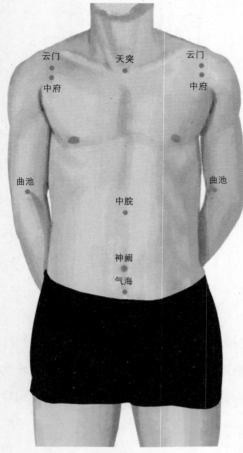

胸腹部穴位

▶ 饮酒不适

饮酒已成为现代生活交际中一种不可或缺的方式，许多人抱有"宁伤身体，不伤感情"的饮酒观念，经常在酒桌上谈笑风生地大喝特喝，结果是一醉涂地。在酒醉的人中，绝大多数都会有不舒服的宿醉感，伴有头痛、恶心、呕吐、口渴、发抖、晕眩以及肌肉痉挛等症状。因此，人们在交际需要饮酒时，无论是白酒、葡萄酒、啤酒或是其他什么酒，

▶ 考试综合征

在现代化的激烈竞争下，有许多人不得不面对各种各样的考试。在考试前后，由于学习负担重、思想压力大而精神过度紧张，考生会表出现较严重的紧张恐惧心理，表现出面色潮红、全身出汗、两手发抖、头痛、头晕、失眠、精神萎靡、食欲不振等症状，使原来记熟的复习内容，一时无法"回忆"

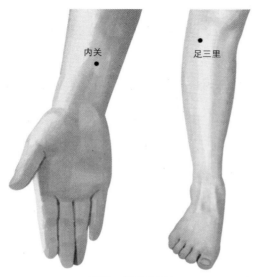

内关、足三里穴

起来，严重的甚至会当场晕倒，这些由考试引起的症状被统称为考试综合征。

引发考试综合征的主要原因有心理压力过大、缺乏自信心、有严重的自卑感、考前过度疲劳与临场过分紧张等。家长和老师对学生的期望过高，会导致考生心理压力过大；有严重的自卑感，不能正确地评估自己的能力和知识水平，总担心自己不能取得好成绩；在考前过度疲劳，或平时身体健康状况差再加上心理紧张，饮食结构不合理，影响了大脑供血；考题难度过大，考试时间太紧等原因造成的临场气氛过分紧张。

按摩方法：在5分钟内，用拇指或食指分别按揉肝俞、肾俞、血海、梁丘、三阴交穴30—50次，力度要逐渐加重，以酸痛为宜；在3分钟内，用拇指与食指分别掐按合谷、神门、劳宫穴30—50次，以酸胀为宜；在4分钟内，用一手食指分别点压另一手的头穴、头区、甲状腺区、胃区60—80次，以酸胀为宜；在3分钟内，双手握拳，从小指起逐渐打开，再迅速有力地伸展手指，然后同样从小指开始握进去。

温馨提示
● ● ● ●

要劳逸结合，保持良好的精神状态，善于调整考试前的情绪；在烦躁不安时，可暂时放下书本作业，进行深呼吸锻炼；要有充足的睡眠，不仅能保持第二天头脑清醒，还有保存记忆的作用；考前准备要充分，文具要齐备，临场不要过分紧张；应适时补充营养，以避免因营养不良而影响了大脑供血。

▶ 免疫功能下降

免疫力下降作为一种典型的亚健康，其形成的原因非常复杂，如心理紧张、肉体劳累、消极悲观、饮食失衡、运动不足、过度抗菌

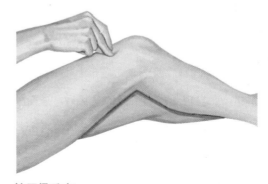

按压梁丘穴

该穴在膝盖骨右端约三个手指左右的上方。

手到病除

推拿按摩治百病

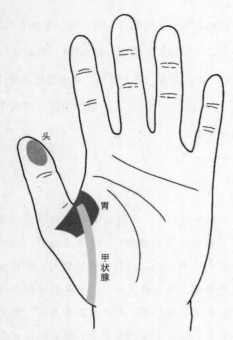

头、胃、甲状腺反射区

与身体老化等。环境污染是造成免疫力下降的一个罪魁祸首，如空气与饮用水源的污染等，已严重地影响到了人类的生活质量与身体健康。

免疫力下降的主要症状有如下几种：稍做一点事就感到累了，疲劳感总是如影相随；会经常发生感冒，天气稍微变冷变凉，就会发生感冒；伤口容易感染，一个很小的伤口却要拖好久才能治好；肠胃总是经常上吐下泻地闹别扭。在发现免疫力下降的症状后，最简单有效的方法，就是适时地进行按摩，可有效地缓解或驱除这一亚健康带来的困惑。

按摩方法：在3分钟内，将两手搓热后紧按脚心涌泉穴，两足交替进行，分别摩擦

30—50次，以酸痛为宜；在2分钟内，用两手拇指或食指反复揉擦鼻根两侧30—50次，以酸胀为宜；在8分钟内，用食指或中指分别按揉劳宫、阳池、合谷、关冲、中冲、商阳、三间、少商穴60—80次，要沉缓有力，以酸胀为宜。

温馨提示

保持良好的精神状态，多想与多做让人愉快的事情，坚持参加体育锻炼；保证优质的睡眠，良好的睡眠可使体内的两种淋巴细胞数量明显上升，从而将侵入的细菌和病毒消灭；要多吃些新鲜蔬菜和水果，每天适当补充维生素和矿物质，按时按量地喝水；要戒烟限酒，因为酒精对人体的每一部分都会产生消极影响，过量饮用会给血液与心脏等器官造成很大破坏。

▶ 记忆力减退

记忆力减退是亚健康状态的常见症状，由于工作节奏加快、生活方面压力等原因，引起脑功能活动过度紧张，从而产生了精神活动能力的减弱，主要症状是易于兴奋与疲劳，常伴有各种躯体不适感和睡眠障碍。年轻人记忆力减退，一般都是由于学习生活等因素造成精神高度紧张或连续用脑过度使神经疲劳造成的，具体表现为前一天想好要办的事，到了第二天就忘了，有时遇到很熟悉

的朋友、同事，却怎么也想不起人家的姓名等。

按摩方法：在 2 分钟内，用拇指或食指分别点按翳风、风池穴 60—80 次，然后用五指反复推拿头顶至风池穴 5—10 次；在 3 分钟内，用拇指或食指分别按揉大椎、幽门、梁门穴（左）30—50 次，以酸胀为宜；在 3 分钟内，用食指或中指分别推搓肝俞、脾俞、肾俞穴 30—50 次，以酸痛为宜。

温馨提示

经常听轻松愉快的音乐，可改善机体状况，促进思维发展，使记忆深化；学会积极暗示自己，对自己的记忆充满信心，经常在心中默念："我一定能记住！"；对平时在学习和生活中，识记住的很多东西，要有意地去进行回忆，回忆得要尽可能精细，这是锻炼记忆力的好方法；应多食能增强记忆的食

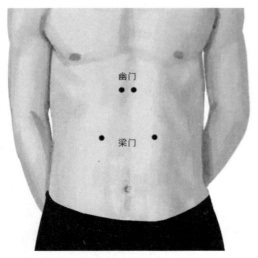

幽门、梁门穴

物，如蛋、鱼、大豆、动物肝等富含磷脂的食物，尤其是蛋类更应多吃。

▶ 提前衰老综合征

衰老是一种自然规律，人的生命运转是有自然规律的，可提前衰老就人为地打破了这个规律，为生命蒙上了暗淡的灰色，提前衰老成了一种典型的亚健康。提前衰老是指年龄进入 40—50 岁，还没有进入医学上的衰老期，但生理功能，尤其是心脑血管、运动系统都已提前进入衰老状态，主要症状是脱发、白发、眼花、记忆力下降、脑动脉硬化、皮肤老化等。随着衰老的来临，表现出了对新鲜事物失去兴趣，超脱现实，喜欢怀旧的心理。

衰老是生命的一个必然的过程，表现为结构和机能衰退，适应性和抵抗力减退。许多人最为真实的衰老写照是 30 岁的身体 50 岁的心脏，40 岁的身体 60 岁的骨骼。女性衰老的主要表现是卵巢早衰和失眠疲惫，男性衰老的主要表现是头发稀疏与男科疾病低龄化，男女共同的衰老信号有体能下降、慢性病早发、记忆力下降、注意力不集中等。我们无法阻止青春的脚步，但可以用按摩的方法去有效地延缓衰老，降低与衰老相关疾病的发病率。

怎么才能知道自己是否衰老呢？医学专家提供了一套自测方法，就是双手紧贴大腿

两侧自然下垂，闭上眼睛，单脚独立，根据其不移动的时间来判断老化的程度。男性的测定标准为：30—39 岁为 9.9 秒，40—49 岁为 8.4 秒，50—59 岁为 7.4 秒，60—69 岁为 5.8 秒。女性比男性推迟 10 岁计算即可，站立的时间越长说明老化程度越慢，如果没有达到这个标准，说明测试者已经提前衰老了。

按摩方法：在 7 分钟内，用食指或中指分别按揉劳宫、阳池、合谷、关冲、中冲、神门、少府穴 60—80 次，以酸胀为宜；在 2 分钟内，先将双手摩擦生热，然后用右手摩擦喉部左侧的甲状腺，用左手摩擦右侧的甲状腺，分别摩擦 30—50 次，以酸胀为宜；在 2 分钟内，

用摩擦生热的双手分别摩擦左右肾脏区 30—50 次，以酸胀为宜。

温馨提示

要保持开朗的心情，平和的心态，做到乐观、客观、达观；要学会忘却一些不顺心的事，轻松地生活，以减少对大脑保卫系统的恶性刺激；要加强锻炼，杜绝闲时懒散不动的坏毛病；要劳逸结合，避免长期过度的疲劳使损耗的体力得不到恢复；保证良好的饮食习惯，坚持吃早餐，吃饭时要细嚼慢咽，如偏食、长期饮酒、吸烟、贪食等不合理的饮食习惯，会破坏体内正常的新陈代谢。

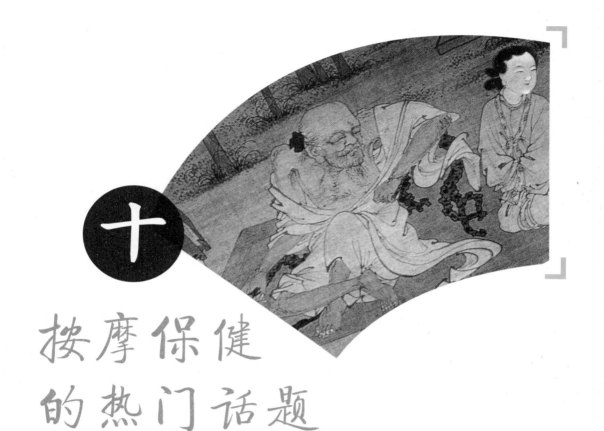

十

按摩保健
的热门话题

人类在同疾病与死亡作顽强斗争的同时，也在幻想着能否发明一种简捷省事而没有任何副作用的方法，让生命永葆健康的本色。在漫长的岁月中，先人们用智慧缔造着生命的传奇：古印度流传着用香料按摩肌肤的秘诀；古罗马人喜欢在沐浴后，用按摩来舒缓身心；古埃及人则用芳香精油来按摩身体；在古中国，先人们在生活的实践中，逐渐积累了用按摩穴位或疏通经络的方式来提高生命的质量。

　　按摩的历史充满了传奇的色彩，先人们在发现按摩可以治疗疾病的神奇疗效后，就不断地把按摩与养生联系在一起进行研究，终于发明与完善了保健按摩。保健按摩是一种在人的特定部位进行适当按摩的保健方法。不论是过去、现在还是将来，都会对人们在强身健体、延年益寿等方面产生积极的影响，许多爱美的人士甚至把保健按摩当作让青春永驻的一门课程来修习。

呵护你的宝宝

每一对父母都希望宝宝健康快乐地成长，想尽一切办法为宝宝的健康而努力。儿童按摩疗法因其没有痛苦、没有副作用、简便易行、减少用药、缩短病程的特点，越来越受到众多父母的青睐。给宝宝做保健按摩，不需要复杂的设备，可以随时随地、方便简洁地进行，由于宝宝生长发育的特点与成人相比有很大的差异，因此，为宝宝做保健按摩时，在手法、用穴上等都与成人有很大的差别。

要想通过保健按摩增强宝宝的免疫能力，就必须掌握好宝宝保健按摩的技巧和特殊性，只有对宝宝全身的穴位进行深入的研究，经过一定的练习，才能做到熟练灵巧，运用自如。父母为宝宝做保健按摩，手法一定要均匀、柔和、平稳着实，从而达到深透的目的。均匀就是动作要有节律性，不能时快时慢，用力要轻重得当；柔和就是指手法用力要灵活，缓和；平稳着实就是要求手法轻而不浮，重而不滞。随时随地为宝宝做保健按摩，能让宝宝始终远离疾病的困扰，保持天真的、健康的欢笑。

▶ 宝宝保健按摩原理

在给宝宝做保健按摩时，可通过经络或神经传递到相应的脏腑、组织和器官，来达到保证宝宝健康的目的。在为宝宝手部按摩时，不仅要熟记穴位，还要牢记一些应该注意的事项。在按摩时，应选择避风、避强光和噪声少的居室，室内要保持清静、整洁，空气清新，温度适宜。父母的双手要保持清洁温暖，指甲要及时修剪。

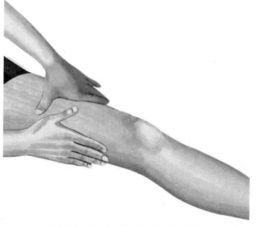

两手紧抱在腿根部向前推搓

宝宝处于不断生长发育的过程中，不论在生理、病理、辨证和治疗方面都要加以区别对待。由于宝宝有脏腑娇嫩、生机蓬勃、发育迅速等特点，因此，在按摩时，可先主穴后配穴，操作时间可根据不同的病情和体质而定，一般以推、揉法次数为多，而摩法时间较长，掐、按法重、少、快，一般都放在最后操作，以免宝宝哭闹，影响后来的按摩。

宝宝保健按摩的手法要求轻快、柔和、平稳、着实，其实际的按摩手法与部分成人推拿手法相似，但有些手法虽然在名称上和成人的手法一样，但在具体操作上要有所区别。在具体按摩时，应多加注意补泻作用。一般来说，手法动作方向与经络走行方向有关，顺着经络操作为补，逆着经络操作为泻；以手部的脾、肝、心、肺、肾五穴为例，按摩补泻多以旋推为补，向指根方向直推为泻，在实际操作时，可根据具体的情况来决定。

▶ 保健按摩的几种方法

宝宝出生后，由于脏腑娇嫩，机体各系统发育还不完善，从母体获得的免疫功能逐渐消失，抵抗力差，会容易受到疾病的侵袭。隋唐时期的《千金要方》记载："小儿虽无病，早起常以膏摩囟上及手足心，甚辟寒风。"可见在一千多年前，就已用保健按摩的方式来保护宝宝的生命健康了。父母在为宝宝按摩时，要洗净双手，剪平指甲，双手搓热，面带笑容，动作柔和，可用一些如姜汁、葱姜水、滑石粉等介质来提高疗效。

摩顶法：仰卧，在 3 分钟内，父母用一只手托住宝宝的枕下部，另一手掌以头顶为中心做环转推摩 90—150 次，可起到加速头部血液循环的作用。

摩面法：仰卧，在 2 分钟内，父母用双手大鱼际贴于额部旋转按揉，同时向下移动，经太阳穴、颧部、颊部至下颌部反复操作多次，可起到调和头面部气血的作用。

擦颈法：仰卧，在 2 分钟内，父母用一手托住宝宝的后枕，使头向前倾，另一手的大鱼际放于颈肩部，来回轻擦 5—10 次，用同样的方法擦两侧，可起到增强颈肌柔软性的作用。

擦胸法：仰卧，在 1 分钟内，父母用四指推擦剑突至胸骨上缘的胸骨部 5—10 次，可增强心肺功能，提高免疫力。

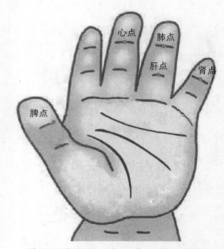

幼儿手掌部脾、肝、心、肺、肾点

扩胸法：仰卧，在 2 分钟内，父母用双手轻握宝宝两腕放在胸前，呈水平状态向两侧外展，来回操作 5—10 次，可促进胸部发育，增强心肺功能和上肢活动能力。

伸展法：仰卧，在 1 分钟内，父母用双手将宝宝两手轻轻地贴于大腿两侧，掌心向下，然后经腹前、胸前至头部两侧反复操作 5—10 次，可增加肺活量，促进身体发育。

转腕法：仰卧，在 2 分钟内，父母用一手握住宝宝的手掌，另一手握住手腕，做顺时针和逆时针旋转各 5 次，一手做完后，用同样动作操作另一手，可滑利手腕关节。

摩腹法：仰卧，在 3 分钟内，父母用四指的腹部贴于宝宝的腹部，做顺时针与逆时针旋转 5—10 次，可增强肠胃功能，促进消化。

擦背法：俯卧，在 2 分钟内，父母用双手掌同时贴向小儿臀部，向上慢慢擦至两颈肩部，反复操作 5—10 次，可调理神经、益胃补气。

伸腰法：俯卧，在 2 分钟内，父母用一手轻轻按宝宝的腰，另一手托住双膝，并向上抬举与身体约成 30 度角，反复操作 5—10 次，可增强腰部力量，促进生长发育。

▶ 高效实用的捏脊法

宝宝是父母的掌上明珠，每时每刻都直接牵动着父母的心。在日常生活中，要从一点一滴做起，教育孩子养成良好的生活习惯，特别注意饮食规律，对于婴幼儿，更要掌握合理的喂养方法，使婴幼儿饮食有节，能够健康成长。如果宝宝出现体质瘦弱、面色萎黄、头发稀少、食欲不好等现象，就要引起家长的特别注意，因为这样下去就会造成小儿营养不良、贫血及维生素缺乏等症，影响宝宝的正常发育。

用保健按摩的方式对宝宝的健康保驾护航，这是父母们的最佳选择。在众多的按摩方法中，捏脊法的效果就非常显著，宝宝经过捏脊后，食欲就会明显增加。由于摄取的食物增多，再加上肠胃的吸收功能改善，因此，宝宝的体重与素质就会明显增加，其增长的幅度会超过正常的增长范围。

捏脊法还可使血色素有明显的增加，对于体内蛋白质的代谢产生重要影响，对小孩的消化不良、贫血、维生素缺乏会有很好的效果。血色素上升的主要原因就是捏脊的部位不仅在督脉之处，同时也涉及两侧的膀胱经及各腧穴，因此，具有疏通经脉、调和气血，提高神经、体液系统的功能，能加强植物神经的调节作用，促进消化和吸收。由于宝宝的饮食增加，体质增强，一系列其他症状就会消失得无影无踪。

捏脊法操作简便，没有任何副作用，父母容易掌握，小孩也乐意接受。父母在每日睡前捏一次，每次捏 5—10 次即可，在捏脊后，可用食指或中指分别按揉脾俞、胃俞、命门、肾俞、中脘、神阙、足三里穴 20—30 次。按摩的力度要轻柔，以免影响效果或使宝宝产生畏惧心理。此法以一个星期为一疗程，疗程结束后，可休息一周，如果没有明显的效果，可继续下一个疗程。

▶ 四季都要防感冒

感冒是婴幼儿的常见病、多发病，俗称伤

手到病除

推拿按摩治百病

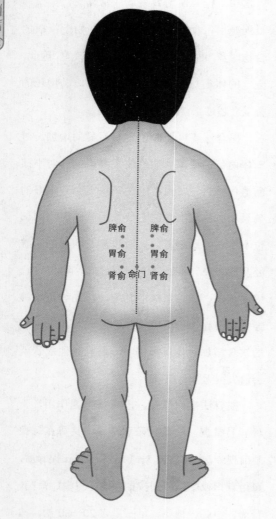

脾俞   脾俞

胃俞   胃俞

肾俞命门 肾俞

脾俞、胃俞、肾俞、命门穴

疫功能，使机体发挥其自身的抗病能力，从而使宝宝不再受到感冒的侵袭。

按摩方法：在2分钟内，父母用双手拇指分别在背部风门、肺俞穴按揉60—80次，以酸胀为宜；在5分钟内，用双手拇指分别推压鼻翼两侧20—30次，然后再分别按揉印堂、攒竹、太阳穴60—80次，以酸胀为宜；在2分钟内，用拇指点揉曲池、合谷穴60—80次，以酸胀为宜；在3分钟内，用食指或中指分别按揉二扇门、阳池、三关穴60—80次，以酸胀为宜。

温馨提示

宝宝在感冒期间，要让其卧床休息，居室要保证空气新鲜湿润，不要在室内吸烟；要勤给宝宝翻身，更换内衣、裤，保持皮肤的清洁干燥；要给宝宝多吃清淡易消化的半流食，如小米稀饭、鸡蛋汤，并注意让宝宝多喝水，多吃青菜与水果。

▶ 不可忽视的发烧

风，一年四季均可发生。感冒的发生与外界气候变化和小儿正气的强弱有密切的关系。有些体弱的孩子经常发热，反复感冒，宝宝感冒最早的表现是小脸有点不滋润，或不像平时那么活泼，睡觉也不踏实，继而就会发现发热、鼻塞、流清鼻涕、咳嗽等症状。如果家长能及时对宝宝进行保健按摩，就会增强宝宝的机体免

发热是小儿许多疾病的症状之一，由细菌或病毒感冒引起的发烧最为常见，上呼吸道感染、急性传染病也会引起。宝宝的正常体温稍高于成人，并可波动于一定范围之间，突然高烧应特别注意传染病的发生，最常见的传染病有流行性乙型脑炎、急性中毒型菌痢、伤寒三种。如果宝宝只是发高烧，没有

流鼻涕、咳嗽、呕吐、腹泻等症状，这时候的病因就不好确定了，因为很多病毒感染都会导致发烧，但没有其他症状。

宝宝体温的测量部位一般有腋下、口腔、直肠三个，热程在两周以内者称为急性短期发热，持续两周以上者称为长期发热。宝宝

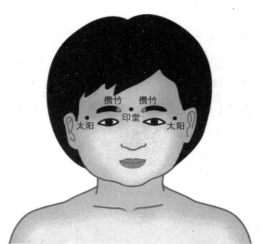

印堂、攒竹、太阳穴

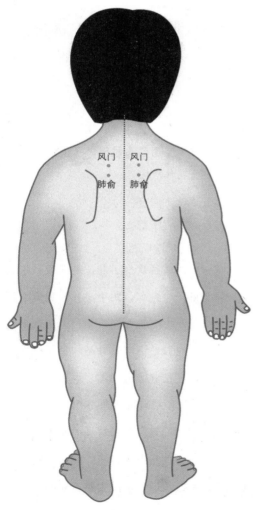

风门、肺俞穴

风门穴在第二胸椎棘突下，左右俞线上；而肺俞穴则在第三胸椎棘突下，左右俞线上

发烧时，首先要想办法对体温进行控制，不要让烧烧得太高，一个月以下的孩子不能吃退烧药，应该把包孩子的被包和衣服打开，给孩子用毛巾蘸温水擦擦身体，用温水洗洗澡也可以。大一点的孩子可以吃药，要是孩子只是有点发烧并没有其他不适，也用不着很快地把体温降下来。

按摩方法：在6分钟内，用食指或中指分别按压脾土、三关、阴阳、眉弓、太阳、攒竹穴60—80次，力度要轻快柔和，以酸胀为宜；在1分钟内，用拇指与食指掐按列缺穴20—30次，力度要平稳着实，以酸痛为宜；让宝宝取卧位，暴露腹部和下肢，在3分钟内，用食指或中指先推揉中脘、乳根穴各30—50次，然后再揉按合谷穴或足三里穴30—50次，以酸胀为宜。

手到病除

推拿按摩治百病

保持家中尤其是宝宝居室的安静、清洁、空气流通，把房间温度维持在 25—27℃之间，如果干燥可在室内地上洒水；保持皮肤清洁，衣着要宽松，如果四肢及手脚温热且全身出汗，就要脱掉过多的衣服散热；要经常翻身、拍背，清除鼻腔分泌物，注意侧卧位，以利于保持呼吸道通畅；要给宝宝多喝水，水有

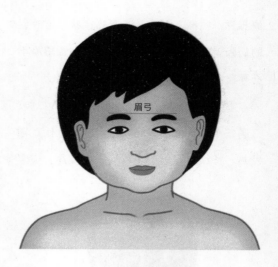

眉弓

调节温度的功能，能帮助宝宝发汗的同时并防脱水；为宝宝用温水拭浴，可使宝宝皮肤的血管扩张将体气散出。

▶ 消除咳嗽的困扰

咳嗽可由多种疾病引起，是呼吸系统疾病最常见的一个症状，由于小儿呼吸道血管丰富，气管、支气管黏膜较嫩，因此较易发生炎症。有时候，宝宝咳嗽是一种保护性的反射动作，能把呼吸道中的"垃圾"清理出来。当呼吸道中没有可清理的"垃圾"，只是有充血与水肿的现象，那这样的咳嗽就不是具有保护作用的反射动作了，就应该采取积极的措施进行止咳了。宝宝感冒后的反复咳嗽，其实大多数属于过敏性咳嗽。

宝宝的咳嗽以冬春季节最为多见，主要有上呼吸道感染引发的咳嗽、支气管炎引发

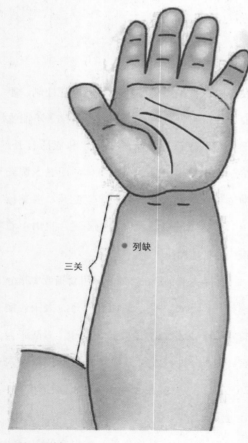

三关、列缺

列缺穴在桡骨茎突上方，腕横纹上 1.5 寸处；三关位于前臂桡侧缘，常用推法，寒证、虚证用之，能培补元气，发汗行气。

的咳嗽、咽喉炎引起的咳嗽、过敏性咳嗽与吸入异物引发呛咳几种。上呼吸道感染引发的咳嗽不分白天黑夜，多为一声声刺激性咳嗽，好似咽喉瘙痒，无痰；支气管炎引发的咳嗽有痰、有时咳嗽剧烈，一般在夜间咳嗽次数较多并发出咳喘声；咽喉炎引起的咳嗽，有脓痰，咳出的少，多数会吞进肚里；过敏性咳嗽晨起较为明显，呈持续或反复发作性的剧烈咳嗽。

百日咳多发生于5岁以下的宝宝，传染性非常强，当患儿说话、哭叫尤其是痉挛性咳嗽发作时，百日咳杆菌就随着飞沫飘浮在空气中，传染给了在周围的健康儿童。百日咳在最初发病1—2周内，只是表现为发热、流鼻涕、打喷嚏等感冒的症状。待感冒症状在发病第2—3周开始消退后，咳嗽却越来越重，出现了典型的百日咳咳嗽。主要特征为咳嗽成串，患儿表情痛苦，憋得脸红脖子粗，双手抓拳，涕泪合流，夜间阵咳比白天更为频繁。

按摩方法：在6分钟内，用食指或中指分别揉推掐天心、一窝风、肾水（肾经）、板门、合谷、风池穴60—80次；在5分钟内，父母用大鱼际摩擦宝宝胸部两侧20—30次，用双掌揉肋骨边缘片刻，再用拇指在锁骨下缘反复做连续按压10—20次；在2分钟内，父母用食指或中指揉宝宝的脾俞穴120—150次；在4分钟内，用食指或中指分别按揉肺经、脾经、三关、二扇门穴60—80次。

温馨提示

保持居室内空气新鲜，为孩子穿衣服时，不要捂得过厚，包得过严，以免造成机体调节能力差，抵抗力低下；室内温度要保持在25—28℃，如果做不到，也要保持稳定，不要过高也不要过低；要保持居室的适当湿度，气候干燥时，可常用湿拖把拖地或在地上洒

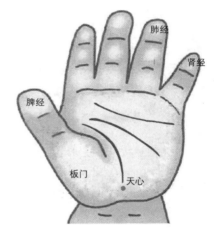

掌面按摩部位

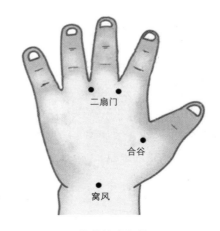

掌背按摩部位

些水；要让宝宝多卧床休息，保证孩子充足的睡眠，尤其要保证夜间的睡眠；应给宝宝吃富有营养的饭菜，如各种蔬菜、水果、鸡蛋汤等。

▶ 厌恶进食的原因

厌食症是一种比较常见的疾病，是一种较长时期食欲不振，见食不贪，无主动进食的愿望，厌恶进食，甚至拒食的一种病症。宝宝厌食的主要原因是由于不良的饮食习惯、不佳的进食环境及家长和孩子的心理因素造成的，只有一小部分是由消化性溃疡、慢性肝炎、结核病、消化不良及长期便秘等慢性病引起的。

厌食的主要症状是不爱进食、精神不振、容易烦躁、经常啼哭，严重者甚至会出现水肿、贫血等病症，患病孩子的抗病能力很弱，很容易感染上其他较为严重的内脏性疾病。厌食如果不及时纠正，就会继发营养不良、贫血等，只要精心治疗继发的疾病与调整喂养习惯，就会使宝宝尽快地消除厌食，养成良好的饮食习惯。

按摩方法：在5分钟内，父母用两手食指指侧横压在长强穴并向上推压，同时以两手拇指与食指将皮肤捏起，左右两手交替向上压捏至大椎穴，如此反复6次后，再在腰部和胸椎部轻轻用力把肌肉拉起5—10次，用两拇指再从命门穴向志室穴压按2次；在5分

钟内，父母将掌心平放在宝宝腹部，以肚脐为中心轻摩120—150次，再分别点按中脘、气海穴60—80次；在4分钟内，用食指或中指分别按揉胃经、脾经、肾经、板门穴60—80次。

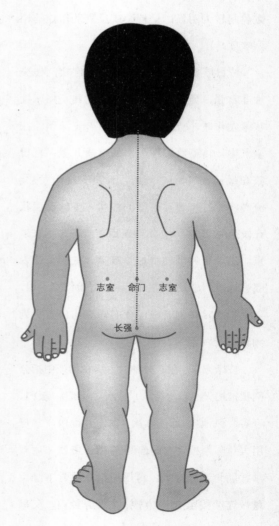

长强、命门、志室穴

食指或中指分别按揉手部的肝经、胃经、脾经、外劳、三关穴 60—80 次，以酸胀为宜。

引起呕吐的原因很多，治疗时必须查明病因，不能单纯见吐止吐，以免贻误病情；要让宝宝在呕吐时侧卧，以免呕吐物呛入气管引起吸入性肺炎；呕吐严重会出现呼吸暂停的窒息状态，应及时进行综合治疗；注意节制饮食、冷热适度，多服各种维生素、蛋白质，少进脂肪，断乳前后要逐渐增加辅食，避免生冷油腻食物。

▶ 发生腹泻怎么办

婴幼儿腹泻是以腹泻为主要表现的综合征，只有深入了解宝宝正常的排便习惯，才能在第一时间判断宝宝是不是腹泻。新生宝宝每天的大便次数可多达 10 次，以后逐渐会发展到一天几次到一周一两次不等。宝宝的排便次数突然变得比平时多，大便甚至有些过于稀薄，就提示宝宝在腹泻了。大多数宝宝在成长的过程中，都有过喝牛奶的经历。有的孩子在喝牛奶时也会腹泻，这与肠道的变态反应有关。

宝宝腹泻分急性腹泻与慢性腹泻两种，不同年龄的孩子，发生腹泻的原因也不同。宝宝所吃的食物（包括母乳和辅食）与大便的软硬和颜色有关。当宝宝开始吃辅食后，

让宝宝多在自然环境中活动，如跑步、游泳等耗氧大的体育锻炼，可促进身心健康，增加食欲；发现宝宝厌食后，要抓紧时间到医院进行全面细致的检查，排除那些可以导致厌食的慢性疾病；要改善孩子的进食环境，使孩子能够保持舒畅的心情，集中精力去进食；生活要有规律，睡眠要充足，饮食应清淡、柔软、易于消化而富有营养，多吃粗粮杂粮和水果蔬菜。

▶ 总是呕吐怎么办

呕吐是宝宝在婴幼儿时期常见病之一，严重的呕吐常使体液丧失过多，出现气阴亏损。长期反复呕吐，可导致脾胃虚弱，气血不足等后果，可见于急性胃炎、幽门痉挛、梗阻等多种病症。新生儿时期比较常见乳汁自口角溢出，这是由于胃内乳汁较多，或吮乳时吞入少量空气所致，称为"溢乳"，因此，溢乳现象不属病态。常见症状为食后呕吐，吐物酸臭或清稀黏液等，会伴有面色苍白或面红耳赤，不愿进食等现象。

按摩方法：在 2 分钟内，父母双手拇指分放于剑突两侧的季肋处，然后向两旁分推 30—50 次，以酸胀为宜；仰卧，在 1 分钟内，用中指先按后揉中脘穴 60—80 次，以酸胀为宜；在 1 分钟内，用拇指和食指先掐后揉内关穴 60—80 次，以酸胀为宜；在 5 分钟内，用

大便就会变硬，也开始变得难闻。如果成形的大便又开始变稀时，就提示宝宝又在腹泻了。有时候，宝宝出现的严重腹泻非常吓人，但只要不脱水，健康就不会有太大问题。

按摩方法：在 10 分钟内，将手掌搓热后，迅速分别推擦患儿中脘、关元、气海穴 150—180 次，以发热发酸为宜；在 2 分钟内，用中指揉动肚脐中央约 80—100 次；在 20 分钟内，用手掌轻柔地摩动腹部；在 5 分钟内，用掌根缓缓揉神阙、天枢穴 80—100 次，以酸胀为宜；在 3 分钟内，用拇指分别按揉合谷、足三里、内庭穴 60—80 次，以酸胀为宜。

温馨提示

宝宝腹泻时，应禁食 6—12 小时，母乳喂养者要缩短每次哺乳时间，不要给宝宝喝果汁等饮料，这些饮料都含糖，而糖会把体内的水分吸收到肠道里，从而使腹泻加重；宝宝的腹泻如果严重到脱水了，就需要去医院就诊，因此，首先应该注意给宝宝补充足够的水分；宝宝在拉肚子感到不舒服时，要尽可能多地抱抱，让小屁股始终保持干燥；宝宝腹泻时，要吃合适的食物，只要保证摄入充足的水分，食欲会很快恢复的。

▶ 摆脱便秘的纠缠

宝宝是否便秘，主要看大便的质和量，以及对健康有无不良的影响。宝宝完全食母乳，每日大便的次数可较多，用牛奶及其他代乳品者大便次数较少。便秘的原因有多种，常见的有长途旅行导致睡眠不足、平时活动量少、饮食量太少、突然改变膳食结构、感冒等，主要症状有腹胀、胃口不好、情绪欠佳等。保健按摩以消导通便为主，成为父母治疗宝宝便秘最简便有效的方法。

按摩方法：在 1 分钟内，用拇指旋转按揉

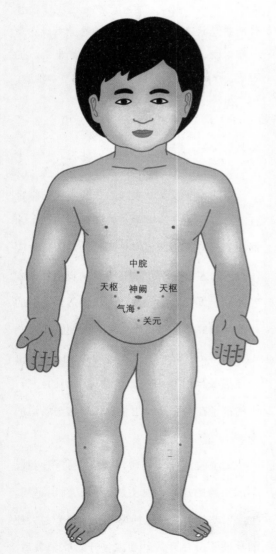

中脘

天枢　神阙　天枢

气海

关元

腹泻按摩穴位

脾经、肺经、胃经、大肠、三关穴 60—80 次，以酸胀为宜。

温馨提示

鼓励宝宝多参加户外活动，养成定时大便的习惯；对于活动量小的宝宝，可适当增加些活动量，有疾病的孩子应该进行治疗，随着疾病的好转，便秘会逐渐消失；养成良好的饮食习惯，改变单一饮食结构，让宝宝多吃粗纤维与脂肪类食品，多喝水；每天早晨给宝宝喝一杯盐开水，增加肠蠕动，对改善便秘有良好的效果。

▶ 家有"夜哭郎"

夜啼是指小儿每到夜间间歇啼哭甚至通宵达旦地啼哭，在民间俗称"夜哭郎"，多见于半岁以内的婴儿。宝宝夜啼的原因有很多，有的是因营养过多而运动不足，有的是害怕

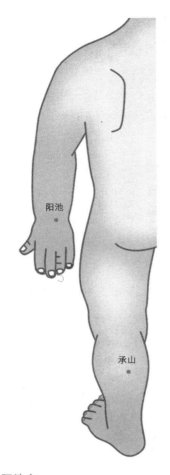

承山、阳池穴

承山穴在小腿背面中央，当伸直小腿时腓肠肌肌腹下出现的尖角凹陷处；阳池穴在腕背横纹中，指总伸肌腱的尺侧缘凹陷处。

阳池穴 60—80 次，可双侧对称同时进行，力度要稍大，以酸痛为宜；在 1 分钟内，用食指自下而上直推承山穴 60—80 次，以酸胀为宜；仰卧放平，在 2 分钟内，先用手掌轻轻按揉上腹部及下腹 20—30 次，同时按揉左侧小腹部 10—20 次，至感觉腹部发热、变软即可停下；在 5 分钟内，用食指或中指分别按揉手部

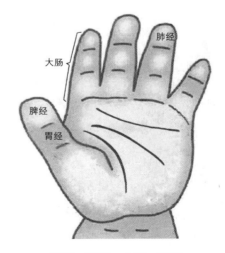

脾经、肺经、大肠、胃经

黑暗，有的是由于衣着不舒服或尿布潮湿刺激皮肤等，有的是因为饥饿等等。主要表现为白天嬉笑如常，入夜则啼哭不安，或每夜定时啼哭，甚则通宵达旦。

夜哭的宝宝常伴有烦躁不安、受惊易醒等症状，父母首先要查清其原因，是饿了还是渴了，是被子蹬掉了还是尿布潮了。如果孩子因亢奋或神经质整夜啼哭不休，不要轻易使用镇静药物，以免对孩子的肠胃造成伤害。按摩是治疗小儿夜啼最为有效的方法之一，在流传过程中积累了丰富的经验，父母如能掌握按摩技术，会对"夜哭郎"有很好的治疗效果。

按摩方法：在4分钟内，用食指或中指分别按揉背部脾俞、胃俞、肝俞、胆俞穴30—50次；在2分钟内，用食指或中指腹面按揉大鱼际和小鱼际的交接处60—100次，为避免擦伤宝宝的皮肤，可将黄酒或滑石粉涂在皮肤上；在4分钟内，用食指或中指分别点按神门、中脘、足三里、三阴交穴60—80次；在7分钟内，用食指或中指分别按揉推心经、肝经、小肠、脾经、外劳、三关、小天心穴60—80次。

温馨提示

努力培养宝宝养成一种良好的睡眠习惯，夜间随时观察尿布、内衣、被褥等情况，保证足够睡眠，要按时而眠，调节睡眠时间；

居住环境要尽量保持安静，以防惊恐；喂养宝宝贵在有时有节，不要过饱，过饱会损伤脾胃，腹胀难眠；保暖的温度要适宜，要随气候的变化、冷热的不同而或增或减；要注意加强营养，食物宜多样化。

▶ 小儿麻痹症的苦恼

小儿麻痹症又称"小儿痿证"和"小儿脊髓前角灰质炎"，是一种急性传染病，由脊髓灰质炎病毒所引起。病变主要在脊髓（也可累及延脑、桥脑及小脑），累及脊髓前面的运动神经细胞。该病多见于6个月至5岁的小儿，以夏秋季节多发。有发热、咳嗽、咽红或呕吐、腹泻等症状，一次得病后可获终身免疫。小儿麻痹后遗症多发生在小儿麻痹症的后期，患病的孩子一般在发热3—4天后就会出现手足软绵无力，不会动弹，呈弛缓性麻痹的状况。

按摩方法：在6分钟内，父母用拇指按揉大椎、合谷、肩井、曲池、外关、手三里穴60—80次；在1分钟内，用食指推法从天柱穴经大椎推至肩井穴，往返3—5次为宜；在6分钟内，用食指或中指分别按压脾俞、胃俞、肾俞、腰阳关、委中、承山穴60—80次，要由轻渐重，边按边揉；在6分钟内，用拇指指腹按揉环跳、风市、殷门、阳陵泉、足三里、解溪等穴位60—80次；在4分钟内，用食指或中指分别按揉上肢穴、颈穴、下肢穴、腰

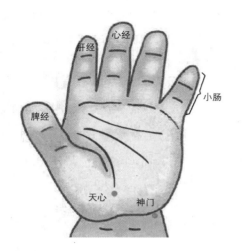

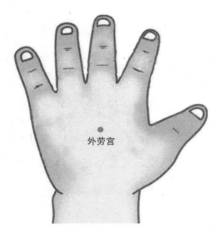

治夜啼手部按摩穴位

穴 30—50 次。

温馨提示

患病宝宝应多静卧，避免疲劳，注意使患肢处于功能位，避免受压，手足不要下垂，宜睡木板床，以免造成畸形；常做爬、坐、扶物站立、扶拐走、独自走、跳跃等功能锻炼，父母每日为孩子捶打患肢 2—3 次，每次捶打 200 次左右；要经常给患病的孩子翻

身，预防褥疮及肺炎，鼓励孩子进行功能恢复性锻炼；注意饮食的搭配，在高热时，宜进半流质或流质，高蛋白、高营养饮食。

▶ **喜欢多动也苦恼**

儿童多动症一般称之为注意力缺陷多动障碍，是一种常见的儿童行为异常问题。这类孩子的智力正常或接近正常，但学习、行为及情绪方面有缺陷。主要特征有：注意力不集中，玩耍与学习都不专心；幼儿早期时活动力强，上学后表现更为显著；情绪不稳定，冲动任性，会无故叫喊，做事没有耐心；智力正常，但部分儿童存在认识活动障碍和综合分析障碍。

多动症发生的原因还没有准确的定论，一般认为与脑神经传递、大脑损伤、遗传、家庭关系异常及教育不当等因素有关。除了服用药物改善症状外，还要进行细致的心理治疗。父母可根据孩子的兴趣，让有多动症倾向的孩子上绘画班或钢琴班等，多做一些家庭或户外小游戏，少让孩子长时间看动画片或玩电子游戏等。坚持运用综合性的方法治疗几年，才能收到比较满意的效果。

按摩方法：在 10 分钟内，父母用拇指指腹分别按压合谷、内关、风池、太冲、足三里、三阴交、肾俞、膻中、百会穴 60—80 次，以局部有酸胀感为宜；患儿仰卧，在 2 分钟内，父母用右手掌心置于脐下丹田部位，以顺时

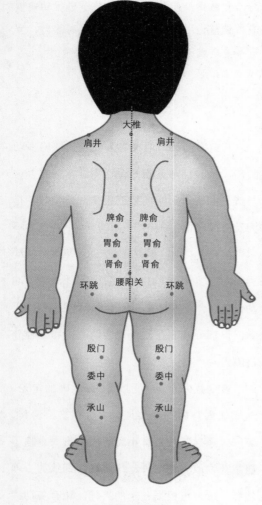

大椎

肩井　　　　　　肩井

脾俞　脾俞
胃俞　胃俞
肾俞　肾俞
环跳　腰阳关　环跳

殷门　　　　殷门
委中　　　　委中
承山　　　　承山

背部穴位图

针方向做环形揉动50—80次，力度要柔和缓慢；患儿仰卧，在5分钟内，用拇指或食指分别按揉神门、三阴交、阳陵泉、百会、四神聪穴30—50次。

温馨提示

让患病的孩子时刻感到父母的爱和家庭的温暖，对孩子要关心体贴，多拿出一些时

间和孩子在一起活动；在孩子做错事后，要以善言相劝或以理说服，责骂只会增加孩子的心理负担，造成精神创伤；让孩子在生活中不断地得到锻炼，使他的行为逐渐能适应社会；应给孩子创造一个安静的环境，保证充足的睡眠与足够的营养。

▶ 防治视力不好

人的视觉都有一个逐渐形成、完善、巩固的过程，这个发育过程需要有正常的眼部结构为基础，也需要适宜的视觉刺激。宝宝出生后，视觉系统与全身其他系统及器官的功能一样也处于不健全的状态，需要一个完善的发育过程。弱视就是在视觉发育期间由于视觉细胞的有效刺激不足，使视功能发育停止、发育延迟、发育不足或功能障碍而造成的，视觉检查能及时地发现弱视和斜视，可用按摩手法进行纠正与疗治。

按摩方法：在4分钟内，用食指或中指分别按揉太阳、睛明、承泣、攒竹穴60—80次，要平缓有力，以酸痛为宜；在3分钟内，用拇指或食指分别按压背部的肝俞、脾俞、肾俞穴30—50次，以胀痛为宜；在3分钟内，用拇指与食指分别掐揉手部的劳宫、肝穴、腕骨30—50次，以酸胀为宜。

温馨提示

在孩子3岁以前，可通过对光反射、红

光反射、瞳孔检测、眼底检查等手段作出检查，在3岁以后可进行视力检查；劳宫穴对治疗假性近视、眼部疲劳特别有效，应反复掐揉，重点刺激，以达到理想的效果；不论孩子的年龄有多大，在眼睛出现疾病时，因肝俞穴、肾俞穴和眼睛很有密切的关系，因此一定要多刺激肝俞和肾俞，会收到显著的效果。

▶ 营养缺乏的原因

小儿营养不良是一种慢性营养缺乏症，多发生在三岁以下的婴幼儿，这是因为这个年龄段的孩子生长发育快、需要的营养物质多，但消化功能不够完善，由于喂养不当、饮食不足或某些疾病而导致。可表现为精神萎靡、反应迟钝、不喜欢活动与食欲低下等，大多数症状为逐渐消瘦，体重减轻，身高增长缓慢，部分孩子由于蛋白质摄入不足，可表现为凹陷性水肿，多见于面部、下肢，严重者可全身浮肿等。

宝宝处于营养不良的初期，体重不增长或减轻，不思饮食或进食量少，除了摄入的碳水化合物、脂肪和蛋白质不足外，也时常伴有维生素和矿物质等其他营养素的缺乏。患病的孩子免疫力会大为下降，极容易发生感染性疾病，使病情更趋恶化。孩子如果长期营养不良，大多又矮又瘦小，对外界反应迟钝，并经常发生各种感染炎症，父母在发现孩子营养不良后，要及时带孩子到医院诊治。

按摩方法：在5分钟内，用食指或中指分别按压脾俞、大肠俞、心俞、神阙、足三里穴30—50次，以酸胀为宜；在2分钟内，用右手食指或中指指腹按揉中脘穴120—150次，以酸胀为宜；在1分钟内，用拇指与食指提拿脐两侧的大筋5—10次。

温馨提示

每天带孩子到户外活动，接受阳光照射，呼吸新鲜空气，不断加强体质；做好居室清洁卫生，保证充分睡眠，可减少继发感染的机会；治疗小儿营养不良的原则为消除病因、调整饮食及改进喂养方法，除母乳外，逐步调整饮食，选择易消化、高热量与高蛋白质的食物，并补充适量的各种维生素与矿物质，口服各种消化酶如胃蛋白酶等以帮助消化；

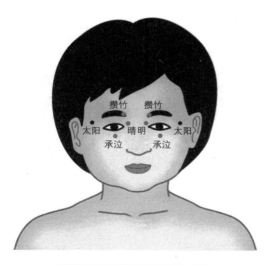

防治视力下降的面部按摩穴位

积极寻找病因，治疗原发疾病以及改进不当喂养方法。

▶ 原因复杂的抽搐

宝宝抽搐的发病率是成人的 10 倍，尤以婴幼儿多见。原因有很多种，多数伴有意识丧失：如果抽搐时没有发热，会尖叫哭闹，则需要考虑婴儿痉挛症；如果抽搐时有发热、感冒等症状，需要考虑高热惊厥、脑炎、脑膜炎等；如果由癫痫引起，常见的有脑肿瘤、脑外伤等脑神经系统疾病。小儿多动症、愤怒等也会出现抽搐现象，还有习惯性抽搐等。

宝宝抽搐的症状复杂而繁多，在发现宝宝有抽搐的迹象时，就要仔细地观察抽搐的情况，有没有大小便失禁，有没有精神意识改变，持续多长时间才能停止，是自己停止还是在父母处理时停止，抽搐停止后的精神情况如何等等。抽搐的发病原因多，按摩治疗可缓解症状，如果抽搐的问题很严重，有可能会遗留后遗症或者致命，一定要立刻就诊，积极寻找病因。

按摩方法：用拇指与食指用力掐人中，以清醒为止；在 5 分钟内，用食指与中指分别按掐合谷、十宣、委中、承山穴，各穴可以轮换操作，以抽搐停止为宜；在 3 分钟内，用食指或中指分别推揉膻中、天突、中脘穴 30—50 次，以酸胀为宜。

温馨提示

在宝宝抽搐的紧急情况下，要马上放到床上，必要时用包着布的压舌板嵌在上下牙齿之间，以防咬伤舌尖；平时要加强体育锻炼，使患病的孩子增强对寒冷的耐受性，提高自身抗病能力；有条件的家庭，要给予氧气吸入，及时清理痰液，保持呼吸道通畅，以防窒息。

▶ 肾病综合征的困扰

小儿肾病综合征是由多种原因引起的肾小球毛细血管通透性增强，从而导致大量蛋白尿出现，是肾病中最为常见的类型之一。这种病不是一个具体的病名，而是一组由多种病因引起的症候群，特点是高蛋白尿、低蛋白血症、水肿和高脂血症，比较顽固，治疗难度很大。以学龄前的孩子为发病高峰群体，单纯性的原发性肾病综合征患儿的发病年龄偏小，最主要的表现是常有疲倦、厌食、精神萎靡、面色苍白等。

患了小儿肾病综合征的孩子免疫功能低下，因而经常有感染，如果不及时治疗，会出现低血容量休克、电解质紊乱血管栓塞、急性肾功能衰竭等病症，后果会很严重。在发病时，要绝对卧床休息，直至症状消失，血压恢复正常，可起床逐渐活动，休息时枕头稍高一些。

按摩方法：在 5 分钟内，用食指或中指分别按压行间、内庭、三阴交、三关、足三里穴 60—80 次，以酸胀为宜；在 4 分钟内，用食指或中指分别按揉六腑、八卦、曲池、肩井穴 60—80 次，以酸胀为宜；在 5 分钟内，用食指或中指自远端推向近端推拿小腿部两侧的足少阴肾经 200 次左右。

温馨提示

在病情稳定期，一般还需要用药，要记着每日检查孩子的用药情况；居处要温暖适宜，防止受凉；根据天气变化及时给孩子增减衣服，注意保暖；长期服用激素，会造成免疫力下降，应严格限制孩子的活动量；及时从饮食中补充蛋白，如鱼、瘦肉、家禽、豆制品等。

▶ 像风一样的疹子

风疹是儿童常见的一种呼吸道传染病，病情较麻疹为轻，常流行于冬春季节。由于疹子来得快，去得也快，如一阵风似的，"风疹"因此得名。多见于 1—5 岁儿童，6 个月以内婴儿因有来自母体的抗体获得抵抗力，很少发病。孕妇早期应防止风疹的发生，以免造成胎儿先天性畸形。一次患病后，可获终身免疫。

风疹可分为前驱期与出疹期：前驱期在接触风疹患者 10—21 日后，开始发热 38—39℃，持续 1—2 日，喷嚏、流涕、音哑、头

痛等症状均可出现，约 1 日开始出疹，总的症状比较轻微；出疹期在发热 1—2 日即出现斑丘疹，由面部、躯干至四肢 1 日即出透，但手掌与足部大都没有疹子出现，疹退之后全身症状也跟着消退。

按摩方法：在 4 分钟内，用拇指或食指分别按揉曲池、板门、血海、三阴交穴 60—80 次，以酸胀为宜；在 5 分钟内，用食指与中指分别按压肺俞、大肠俞、大椎、天枢、足三里穴 30—50 次，以酸胀为宜；患儿俯卧，在 5 分钟内，用双手掌在患儿背腰部膀胱俞上做快速分合按压，然后用双拇指点揉风门、肺俞、肾俞、承山穴 30—50 次。

温馨提示

应通过接种疫苗来预防；患儿要卧床休

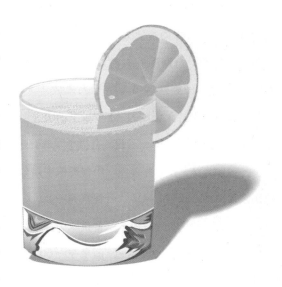

息，至少隔离至出疹后 5 日；妊娠早期发生风疹，宜进行人工流产；病后仍需注意休息，避免受凉，饮食合理，以免感染其他疾病；防止抓破皮肤而引起感染；发热期间要注意饮食的调节，多饮水、果汁、新鲜菜汁等。

▶ 不让腮腺炎流行

流行性腮腺炎是由腮腺炎病毒引起的急性呼吸道传染病，发病初期有发烧、头痛、食欲不振或呕吐的症状，腮腺 1—2 天后开始肿大与疼痛，在咀嚼时疼痛会更加明显，随后，另一侧腮腺也会肿痛，肿块的边缘界限不清，表面灼热，有时有弹性感和压痛，整个病程会持续 1—2 周，在腮腺高度肿胀时，可有发烧、食欲不振、全身不适的表现。发病以冬春两季为主，因传染性较强，常会在幼儿园或小学里流行。

流行性腮腺炎的病毒存在于患者唾液中，主要通过飞沫传染给他人，传染源是患儿及隐性感染者，自腮腺肿大前 6 日开始至腮肿消退前均有传染性。患者主要为未成年人，感染后可获得持久免疫力，1 岁以下的婴儿由于从母体获得了抗体，因此，会很少发病。

按摩方法：在 5 分钟内，用食指或中指分别按揉曲池、长强、风池、合谷穴 60—80 次，以酸胀为宜；在 3 分钟内，用食指或中指分别推揉肩井、大椎、六腑、缀风、涌泉 30—50 次，以酸痛为宜；在 4 分钟内，用食指或中指分别按压三关、八卦、劳宫、颊车 60—80 次，以酸胀为宜。

温馨提示

发现有孩子患腮腺炎后，要立即与健康的儿童分开，以免传染，并对患儿的衣服、玩具等进行消毒；在发病时，可卧床休息，恢复精神和体力，以减少并发症；注意口腔卫生，饭后睡前用淡盐水漱口或刷牙；发热超过 39℃，可采用温水擦浴或酒精擦浴的方法退热，也可遵医嘱吃退烧药；饮食以富有营养、易消化的流食为主，如米汤、藕粉、牛奶等，也可多喝开水或新鲜果汁等。

做漂亮的女人

拥有美丽的脸庞、纤纤的玉臂、修长的玉腿、飘逸的乌发等，是很多追求优雅美丽的女性梦寐以求的事情。随着社会生活水平的提高，保健按摩也有了更为广阔的天地，成为女性保护皮肤健美、延缓衰老的生活必修课。

保健按摩就像是一个神奇的魔术师，往往会给人们带来意想不到的惊喜，为人们美化生活增添了新的光彩。比如，女性的美容按摩就是通过按摩的手法刺激和滋养皮肤，既能使粗糙的皮肤恢复光滑柔细，又能延缓面部皱纹的出现，使面庞总是保持优雅与美

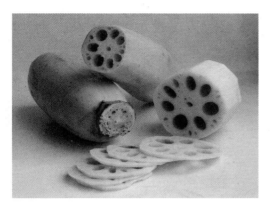

藕

藕性寒，有清热凉血、止血散淤、通便止泻、健脾开胃的作用。

丽；头部经络集中，腧穴密布，通过按摩可以促进头皮的血液循环，给头发提供更多更好的营养成分，让女性保有乌黑光泽、轻柔飘逸的让人羡慕的头发。

▶ 美容按摩的原理

按摩能给女子带来美丽的容颜，其原理就是通过刺激体表、经络、穴位从而达到调动机体内在因素，有利于促进毛细血管的扩张，加快血液循环，改善皮肤的营养和呼吸，保进汗腺和皮脂腺的分泌，从而清除皮肤的衰老细胞，调节体液平衡，增加皮肤的光泽度、弹性及抵抗力。同时，按摩产生的热能可使局部组织的耗氧量增加，改善局部的营养供应，促进损害组织的修复。按摩还能调整神经系统的功能，促进新陈代谢，全面增强机体各系统的协同作用。

直接按摩经络或穴位，不仅能美化皮肤的外表，而且能调整内脏机能，减肥，收紧肌肉，促进身体的健美。比如，身体肥胖大多数是因为皮下脂肪代谢机能减退，激素分泌异常引起的，此时如果刺激一下植物神经，增强其机能活动，就能使脏腑功能恢复正常。

按摩人体上对美容最为有效的七条经络，可收获到意想不到的效果。刺激膀胱经可改善易胖体质、皮肤过敏症、因子宫发育不全而引起的雀斑及妊娠期或产褥后的雀斑等；刺激肾经可改善瘦型体质、减肥、过敏体质等；刺激肝经可去除胖人的雀斑，治疗发疹，改善晦暗的肤色；刺激小肠经、大肠经可改善瘦型体质；刺激胃经可治皮疹，改善晦暗无华的脸色；刺激支焦经可预防化脓，治疗酒刺、皮疹及早消除一切皮肤疾患。

美容按摩具有润肤养颜、洁牙固齿、乌发防脱、丰乳隆胸、养心安神等各种不同的作用，能够直接起作用的有各种脱发症、口眼歪斜、雀斑、黄褐斑、耳鸣耳聋、疤痕、面部皱纹等等，能够间接起作用的有青春痘、面色苍白、面色萎黄、面色灰暗无泽、腮腺炎、口腔溃疡、肥胖症、头发早白、口舌生疮等等。

▶ 保健美容勤按摩

随着时代的发展与进步，爱美的女性们不仅希望有个迷人的身材，还希望有一个美丽的容貌。美容按摩就是以经络、穴位、手法技巧为基础，而达到血液畅通、代谢旺盛、营养供应充足、皮肤更加滋润、延缓皮肤衰老的作用。在自我按摩时，要保持清洁卫生，用温水把手洗干净，用热毛巾捂脸几分钟，使面部温度升高，然后涂上一些可润滑和保护皮肤的润肤剂或美容液。

点按诸穴：在 6 分钟内，用食指或中指分别点按面部的迎香、人中、颧髎、承浆、颊车、颊关穴 60—80 次，以酸胀为宜。

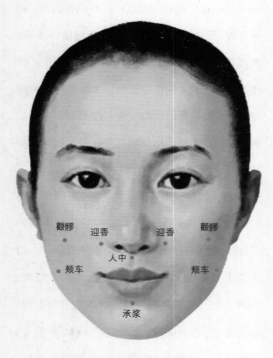

脸部保健按摩穴位

分抹前额：在 2 分钟内，用双手五指指腹从下颊经面颊抹推至额面，转掌多指相对分抹额面，操作 5—10 次为宜。

揉摩额面：在 2 分钟内，用并拢且微曲的

四指从额面中间开始，同时向两侧揉摩至太阳穴，直到整个额部揉摩完毕，操作 3—5 次为宜。

点按眼周：在 10 分钟内，用食指或中指指腹分别按揉太阳、印堂、捞竹、丝竹空、睛明、鱼腰、瞳孔、承泣、四白穴 60—80 次，再压眼眶外缘 3 次，以酸胀为宜。

揉摩口角至耳郭：在 5 分钟内，用双手的拇指指腹同时从承浆穴向两侧推抹至口角地仓穴 3 次，再从人中穴向两侧推抹至口角地仓穴 3 次，最后用双手食指、中指与无名指腹从口角斜向揉摩至耳郭前，同样的按摩方法要重复 3 遍，手法要轻柔，以酸胀为宜。

指舒摩面：在 2 分钟内，多指屈曲，以第二指骨背面着力沿口角斜向耳郭方向摩运面颊 30—50 次。

推擦鼻翼：在 5 分钟内，用双手的中指、无名指指腹轻轻推擦鼻翼两侧的迎香穴 30—50 次，然后经面颊抹推至太阳穴 5 次，用中指与无名指向上提夹鼻头。

按摩耳郭：在 3 分钟内，用拇指固定耳面，其余四指轮弹耳背面，然后揉捏耳部，食指与中指夹搓并上提耳根部，重复 3—5 次。

▶ **拥有一张漂亮的脸**

如果拥有一个窈窕的身材，却配上了一张胖乎乎、圆嘟嘟的脸，总是让一颗爱美的

心感到有什么缺憾。为脸部"减肥"的希望，通过脸部的穴位按摩就能达到。通过按摩刺激脸部及耳部的穴位让脸部恢复活力，去掉脸部多余的脂肪，促进脸部组织的新陈代谢，消除神经肌肉的紧张，从而使面部皮肤和肌肉富有弹性、红润有光泽、延缓衰老、减少皱纹，达到既瘦脸又美容养颜的效果。

按摩方法：在 5 分钟内，用两手拇指按揉四白、颧锻、颊车、承浆、迎香穴，按顺时针或逆时针方向分别按揉 30—50 次，以局部感到酸胀并向整个面部放散为宜；在 5 分钟内，用两手四指分别轻轻拍打脸部四白、巨髎、颊车、承浆、迎香穴 30—50 次，以脸部微微发热为宜；在 5 分钟内，用双手自上而下模拟洗脸的动作，以脸部微微发热为宜。

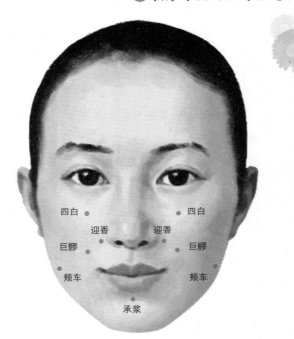

美容脸部按摩穴位

温馨提示

每天通过咀嚼口香糖来锻炼面部肌肉，可增强弹性，消除多余的脂肪；将瘦脸霜涂抹在脸上，再进行穴位按摩，能起到很好的疗效；在 2 分钟内，用食指、中指或无名指从嘴角向太阳穴轻轻画圈或轻轻拍打，可以随时做。

▶ 塑造圆润的手臂

爱美的女性都希望自己有一双修长与圆润的手臂，这也是身体健美不可或缺的一部分，但有些人却为松垮粗肥的手臂烦恼不已。

手臂不健美是因为肌肉用得少的缘故，手臂的脂肪聚集得多了，手臂就会变得松垮，没有弹性。对手臂穴位的按摩，有助于结实手臂肌肉，清除多余的脂肪，重新塑造出修长、圆润的手臂。

按摩方法：在 5 分钟内，用拇指指端分别按揉肩井、天宗、臂臑、曲池、手三里穴 60—80 次，以局部感到酸胀为宜；在 2 分钟内，用拇指与中指用劲推拿内关、外关穴 30—50 次，以局部感到酸胀为宜；在 2 分钟内，用手掌从肩部向腕部，从手臂的内外、前后等各个方向推擦手臂 60—80 次，以手臂感到发热为宜；在 2 分钟内，用手指交替地自上而下擦手臂外侧面 60—80 次，以手臂感到发热为宜，

手到病除
推拿按摩治百病

可调节手臂气血运行。

温馨提示

在按摩时，要适当地加用精油，能够刺激皮肤收紧，起到很好的效果；两腿站立，双手握住哑铃，从胸前举至头顶停留片刻，再两手慢慢从胸前向下、向后举至极限停留片刻，可重复做5—10次。

▶ 赶走小腹的赘肉

如果女性的腹部堆满了赘肉，会让她们的生活充满无言的烦恼。腹部指人体骨盆和胸部之间的部分，处在身体的最中央，是特别容易引人注目的部位。腹部是大部分消化道的所在，意味着消化吸收都在这里发生，因此，这里也成了最容易堆积脂肪形成赘肉的部位。如果经常大吃大喝又不坚持运动，会使腹部脂肪明显增加，当然，遗传因素、女性荷尔蒙分泌不正常、类固醇药物的长期使用都可能导致腹部的肥胖。

真正健美的腹部应由细而有力的腰和线条明显的腹肌构成，在日常的体育锻炼中，不要忽视腹部的健美锻炼。转身运动就是锻炼腹部的一个捷径，具体做法是双手抱在脑后站立，迅速分别向左右两侧依次扭转上肢，注意不要以膝盖为轴，使运动轴心保持在骨盆以上，只要坚持每天做30次，就会收到意想不到的效果。当然了，还有更为简捷的方法，

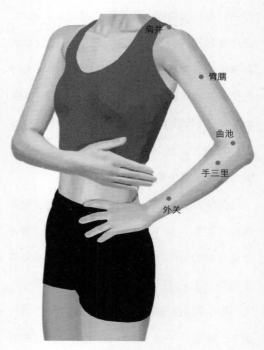

按摩手臂穴位

那就是用简便而又没有任何负作用的穴位按摩就能起到赶走腹部赘肉的效果。

按摩方法：在10分钟内，用食指或中指分别按揉天枢、中脘、下脘、气海、关元、阴陵泉、足三里、三阴交、丰隆穴60—80次，以酸胀为宜；在3分钟内，双手虎口交叉，掌心紧贴小腹揉摩90—120次，以小腹部微微发热为宜。

温馨提示

双肩稍向后并且自然下垂，注意收腹挺胸，时间长了就会使肌肉变得平坦，对于胃部也能起到明显的收缩作用；上身平卧，腿伸直并尽可能抬高，接着再缓慢放下，可重

复5—10次；仰卧，双臂左右平贴地面，两腿伸直后同时屈膝提起，吸气，使大腿贴近腹部，然后呼气，缓缓还原到原来的状态，可重复5—10次。

▶ 塑出动人的曲线

纤细的腰部曲线是女人优雅的标志，但"水桶腰"让女性失去婀娜多姿的身材，也让她们在生活中有了难以言说的烦恼。"水桶腰"的形成原因极其复杂，其中运动量不足、久坐、爱好抽烟饮酒是主要的原因，另外，遗传因素、女性荷尔蒙分泌改变、类固醇药物的长期使用等都可能造成"水桶腰"。

"水桶腰"的形成与生活方式以及内分泌水平有密切的关系，此时，要想塑造迷人的腰部曲线，就应控制好饮食结构，避免多糖食物以及啤酒、可乐等饮料。在坐时要保

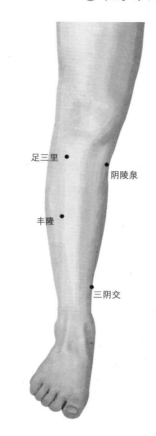

按揉下肢穴位

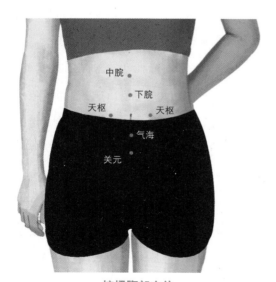

按揉腹部穴位

持腰部挺直，站立时要经常有意识地收缩腰肌与挺直腰板。在为消除"水桶腰"而卖力地进行运动、节食的时候，还可以随时捏拿拍打腰腹部的脂肪组织，通过穴位的按摩有效地消灭腰部脂肪，拥有动人的"S"形曲线。

按摩方法：在9分钟内，用食指或中指分别按揉天枢、中脘、气海、关元、阴陵泉、阳陵泉、足三里、丰隆、三阴交穴60—80次，以局部感到酸胀并向周围放散为宜；取俯卧位，在5分钟内，用食指或中指分别按压三焦俞、肾俞、命门、志室、昆仑穴60—80次，

以酸胀为宜；在5分钟内，用手掌向下分推腰腹部多余脂肪，力度要稍重，以皮肤发红、感到发热为宜。

温馨提示

做扭腰动作，一手握把手或拉一定重量的重物，做各种姿势的扭腰和转身练习，使腹外斜肌和腰部肌肉能得到充分的锻炼；每天做30分钟的有氧热身运动，例如爬楼跳绳、羽毛球等，腿要抬到一定高度，这样可以使

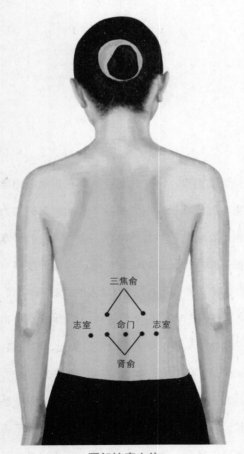

腰部按摩穴位

血液加速循环，消除多余的脂肪；在有氧运动1小时前需要适量进食，可以是谷物、水果、蔬菜类的；一切要以自身为本，只要持之以恒地锻炼，就能得到美丽的回报。

▶ 让臀部翘起来

拥有丰满、紧实、翘挺的臀部是现代女性性感的象征，是每个女性的美好愿望。国际时尚界公认美臀的四大标准：臀部必须紧实浑圆，走起路来不能晃动得太厉害；整个臀部必须与身体比例配合适当，大小要均衡，太大或太小都不合格；前凸后翘是评定美臀的重要标准，在走路和转身时，臀部都要有一点儿上翘；臀部的皮肤要白皙、细腻、有光泽、弹性好，脂肪的多少要恰到好处。

女性臀部是体内多余脂肪最容易堆积的部位，造成臀部过大或松垂的主要原因是不运动和吃得太多。长时间缺少体育锻炼，会造成臀部血液循环减慢，淋巴回流不畅，体内毒素容易堆积在臀部，引起脂肪囤积。另外，生育完小孩的妇女也容易出现臀部过大或松垂，这可能与体内激素水平改变有关。由于臀部肌肉组织发达，通过臀部的穴位按摩和肌肉锻炼，可以有效地促进血液循环和淋巴回流，增加脂肪代谢，使臀部曲线美观起来。

按摩方法：在8分钟内，用大拇指分别按揉肾俞、命门、小肠俞、承扶、殷门、环跳、委中穴60—80次，以酸胀为宜；在2分钟内，

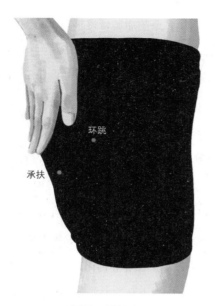

环跳
承扶

环跳、承扶穴

用双手十指自下而上抓捏与提拿臀部肌肉，可预防臀部下垂，以发热为宜。

温馨提示

结实的臀部肌肉可以预防臀部下垂或平坦，在自然站立的情况下，上身保持正直，稍微把一侧下肢向后伸，这样臀部肌肉就紧张了，两腿交替做此动作；在抬腿时，需要注意足尖下压，并且臀部不能离地，尽量将腿伸直、抬高；在缓缓吸气的同时抬右腿，在最高处停片刻，然后边吐气边缓缓放下；模仿踏自行车的动作，轮流屈伸两腿，动作要较快而灵活，屈伸范围尽量大。

▶ **打造修长的美腿**

腿部几乎占了人体比例的一半，一双修长的玉腿会散发出女性的美丽，往往最能吸引人们的目光。许多女性因为有粗粗的大腿和小腿，让她们不敢穿漂亮的裙子，成为心中挥之不去的阴影，这是因为长时间坐着，缺乏科学的运动方法和合理的饮食安排，大腿和小腿堆积过多的脂肪造成的。想穿漂亮的衣服需要姣好的身材，其中最重要的就是腿要瘦，要修长纤细与圆润坚实。

拥有一双美丽修长的玉腿，成了许多女性梦寐以求的愿望。要想真正地拥有一双美腿，首先要对自己的美腿类型有一个充分的认识，不少女性为了让自己的双腿修长美丽，要么跑步，要么节食，要么跳舞，要么喝减肥茶等。其实，通过按摩腿部的穴位，疏通上下经络，促进下肢的血液循环，就可以消灭腿部的脂肪，让双腿达到令人满意的境地。

按摩方法：在4分钟内，用拇指或食指分别按揉风市、殷门、委中、承山穴60—80次，以酸胀为宜；在5分钟内，用拇指或食指分别按压血海、阳陵泉、足三里、丰隆、太溪穴60—80次，以酸胀为宜；在6分钟内，用手掌交替地自上而下分别拍打大腿和小腿的内侧、外侧和后侧30—50次，脂肪丰厚的部位要用力打，以下肢感到发热为宜。

温馨提示

经常参加体育锻炼，早晚各做10分钟左右的下蹲运动，经常踮着脚尖在室内走走，仰面躺下做蹬腿运动；坚持小步快走，既不

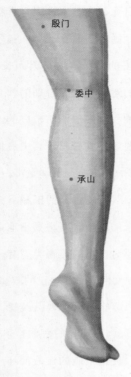

股门、委中、承山穴

代谢，让多余的脂肪慢慢消除，达到瘦脸的目标，还下巴以完美的曲线。

按摩方法：在 4 分钟内，用拇指或食指分别点按承浆、大迎、廉泉、颊车穴 60—80 次，以局部感到酸胀并向下颌和颈部放散为宜；在 2 分钟内，将下巴抬高，颈部绷紧，双手掌心由锁骨处揉摩至下巴下的颈部肌肉，以有红热胀感为宜；在 1 分钟内，将下巴略抬高，双手拇指尖放在颊骨侧的凹处，用力按压片刻，重复 3—5 次；在 2 分钟内，两手轮流将下巴的赘肉由下往上推摩拍打 30—50 次，以酸痛为宜。

温馨提示

要以勤快去去除双下巴，减肥去除双下巴虽然很容易，但是不可以懒，要坚持按摩和相关的运动；在 3 分钟内，用两手大拇指按摩耳垂下方，帮助结实下巴肌肉，提起下巴松弛的皮肤；用大拇指、食指与中指一起

会增粗肌纤维，同时还可以减少腿部的脂肪；养成良好的饮食习惯，要多吃含钾的食物，因为钾有助于排出体内多余盐分，含钾的食物包括菠菜、番茄、香蕉等，应避免快餐，控制咸食，少喝碳酸饮料。

▶ 去除烦人的双下巴

"双下巴"是人们对下颌脂肪袋的俗称，是由于下巴脂肪组织堆积过多，加之上了年纪皮肤老化松弛而引起。双下巴会随着年龄的增长愈来愈明显，会使下巴失去了固有的线条美，以中年女性更为多见。按摩是去除双下巴的一个好选择，可以增进下巴的新陈

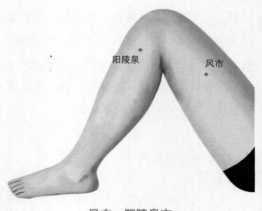

风市、阳陵泉穴

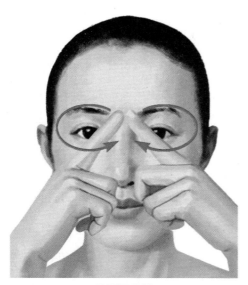

做眼周推抹

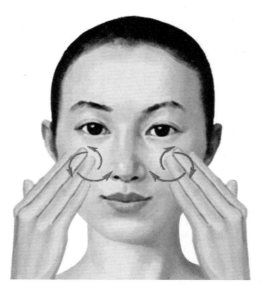

以颧骨高点为中心做螺旋按揉

将下巴的脂肪慢慢往上拉，每天坚持 3 次；做抬头，拉长颈部动作，以稍感紧绷为宜。

▶ 五官美容按摩法

朱唇皓齿、眉清目秀等描述五官的词汇，总是给女性们以无限的想象，希望在现实生活中，能有神奇的方法使自己的五官总是保持端庄而美丽。五官具有视、听、味、嗅等特殊功能，与身体的其他脏器具有紧密的联系，对维持人体各器官的正常功能具有重要的作用。保健按摩对五官具有显著的影响，在按摩时，应选择通风良好、安静幽雅的环境，按摩前要洗手，并先搓热双手掌，操作要随着心中默数而有节律地进行。

眼部按摩：在 10 分钟内，先用双手食指自两眉心开始，沿眼周做环形推抹法后返回眉心，再用双手食指侧指腹在眼内眦沿眼睑下缘至太阳处做抹法，双手中指与无名指指腹盖于上眼皮上来回揉动，可反复操作多次，直至眼部有热感为宜。

颊部按摩：在 5 分钟内，双手四指并扰，四指指腹以两颧最高点为中心由内向外做螺旋式按揉，力度应轻柔细腻，以酸胀为宜。

鼻部按摩法：在 5 分钟内，用双手中指指腹环形按揉鼻根至两侧鼻翼 3—5 次，然后用双手中指指腹推抹两侧鼻翼 3—5 次，再用双手中指指腹揉抹鼻尖部 3—5 次。

嘴部按摩：在 5 分钟内，双手中指指腹旋转按揉口唇边缘，使唇边有热胀感为宜，然后四指并扰按于嘴角边，并向外拉扯，可重复做多次，力度应轻柔。

耳部按摩：在 5 分钟内，将双手的拇指置于耳后，食指置于耳前，手掌在面颊上做圆周运动，带动耳部肌肉一起运动，然后，右手朝上推移，左手向下推移，反复运动10次左右。调换运动方向，再反复操作10次左右。

温馨提示

保持良好的精神状态，多用按摩的手法爱护五官，可使耳聪目明齿固鼻通；注意生活环境中的空气质量，避免接触灰尘及有害气体对五官造成刺激；多听一些曲调舒缓优美的音乐，最好是避免听那些声响很强烈的音乐；要对眼睛倍加关爱与呵护，不论是上学期的儿童、准备应考时期的学子，都要特别注意用眼卫生。

▶ 耳朵按摩养容颜

用灵敏的耳朵倾听优美的音乐及大自然的种种奇妙之音，这是一种美好的精神享受。耳朵是一种高度发育的感觉器官，构造非常复杂，分外耳、中耳和内耳三部分。外耳道是一个"S"形管道，分布着丰富的神经；中耳由鼓膜、鼓室、咽鼓管和乳突等组成，在人的听觉中居于最重要的地位，它负责调节声音并把声音传入内耳部分，与里面的感音器部分发生共鸣，从而使人能够接收到外部的声音信息。殊不知，按摩耳朵还有美丽容颜的奇妙作用。

按摩方法：在1分钟内，用双手掌心按在同侧耳部揉动30—50次，以耳郭充血为宜；在1分钟内，用双手食指轻插在同侧耳道内，

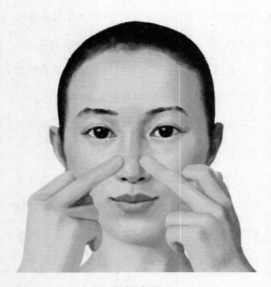

按揉鼻翼

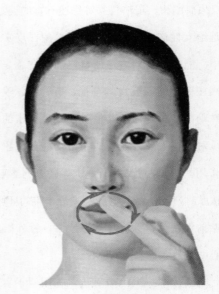

按揉唇缘

以拧转的动作旋入耳内，可重复做 10—20 次，以酸胀为宜；在 2 分钟内，用双手拇指和食指分别对捏同侧耳垂，并进行有节奏的揉按 30—50 次，同时再向外、向下轻拉耳垂，以微痛为宜；在 2 分钟内，用双手掌心紧捂外耳道，手指后伸，用食指与中指相叠弹击脑后枕部 10—20 次，同时挤按双耳孔，以有轰响声为宜。

温馨提示

强噪音对耳朵会造成极大的危害，如果有种种原因需要待在噪音很强的环境中，应使用耳塞保护听觉，可以随时用双手食指和拇指按揉耳朵，从耳尖往下一直到耳垂，每次直到耳朵发红为宜；除了确保避免让异物刺穿鼓膜，还需要经常采取其他措施来预防一些常见的耳疾；保持良好的精神状态，多听一听曲调舒缓优美的音乐；注意补充营养成分，饮食宜清淡而富有营养，多食含胡萝卜素和维生素 A 丰富的食物。

▶ 百会穴专治更年期综合征

更年期综合征是指女性在进入中年之后，由于排卵功能衰退，雌激素水平下降，卵巢就开始停止排卵，从而出现与绝经有关的一系列症状。患有更年期综合征的女性，虽然不用担心会发生什么病变，但往往在情绪上表现为烦躁、易怒、心神不安等，而在身体上则表现为多种障碍病症的出现，主要有阵

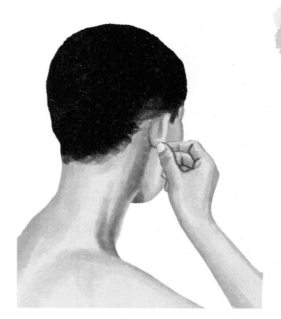

捏耳垂

发性面部潮红、心悸、头痛、失眠等一系列神经系统功能紊乱的症状。目前在治疗更年期综合征方面还没有什么特效药，穴位按摩可一试身手。

按摩方法：百会穴位于人的头顶，用力按压百会穴，不仅会有局部出现麻胀感，还会觉得有一种力量深入到脑子深处，一般人都会有一种头清目明的感觉，有了这种感觉，就说明按压取得了效果，会对更年期综合征起到很好的疗效。在按压百会穴的同时，在 2 分钟内，还可以用大拇指按压印堂、太阳穴 60—80 次，以产生热感为宜。

温馨提示

更年期综合征患者要保持良好的精神状

态，尽力克服情绪上的障碍；努力在生活中培养一些有趣味的爱好，转移注意力；注意日常饮食的调配，不吃辛辣食品；不必过于恐慌，因为这种症状只是一个阶段性的病症，一旦克服过去了，很快就会恢复健康。

▶ 按摩太阳穴与消除烦恼

烦恼是什么？每个人都有属于自己的解释。在现实生活中，心地细腻的女性总是在不同的时刻被烦恼所困扰，当她们被烦恼的情绪所控制的时候，往往会无缘无故地发脾气，甚至与人吵架。女性们因为烦恼，有的还会感到生活乏味，对人生失去信心，身体健康也会受到不同程度的损害，如神经衰弱、失眠、头痛、消化不良等疾病的发生和发展，都与烦恼的心情有关。

按摩方法：太阳穴、风池穴、内关穴等

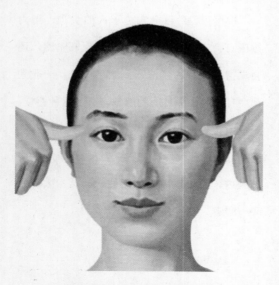

按揉太阳穴时需两侧同时进行

三个穴位具有安神镇静的作用，尤其以太阳穴为主。太阳穴位于眉梢与眼外眦之间向后1寸许的凹陷处，穴位下边有静脉血管通过，因此，用手指按压这个穴位，就有可能对脑部血液循环产生影响。按摩太阳穴时要两侧一起按，在2分钟内，两只手十指分开，两个大拇指顶在穴位上，用指腹用关节均可，以产生酸胀感为宜。每天如此重复10次，效果会更好。

温馨提示

按压太阳穴对头痛、头晕、用脑过度造成的神经性疲劳都有一定的疗效，可从不同层面降低烦恼的困扰；在日常生活中遇到烦恼时，要用坦荡的胸怀与理性的思考去面对，把烦恼转化为快乐。

▶ 清除恼人的皱纹

随着时光的不断流逝，女性们的年龄也在不断地增长，各种皱纹也会悄悄地爬上面容，出现的顺序一般是前额、上下眼睑、眼外眦、耳前区、颊、颈部、下颌、口周。氧化细胞而形成的脸部皱纹，一般可分为萎缩皱纹和肥大皱纹两种类型：萎缩皱纹是指出现在稀薄、易折裂和干燥皮肤上的皱纹，如眼部周围的鱼尾纹；肥大皱纹是指出现在油性皮肤上的皱纹，数量不多，纹理密而深，如前额、唇周围的皱纹。

按摩方法：在 5 分钟内，用食指或中指分别按压风府、百会、囟会、神庭、足三里穴 30—50 次，以酸胀为宜；在 8 分钟内，用食指或中指分别按揉睛明、攒竹、鱼腰、丝竹空、太阳、瞳子髎、四白、印堂 30—50 次，以酸胀为宜；在 2 分钟内，将双手食指放于鼻翼两侧，指腹从此处按揉至面颊部直至两侧太阳穴处，连续数次；在 2 分钟内，用双手拇指指腹按压在印堂穴处，然后两手交替向上推至前额入发际处 30—50 次。

在做防止脸部皱纹的总体按摩的同时，还可以单独地做针对局部皱纹的按摩。

防额头纹：在 2 分钟内，用手指按压眼眉上缘的皮肤，有意识地不让眉毛上移，使额头的皮肤绷紧，在手指向上移动的同时默数至 5—10 时，随即放松，重复做 3 次，可增强额头肌的弹力。

防鼻纹：在 2 分钟内，用两手食指分别从眉头起，沿左右眉轻擦至眉梢 5—10 次，然后，两手手指从眉头起以螺旋式运动经额头分别揉至左右眉梢 5—10 次。

防眼纹：在 5 分钟内，用两手手指压紧太阳穴处，并相对地配合眨动双眼，然后将手指向下慢慢地移向颧骨并继续眨眼片刻，而后放松。连续做完两次后，头部端正，眼睛平视，然后慢慢闭眼片刻，后将双眼重新睁大并远望，可重复 3 次。

防嘴纹：在 5 分钟内，用上、下嘴唇绷紧包在牙齿上片刻，然后松开双唇，重复做 3 次。接下来，双唇噘起呈向前突起 "O" 形的同时，用手指反复从上唇抚摩至面颊，使嘴部放松片刻，重使嘴呈 "O" 形，重复做 3 次。

防颈纹：在 2 分钟内，直立或端坐，将脸慢慢地转向左肩，再转回中间，直至右肩。如此往复转头，重复做 3 次。

防面颊松弛：在 1 分钟内，尽可能将嘴角向上咧着笑，片刻后放松，重复做 2 次。

温馨提示

从颈部开始，在两侧与正面自上而下做按揉法，次数不限；茶叶是天然的健美饮料，除增进健康外，还能保持皮肤光洁，延缓面部皱纹的出现及减少皱纹，但不宜饮浓茶；咀嚼能运动面部肌肉，改变面部血液循环，增强面部细胞的代谢功能，如果每天能咀嚼口香糖 5—20 分钟，可使面部皱纹减少，面色红润；可用一些水果、蔬菜直接接触面部皮肤，皮肤受到最自然的滋润，去皱纹效果会非常理想。

▶ 跟雀斑说再见

雀斑除有碍美容以外，并没有任何主观感觉或其他影响。雀斑是不是跟麻雀有关系呢？准确的说是跟麻雀的卵有关系，见过麻雀蛋的人就清楚脸上的斑为什么叫雀斑了，这是一种黑色或茶褐色的色素沉着的污点，针尖至米粒大小，常出现于前额、鼻梁和脸

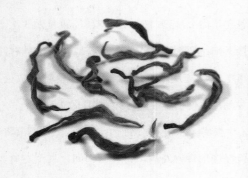

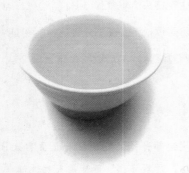

绿茶

茶确实含有与人体健康密切相关的生化成分，具有提神清心、清热解暑、消食化痰、去腻减肥、清心除烦、解毒醒酒、生津止渴、降火明目、止痢除湿等诸多药理作用。

颊等处，可能是肝脏功能退化或肾脏功能失调所致，如果不做根本治疗，雀斑是永远不会去掉的。用除皱消斑按摩法，可调节激素分泌及局部皮肤供血，以清除面部的雀斑、黄褐斑及皱纹。

按摩方法：在 3 分钟内，用拇指由上而下按擦膀胱经足跟外侧 5—10 次，指按压足小趾爪甲处束骨穴 5—10 次，由上而下按拿背腰中线部位 5—10 次，可治与妊娠有关的雀斑；在 3 分钟内，用手掌由下而上地沿着足部

肝经线按擦 5—10 次，用拇指刺激双膝内侧的血海穴 5—10 次，在左、右肩胛骨之间由上而下做经线刺激 5—10 次，可治因肝机能减退产生的雀斑；在 2 分钟内，用拇指由上而下按擦膀胱经足跟外侧 5—10 次，用毛刷由双大腿内侧向双脚跟部推拿 5—10 次，可治青春期前后发生的雀斑。

温馨提示

由于色斑是一种物理性损伤性皮肤病，因此最怕日晒，日光的暴晒或 X 线、紫外线的照射过多皆可促发色斑，患者应尽量避免长时间日晒；慎用各种有创伤性的治疗，以免造成毁容；防止各种电离辐射，这些不良刺激甚至比日光照射的损伤还要大，结果会导致色斑加重；养成良好的生活习惯，戒掉不良习惯，注意休息和保证充足的睡眠；多喝水、多吃蔬菜和水果，避免吃刺激性的食物。

▶ **孕妇美容按摩法**

孕妇在怀孕期间，身体会发生一系列的变化，如体形开始发胖，面部出现蝴蝶状黄褐色素斑的沉着，对女性体形健美和容貌美影响较大。此时，孕妇为了保证胎儿的健康快乐成长，要在生活中保持良好的心情，不要被烦恼的事情干扰，应多吃富含维生素的食物，注意充分的休息。怀孕后的皮肤非常敏感，因此，不要更换平时惯用的化妆品，

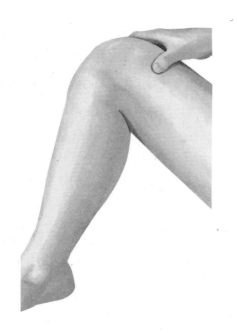

用拇指刺激血海穴

两手自然散开，左右手交替由前向后推按头皮，次数不限；妊娠妇女坚持经常做面部按摩，刺激神经系统和穴位，以促进血液循环，使面部保持红润光泽；养成早睡早起的习惯，每天保证睡眠时间8小时以上，让自己的身体保持在最佳状况中；进行适当的体育锻炼，可以散步、做体操等轻度运动，运动时间不宜太长；养成良好卫生习惯，保持干净，预防感冒；戒除烟酒等不良嗜好，少饮咖啡、茶、可乐等含咖啡因的饮料。

以免发生化妆品过敏。可用按摩的方法，保持美丽的容颜，在按摩前，要用清水将面部清洗干净，涂抹润肤膏。

按摩方法：在1分钟内，用双手拇指稍用力按压下颌部20—30次，以酸胀为宜；在3分钟内，用并拢的食指与中指从下颌向耳侧方向逆行推按20—30次，然后食指稍用力按压耳后凹陷处20—30次，以酸胀为宜；在1分钟内，用食指附于中指上从两侧嘴角向两耳侧边推按20—30次，以酸胀为宜；在1分钟内，双手食指稍用力按压太阳穴20—30次，以酸胀为宜；在1分钟内，用中指与无名指并拢，稍用力按压两侧鼻翼20—30次，以酸胀为宜；在1分钟内，用双手食指侧面刮揉两眉弓20—30次，以酸胀为宜。

健康长寿的奥秘

随着岁月的推移，每个人都会走过漫长的人生之路，迈入老年的门槛，此时，全身组织器官不断衰老，各种病症接踵而至。老年人常有慢性病困扰，其病程长、反复发作，往往有长期服药史，患者在对疾病作斗争的过程中，已对疾病的规律了如指掌，他们对于如何稳定病情，减少发作都积累了一定的经验。老年病的特点是起病缓慢，常以小病和不适而出现，有时难以分辨病与非病，易被忽略和轻视，因而，长时间地影响老年人的身心健康。

如何让老年人拥有健康、快乐与幸福的晚年？科学有效的、不同于其他形式的自我按摩，就是让老年人达到身心健康、延年益

手到病除
推拿按摩治百病

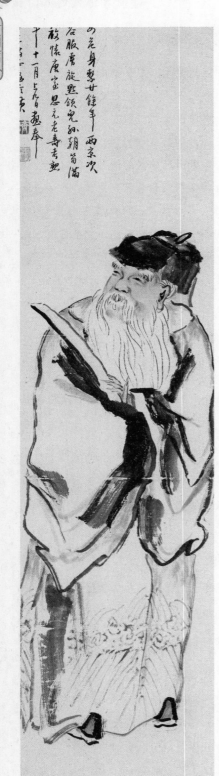

寿的最佳选择。老年人随时都在关注着身体的变化，对自己身体原有疾病和老化过程中逐渐出现的病痛有着切身的体会，这时就要保持乐观的情绪，选择自我保健按摩的方式及时解除病痛，为生活增添乐趣，为生命增添健康的保证，让夕阳焕发出绚丽的光泽。

▶ 老年保健按摩的作用

自我按摩可以延年益寿，这早已得到了科学的证实。如果一个人病体虚弱，通过按摩延缓或治好疾病，这就等于延长了生命；如果一个人患多种慢性病，没有使用自我保健的按摩措施，势必使人过早衰老，等于缩短了寿命。自我保健按摩在某种程度上与太极拳、慢跑和各种健身操一样，都有健身、防病、延长寿命的作用，只是按摩更为方便简洁，随时随地都可以进行，而且没有任何的副作用。

自我保健按摩就是用各种手法在体表一定的经络、穴位上施以不同的刺激手法。老年人经常进行自我按摩，具有如下的好处：能调节大脑皮层的兴奋和抑制过程的发展；能全面增强机体各系统的功能；能调节人的神经系统；能使血液中的血红蛋白、红血球、白血球含量增加，可以改变血液动力过程和增强物质代谢，从而提高人体的防御能力。

按摩具有抑制平衡失调，降低血压，调节高级神

寿星翁图

自古人们就试图通过各种方法探求长寿的秘密，除了生活环境是重要因素以外，那些善休养、重情操的，能保持一份心灵上的恬静与淡定的人往往成为真正的寿星。

经的活动，改善心血管系统的功能。比如按摩四肢肌肉和穴位时，在大脑皮层的作用下，可以使调节血管收缩和舒张的神经中枢活动加强，从而使血管扩张与血流加快，有益于血压的变化。此外，按摩还可以使肌肉收缩产生三磷酸腺苷、组织胺等物质，这些物质有扩张血管的作用，使血压下降。

老年人常会有高血压的困扰，会经常出现全身小动脉痉挛、扭曲、血流缓慢等病理改变，给心脏增加负担，使血压上升，此时，如果用按摩的方法就可以使心脏的排血量增加，外周阻力减低，小动脉的挛痉缓解，能调节心血管功能，从而使血压回归到正常的水平。

老年人没有慢性病，也应坚持经常自我按摩，这不仅可以使身体的各个器官保持良好的生理功能，还能促进脂类物质的代谢、使胆固醇和甘油三酯在体内加速运转，血液浓度降低，有助于防止动脉粥样硬化的发生，从而推迟衰老。许多患有多种慢性病的老年人更应坚持自我按摩治疗，以治愈各种疾病、增强体质、增加饮食，进而面色红润、精力充沛，达到延年益寿的目的。

▶ 老年保健按摩的疗效

进入老年期后，每个人在生理上都会发生巨大的变化，主要表现为：对外界的自我调节能力和适应能力变弱；脏腑气血已衰，常有多种疾病并存；一些脏器的功能已经减退或丧失，给一些疾病的治疗增加一定的难度；在心理上容易产生孤独与忧郁之感。

老年人的保健要注意以下几点：保持良好的精神状态，摆脱外界的不良刺激，培养养花、听音乐、书法等兴趣；适当地参加体力劳动或体育锻炼，能增强体质，以延缓衰老；保持有节制的、规律的生活习惯，饮食宜清淡，要讲营养；要营造良好的环境，良好的自然环境与和睦的家庭氛围，有助于健康长寿；当身体有不适或有某些疾病时，要树立战胜疾病的信心，并进行积极治疗与调养。

自我按摩作为健康长寿的一朵奇葩，要与上述的体育锻炼、饮食、生活习惯、情绪等方面加以注意和配合，才能收到奇效，按摩的作用才能更好地体现出来。

自我按摩的具体方法：在10分钟内，用食指或中指分别按压百会、风池、曲池、内关、中脘、气海、足三里、三阴交、涌泉穴60—80次，顺序可自上而下，操作方向均为顺时针，结束时，可配合揉搓面部、足心各100次，每天临睡前操作一遍。可根据具体病情进行调整，如平时有高血压、冠心病，可在百会、曲池、内关、膻中、足三里穴多施手法；平时有神经衰弱，肠胃功能不好，食欲不振，可在风池、内关、中脘、足三里多施手法。

在坚持穴位按摩的同时，也可在每晚临

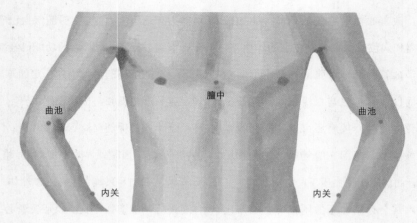

曲池

膻中

曲池

内关

内关

曲池、内关、膻中穴

睡前用双手或用毛巾摩擦全身，可按照左小腿、右小腿、左手、右手、左大腿、右大腿、左臂、右臂、臀部、背脊、腹部、胸部等顺序摩擦，以皮肤发热并呈现薄红色为宜，如能在洗澡时操作，效果会更佳。摩擦全身具有诸多的好处：可以加强血管的反射，使肌肤能轻松应对暑热与寒冷；可使全身血液运行舒畅，防止高血压病的发生和皮肤老化等。

▶ 老年保健按摩的特点

人在世间生活，由于多种因素会造成机体患病，患病的状态会不断地损伤身体，缩短寿命。老年人生理功能减退，由于衰老降低了机体对疾病的抵抗能力，各种疾病找上门来，为老年人带来了痛苦、烦恼、恐惧等心理。自我保健按摩就是为了提高机体的状态，抵抗病魔，防止疾病的发生，从而积极、有效地保证生命的健康，提高生命的质量，

为老年人带来一个健康、快乐与幸福的晚年。

老年保健按摩就是用不同的手法作用于人体特定的部位，用不同的刺激量来调节人体的不平衡状态，达到治疗与保健的目标。老年保健按摩主要有简便易行、安全有效、适应症广泛等几个特点，常年坚持按摩，会为生命带来美好的享受。

简便易行就是只要学会各种常用的手法，不需要任何特殊的设备，只用一双手随时随地都可以进行治疗；安全有效就是没有任何副作用，一般的药物都会产生程度不同的副作用，而按摩治疗只要掌握基本手法及注意事项，就能进行治疗，当然，按摩不是万能的，不属于适应症的，绝对禁止使用按摩疗法；适应症广泛就是能够治疗与保健的范围非常大，尤其对一些运动系统的伤病，慢性、功能性疾病，以及某些器质性病变等均有较好的效果。

▶ 老年按摩的作用原理

人体的健康状态就是一个阴阳完美的协调，如果阴阳由于各种原因而失调时，就可以用按摩来恢复阴阳平衡，达到驱除疾病的目的。老年保健按摩也是如此，当老年人因正气不足或脏腑、组织、器官有损伤之时，可以采取按摩手法来补虚泻实，使人体的气血津液、脏腑、经络等起到有益的变化，使机体总是保持在健康的状态。

对肌肉、肌腱和韧带的作用：按摩能改善血液的循环，提高局部营养代谢，使肌肉的兴奋性提高。按摩可以增加肌腱和韧带的弹性，当肌肉组织在经过不同的原因损伤，出现肌肉收缩、紧张直至痉挛时，可通过按摩使出血和渗出液吸收，加速再生和修复过程。老年人坚持按摩肌肉、肌腱、韧带，可以延缓组织的退变过程，增强运动能力，对长期卧床的病人可起到防止或减轻肌肉萎缩的作用。

对神经系统的作用：神经系统包括大脑、脊髓、神经和神经细胞，人体所有的其他系统都被神经系统直接或间接地控制着。老年人用轻手法对症按摩，可有效地降低中枢和周围神经的兴奋性，有镇静、促进睡眠、止痛和缓解肌肉痉挛的作用。按摩机体还可以刺激周围神经的再生能力，并可调节中枢神经功能，提高代偿能力，可对人体的其他系统做出完善的调节。

对循环系统的作用：按摩通过在体表经穴、部位的直接刺激，从而调和气血、促进血液循环，从而减轻心脏的负担；可使局部毛细血管扩张，血管壁的通透性增加，改善组织的代谢；按摩可增加血管弹性，保持经脉通畅，促进侧支循环的建立。老年人在年龄的增长过程中，脂肪代谢功能不断下降，高糖和高脂肪饮食很容易造成营养过剩，从而有血脂增高、动脉硬化、高血压的危险，可通过按摩来解除危险，保证身体的健康。

对人体免疫功能的作用：人体的免疫系统是人体抵御病原菌侵犯最重要的保卫系统，病原体在侵入人体后，一般会遭到免疫系统的杀灭。老年人自我保健按摩，可促进正常免疫细胞的生长、发育，提高其活性，以及促进淋巴细胞、白细胞和其他免疫细胞对病毒、细菌的过滤作用和吞噬作用。按摩还可使人体的组织胺、类组织胺等物质增多，从而加快血液循环，加速营养的补给。

对心理和精神状态的作用：心理健康与生理健康的关系非常密切，心理健康的核心就是保持良好的精神状态。人到了老年时，会面对一系列的孤独与苦恼，这时候，就需要保持平和的状态，如果心情轻松愉快了，免疫力也会随之提高，抗病力增强。老年保健按摩就能使精神和躯体放松，使身体远离疾病的困扰，心理功能会处于最佳状态，从而用美丽的生活旋律谱写生命的乐章。

▶ 老年按摩的手法要求

老年保健按摩就是用基本的手法作用于人体特定的部位，以促进血液循环，改善消化功能，强壮筋骨，提高健康水平。其按摩手法与常见病一样，为了达到深透和渗透的目的，必须做到持久、有力、均匀、柔和的原则。"持久"就是指按手法的要求作用一段时间；"有力"就是要达到一定的力度；"均匀"就是指手法的力量、速度及操作幅度要均匀；"柔和"就是指手法要轻柔缓和。

熟练地掌握了每个手法的操作、动作要领、作用、特点等后，就能自然而然地达到深透与渗透。"深透"就是指每个手法完成后，会使相应的组织得到充分的放松；"渗透"是指一些手法会达到从浅层组织渗透到深层组织的效果。老年人在学习按摩时，要深刻体会，细心揣摩，逐渐熟能生巧，最终达到得心应手地运用的目的。

手法的补泻：补泻是按经络的循行而言的，顺经络循行方向的操作手法为补，逆经络循行方向的操作手法为泻。刺激强度：轻刺激手法为补，重刺激手法为泻；血流方向：向心性的手法为补，离心性的手法为泻；手法的频率：频率慢的手法为补，频率快的手法为泻；手法的旋转方向：顺时针方向的手法为补，逆时针方向的手法为泻。老年人在做保健按摩时，因年龄原因，一般采用补法为宜。

按摩的强度：老年人在做自我保健按摩时，要循序渐进，在按摩开始时先用温和的手法，而后慢慢加强直至最大的强度，在治疗结束前，再由最大的强度慢慢减弱直到最后停止。在强度不同的按摩时，穴位的反应要求也是不同的，有时要有酸胀的反应，有时要有放射性的酸麻感，如果只感觉疼痛而没有酸胀的感觉，说明强度太大或穴位不准，需要及时地进行调整，以达到按摩的最佳效果。

按摩的时间：老年人在进行自我保健按摩时，必须掌握好按摩的时间，按照常规，小部位的病症及损伤，在每个穴位、感应点或病理反射区按摩3—5分钟就行了，大部位的病症及损伤，一般保持在20分钟左右为宜，最长不超过30分钟。对上了年龄且体弱者，每周可以按摩2次，以便给虚弱的机体一个恢复的过程，一般每个疗程为10次。

▶ 解除大脑的疲劳

大脑是人体最为繁忙的总指挥，指挥着神经细胞向全身发送信息，指挥着人们劳动与思考，对体内各种功能不断作出迅速而完善的调节。疲劳是在脑力或体力劳动后，引起的组织和器官能力暂时下降的现象，经常会造成一些局部或全身的不适。疲劳提示人们要善于维护身体的健康，及时解除疲劳，

用两手食指分别压在中指上，沿鼻子两侧自上而下轻轻地搓摩30—50次，再在鼻通穴上按揉30—50次，以酸胀为宜。

按摩前要全身放松，取坐位或仰卧位，先慢慢做几次深呼吸；适当参加户外活动，保证良好的睡眠；做好大脑的养生保健，对于预防神经类疾病，会有事半功倍的效果；在适宜的体育锻炼中不断地提高自身的体质，使大脑处于一个健康而安静的状态之中。

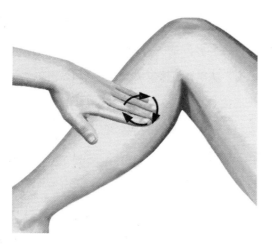

施手法时以旋转方向的不同而区别补、泻法

能有效地恢复组织、器官的正常状态和提高人体的工作能力。

脑疲劳在老年人中是常见的，与组织中缺血、缺氧和代谢中产生的废物增多有直接关系。在生命逐渐衰老的过程中，特别是在睡眠不足、情绪低落、有慢性病、高温环境等情况下更易疲劳，常有头昏、脑胀、头痛、失眠、记忆力减退等症状。按摩能改善局部血液循环，改变组织的缺氧状况，促使废物排出体外，是及时解除疲劳的最佳选择。老年人学会自我保健按摩，用自己的双手及时解除疲劳，对晚年具有极为深远的意义。

按摩方法：在7分钟内，用食指或中指分别按揉神庭、上星、百会、太阳、风池、合谷、神门穴30—50次，以酸胀为宜；在5分钟内，用食指或中指按压印堂、风府、天柱、安眠、留风穴30—50次，以酸胀为宜；在3分钟内，

▶ 保护娇弱的肺脏

肺炎是老年人最常见的感染性疾病，是导致老年人死亡的主要病因之一，因此，保护好肺脏是老年保健中最为重要的课题之一。肺是五脏中最为娇嫩的器官，许多肺小叶构成了质软而有弹性的特点，每个肺小叶下面都有一个细支气管，细支气管再分为呼吸性细支气管，呼吸性细支气管再分支成肺泡管，肺泡管的末端膨大成肺泡。肺泡的数量异常庞大，两肺共有3—4亿个肺泡。

肺炎作为侵害老年人生命的罪魁祸首，是因为多数老年人体质虚弱对致病菌缺少抵抗力。肺炎是由于体内缺少维生素C，肺泡出现发炎的症状，按病因分为细菌性、病毒性、支原体性和霉菌性肺炎。肺炎中的90%—95%是由肺炎球菌引起，这些细菌一般在健

康人的上呼吸道里，并不会引起疾病，当人体抵抗力下降时才会侵入机体而致病。老年人随着年龄增大，肺部感染的发病率、病死率呈直线上升趋势。

抗生素广泛应用后，为肺炎患者带来了美好的希望，但发病率和死亡率仍没有明显的下降。老年人患肺炎时，有不典型、多样化、变化快、预后差的特点，感染多在慢性支气管炎、阻塞性肺气肿的基础上发病，也可同时存在高血压、冠心病、糖尿病等。老年性肺炎的咳嗽、咯痰较轻或根本不咳嗽，或有

痰无力咳出等，而呼吸困难和呼吸衰竭突出，合并症和并发症多有发生。在肺炎还没有光临时，就需要用保健按摩的方式加以预防。

按摩方法：在5分钟内，用食指、中指分别按揉天柱、丰隆、足三里、大椎、肺俞穴30—50次，以酸胀为宜；在6分钟内，双手掌互相摩擦发热后，用掌心推擦另一手臂内侧前缘的肺经90—120次，然后用手分别拍打尺泽、孔最、太渊穴30—50次；在3分钟内，用两手掌置于双胁肋处，同时向左右反复来回推擦胸肋90—120次，以局部发热发红为宜；在3分钟内，用双掌心分别置于耳郭后方的枕部和颈项部，反复搓擦枕后90—120次，以局部发热发红为宜。

温馨提示

增强体质，提高自身的免疫力是预防肺炎最为有效的途径，要每天坚持进行适当的体育锻炼；要保持居室安静，保暖，空气流通；养成良好的卫生习惯，保持口腔卫生，预防上呼吸道感染，及时治疗呼吸道疾病；慎用退热药，以防出汗过多引起虚脱，体温过高时，可用温水、酒精擦身等方法来降低体温；在日常的饮食上，要多食用易消化，富有营养，铁含量丰富的食物，平时要多饮水与新鲜的果汁。

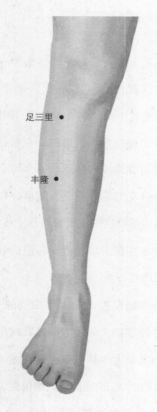

丰隆、足三里穴

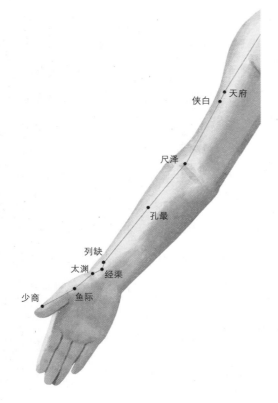

侠白 • 天府

尺泽

孔最

列缺

太渊 经渠

少商 鱼际

推擦手臂内侧前缘的肺经

▶ 头部按摩益处多

头部是中枢神经系统所在地，分布着丰富的经络和穴位。人到老年后，随着身体的日趋衰弱，头部由于和外界环境接触最多，因而有许多疾病从头部发生了。头部作为精明之府，是机体异常重要的组成部分，通过头部就可以察知肾、脑的病变和脏腑精气的盛衰。在头部密如蛛网的穴位中，反映着全身器官的健康信息，比如面部润泽丰满，毛发稠密光泽，提示有着良好的健康状态。

头部保健按摩引起了越来越多人的重视。实践证明：头部按摩可促进人体的血液循环，

可增加皮肤对氧气及其他营养物质的供给，可调节大脑的功能，可调整体内各腺体的分泌功能。老年人在进行头部保健按摩时，可以根据不同的需求来区别对待，有时在按摩运动区、感觉区等，还必须配合非功能定位对应的头皮区。在按摩的同时，还可进行相应的肢体活动和言语训练等，从而提高大脑皮质的敏感性。

老年头部保健按摩是在长期实践中通过反复摸索、验证、总结所创立的一门独特的治疗方法，具有通俗易懂、简便易学、见效迅速、疗效持久及没有任何副作用的特点，用不同的手法作用于头面部，调整人体气血，达到阴阳平衡而起到保健作用。老年头部保健按摩既不需任何药物和医疗器械，也不讲究诊治场所，只要自己的一双手就可以了，学会头部保健按摩，会为为健康而发愁的老年人带来意想不到的惊喜。

按摩方法：在6分钟内，用食指或中指分别按揉印堂、神庭、太阳、天柱、风池、百会穴30—50次，以酸胀为宜；在2分钟内，用手掌在后颈搓擦20—30次，然后用食指或中指搓擦大椎穴30—50次，以酸胀为宜；在2分钟内，将两手搓热后，即放到脸部由上而下搓擦30—50次，以面部发热发红为宜；在2分钟内，整个头部从左到右，再从右到左来回摆动10—20次，然后再进行上下点头10—20次，以酸痛为宜。

不要洗头过勤，平时一星期洗一次头就可以了，也不宜用碱性过多的肥皂，要经常用手指梳头，有益于促进头部血液循环，增加头发的营养；经常用双手擦面，可促进血液循环，增加机体的抵抗力；将眼球左右、上下转动，坚持眨眼，可使视力衰退减缓；每天用左手绕过头顶提拉右耳，再用右手绕过头顶提拉左耳，次数可保持在10—20次；每天用双手大拇指按摩鼻翼两次，次数可保持在30—50次。

▶ 足部按摩保健康

人老脚先衰，有病脚先疼，这是每一个老年人都难以绕过的烦恼。足部离心脏最远，处于全身最低的位置，聚集着无数蛛网般的毛细血管，返回心脏的血流（静脉流）易在这里滞留，因此，足部又被称为"第二心脏"。血液中的酸性代谢产物和矿物质容易在这里

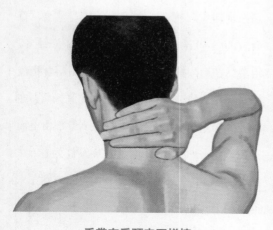

手掌在后颈来回搓擦

积聚，天长日久就会使足部反射区在受到异常刺激，或足部的肌力因缺乏运动和老化而下降时，足部的血流便开始迟缓，会诱发相关的病症。

足部按摩的神奇作用，在蒙昧的远古时期就被先人们发现了，手舞足蹈可以消除疲劳和振奋精神。如果通过对足部的特定部位施以特定的按摩手法，就会使作用部位相对应的器官发生相应的变化，从而改善足部反射区的血液循环，使血管扩张、血流加快、血流量增大，不仅增强了肾、输尿管和膀胱等排泄器官的排泄功能，还增强了肺和支气管呼吸功能，促进了气体交换及各器官的新陈代谢。

老年人在进行足部保健按摩时，手法要灵活运用，按压区位时，要进行适度持续性的刺激，有正常的压痛感最好，应以反射区内压痛最敏感部位为重点，其中，腹腔神经丛、脾、肾、输尿管、膀胱是5个必须选择的反射区。足部按摩要先做左足再做右足，先做足底再依次做足内侧、足外侧及足背，按摩前用温水洗净足部，全身放松。只要坚持不懈地进行足部保健按摩，就可使身体充分放松，缓解精神紧张或心理压力，保持健康的身心。

按摩方法：在8分钟内，用双手的拇指分别按压阴陵泉、承山、三阴交、昆仑、申脉、金门、丘墟、太溪穴30—50次，以酸胀为宜；在2分钟内，用双手拇指指腹同时自跟骨前

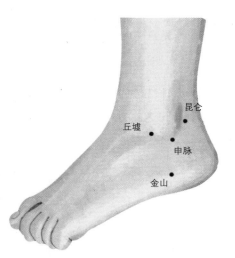

丘墟、昆仑、申脉、金山穴

直推到脚趾处 20—30 次，以酸痛为宜；在 2 分钟内，用双手掌分别推擦双足心 20—30 次，以足心发热为宜；在 8 分钟内，用两手拇指或食指分别按揉两足胃部、甲状腺、淋巴腺及肺部反射区 30—50 次，以酸胀为宜。

温馨提示

在按摩前，要先探查心脏反射区，在心脏正常的情况下，再决定按摩力度，以免发生意外；居室要保持空气流通、温度适宜、清静整洁；有很多内脏反射区分布在脚底，要用较大的力度，才能起到有效刺激作用；如果足部有外伤或感染时，可按摩对侧足部的相应部位或同侧手部对应的区域；按摩时，要尽量避开骨骼突起处，以防止损伤骨膜；饭前半小时及饭后 1 小时内不宜做足部按摩。

▶ 神清目爽的保健按摩

眼睛作为心灵的窗口，是人类感观中最重要的器官，大脑中绝大多数的知识和记忆都是通过眼睛获取的。人到老年以后，眼睛的调节能力已经衰退，晶状体失去弹性，内部肌肉萎缩，调节能力降低，视物模糊，这时候如果用眼过度，就会引起头痛、肩痛、焦躁等一系列全身症状。做自我眼部保健按摩可以防止眼睛疲劳、视力下降，达到增强视力、神清目爽的目的。

白内障是老年人眼科疾病中最常见的一种，患病率随年龄增长而明显增高。白内障的发病机制还不十分明确，且较为复杂，一般都是因年迈体虚、肝肾阴虚或脾胃虚弱以致精血不足而导致，患病初期视力开始减退，眼睛内可见到晶状体浑浊物，直接导致视力

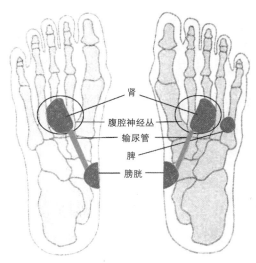

腹腔神经丛、脾、肾、输尿管、膀胱反射区

下降，多为双眼发病，也可一眼先发病。在白内障发病的过程中，如果出现了偏头痛，甚至暴裂感、恶心呕吐、瞳孔散大等现象时，必须立即到医院作一个明确的诊断。

按摩方法：在6分钟内，用拇指指腹分别按揉攒竹、睛明、太阳、承泣、阳白、百会穴30—50次，以酸胀为宜；在2分钟内，用两手拇指指腹分别从印堂穴向两侧分抹至太阳穴20—30次，以酸胀为宜；在2分钟内，双手食指屈曲，以中节着力，分别推刮上下眼眶20—30次；在3分钟内，先闭目养神，然后再慢慢睁开双眼，尽力向远处眺望；在2分钟内，双手十指自然屈曲，以指端为着力点自前向后梳头20—30次。

温馨提示

用眼要适度，适当控制阅读和书写的时间，每隔1小时闭目休息几分钟或到户外活动一会儿；光线太暗或太强都不能看书或读报，看电视时间也不宜过长；在强光下活动，要戴有色眼镜保护，以避免紫外线对眼睛的辐射；如果发现糖尿病，应及早控制血糖，如果发现血脂、胆固醇偏高，要配合降脂疗法。

▶ 健牙利齿的保健按摩

牙齿是食物进入人体被消化与吸收的第一道关卡，它的好坏直接关系到人的消化功能。好多老年人觉得自己年龄大了，牙齿的松动、脱落是自然现象，不需要也无法进行防治，这是一个错误的观点。如果没有一副好的牙齿，吃再好的东西，再有营养的东西也是会使作用大打折扣的，因为咀嚼不烂，得不到充分吸收。老年人如果用按摩的方法不断地维护牙齿，就能使牙齿坚固，免生牙疾，还能使口腔内津液分泌增多，促进消化与解毒免疫。

老年人除了用按摩保持牙齿健康外，还应在生活中做到以下五点：积极防治各种能引发牙齿松动、脱落的疾病，延长牙齿的寿命；少吃坚硬的食物，以免保护牙齿的珐琅质过度磨损，使深层的牙本质暴露在外；常漱口，常刷牙，坚持以正确的方式刷牙，可以有效地防止牙菌斑和牙石的形成；要每年洗牙1—2次，去掉牙齿各个面上的牙龈斑和牙石，从而达到彻底清洁牙齿的目的；要及时修补掉了的牙。

按摩方法：在2分钟内，用两拇指分别按揉脸部两侧的颊车、下关穴30—50次，以轻微的酸胀为宜；每晚睡前及晨起时，在2分钟内，上牙与下牙连续叩击30—50次，先轻轻叩击，然后逐渐加大力量叩，也可随时操作；口微闭，上下齿轻合，在2分钟内，用食指和中指并拢微屈，在唇外揉按牙龈30—50次；在2分钟内，用拇指和食指分别在两侧合谷穴用拿法按摩30—50次，以酸胀为宜。

注意口腔卫生，养成良好的卫生习惯，坚持早晚刷牙与饭后漱口，特别是睡前刷牙；树立正确的口腔健康预防意识，选用保健牙刷和药物牙膏，运用正确刷牙方法，刷牙时顺着牙齿的长轴上下刷，要把牙齿的各个面都刷到；食后用淡盐水漱口，漱口液反复在口内鼓动，以减少致病菌在口内的存在；养成健康的饮食习惯，注意饮食结构要营养均衡，宜多吃清胃火及清肝火的食物，戒烟限酒，忌食辛辣油炸、烘炒等食品。

▶ 降低高涨的血压

高血压是最常见的老年病，因为血管会随着时间的推移变得僵硬、老化。高血压病又称原发性高血压，是一种以动脉血压升高

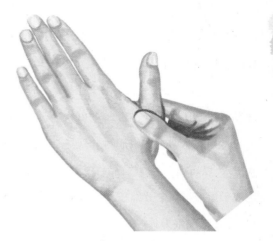

以食指、拇指对合谷穴施拿法

为主要表现的疾病，很难快速彻底痊愈，因此，在药物治疗的同时，还应该保持健康乐观的生活，控制好自己的情绪，不可暴躁发怒，因为人在愤怒时，舒张压会明显升高，多次反复，正常人甚至也会导致高血压，病人会导致病情加重；宜进行体力消耗不大的体育运动，如坚持练太极拳、散步等。

老年人高血压与中青年高血压相比，有几个显著的特点：收缩压随着年龄的增长而升高，而舒张压在 60 岁以后则缓慢下降；脉压作为收缩压与舒张压的差值，是动脉弹性的指标，老年人因动脉弹性差，因而脉压增加；老年人的血压随情绪、季节和身体姿势变化容易出现较明显的波动；老年人容易发生体位性低血压，从躺着、坐着变成站立时的几分钟内，血压会明显下降，导致头晕目眩，甚至会跌倒；老年高血压患者常见血压昼夜节律异常，对心、脑、肾等靶器官的损害更大。

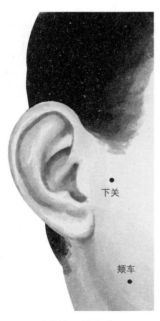

下关、颊车穴

按摩方法：在 3 分钟内，用双手拇指分别按揉对侧曲池、足三里、三阴交穴 30—50 次，以酸胀为宜；在 3 分钟内，将双手搓热，从额部经颞部沿耳前抹至下颌 20—30 次，再用双手四指指腹从印堂穴沿眉弓分别抹至双侧的太阳穴，以局部产生温热感为宜；在 2 分钟内，用双手拇指指端部分别按揉双侧攒竹穴 60—100 次，以酸胀为宜；在 2 分钟内，将两手掌摩擦发热后，贴在鼻翼两侧的颜面部上下往返摩擦 20—30 次，以面部微微发热为宜。

温馨提示

老年高血压患者常会多种疾病并存，应慎重选择治疗药物，降压药从小剂量开始，降压速度不宜过快；保持健康乐观的精神状态，进行适宜的体育运动，血压较高、症状较多或有并发症的需要卧床休息；养成良好的饮食习惯，坚持吃低盐、高蛋白的食物，常吃含钙丰富的食物以及富含维生素 C 的蔬菜和水果；进食宜少量多餐，不要过饱，避免刺激性食物，忌烟酒、辛辣与肥腻等食物。